Regina Roller-Wirnsberger
Katrin Singler
Maria Cristina Polidori

Springer

U0866627

老年医学
学习指南

Learning Geriatric Medicine

A Study Guide for Medical Students

〔奥地利〕瑞吉纳·如勒-韦恩斯伯格
主编 〔德〕卡特琳·辛格勒
玛丽亚·克里斯蒂娜·波利多里
主译 李 青 赵振营

天津出版传媒集团
天津科技翻译出版有限公司

著作权合同登记号:02－2019－205

图书在版编目(CIP)数据

老年医学:学习指南/(奥地利)瑞吉纳·如勒－韦恩斯伯格,(德)卡特琳·辛格勒,(德)玛丽亚·克里斯蒂娜·波利多里主编;李青,赵振营主译. —天津:天津科技翻译出版有限公司,2021.3

书名原文:Learning Geriatric Medicine: A Study Guide for Medical Students

ISBN 978－7－5433－3968－2

Ⅰ.①老… Ⅱ.①瑞… ②卡… ③玛… ④李… ⑤赵… Ⅲ.老年病学－指南 Ⅳ.①R592－62

中国版本图书馆 CIP 数据核字(2019)第 193867 号

授权单位:Springer Nature Switzerland AG
出　　版:天津科技翻译出版有限公司
出 版 人:刘子媛
地　　址:天津市南开区白堤路 244 号
邮政编码:300192
电　　话:(022)87894896
传　　真:(022)87895650
网　　址:www.tsttpc.com
印　　刷:天津海顺印业包装有限公司分公司
发　　行:全国新华书店
版本记录:787mm×1092mm　16 开本　20.25 印张　450 千字
2021 年 3 月第 1 版　2021 年 3 月第 1 次印刷
定价:138.00 元

(如发现印装问题,可与出版社调换)

译者名单

主　译

李　青　天津市人民医院
赵振营　天津市人民医院

副主译

张　蔷　天津医科大学总医院
王小飞　天津市第一中心医院
张诗武　天津市人民医院
张惠娟　天津市人民医院
刘学花　天津市人民医院

译者名单(按姓氏汉语拼音排序)

董嘉琳　天津市人民医院
姜　民　南开大学
李　岱　天津医科大学总医院
李津津　天津市人民医院
李世彬　天津医科大学总医院
李正翔　天津医科大学总医院
马雪娇　天津市人民医院
史桂玲　天津市人民医院
孙　丹　南开大学
孙秀颖　天津市人民医院
谭　进　天津医科大学总医院
王雪娜　天津市第一中心医院
吴　凡　天津医科大学总医院
吴　红　天津医科大学

徐彦贵　天津市第一中心医院
于　飞　天津医科大学
张　骏　天津医科大学
张继红　天津市人民医院
张依然　天津市第一中心医院
周存霞　天津市人民医院

中文版序言 1

人口老龄化是我国乃至世界面临的一个严峻形势。随之而来的就是老年人医疗、保健、护理等一系列社会问题。因此,加强老年人医疗卫生工作以及老年医学相关的医学教育和科学研究已成为我国面临的一项重要课题和巨大挑战。

20 世纪 50 年代中期,我国学者开始关注老年医学,之后逐步成立了专科学会,创办了专业杂志,建立了老年医学专业,编写了老年医学教程。近年来,为了适应我国人口老龄化的快速发展和老年医学工作实践的迫切需要,党和政府高度重视老年医学事业,使我国老年医学在医疗、教育、科研和体系建设等方面均取得了长足发展,但其他国家老年医学的一些成功经验和做法仍值得我们学习和借鉴。

学习和翻译国外最新出版的老年医学专著,可以更好地传播老年医学的先进理念,使我国老年医学与国际接轨。由天津市人民医院的李青主任和赵振营博士等,以及天津医科大学总医院、天津市第一中心医院的老年医学专家共同翻译 Springer 出版公司的《老年医学:学习指南》一书,紧跟老年医学发展,内容精炼,通俗易懂,具有很好的实用性和指导性。

本书内容主要针对临床医学生,尤其是老年医学专业的医学生和临床医生,是一本难得的学习指南。书中详细介绍了老年医学知识的学习方法、老年医学的治疗原则、老年疾病的发病特点,以及一些老年常见疾病的预防和诊治。在国家专科医生规范化培训制度试点工作的推广之际,本书的出版具有较强的学术价值和借鉴意义。

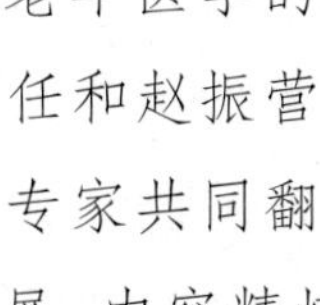

天津医科大学老年医学科教授,博士生导师

天津医科大学总医院院长

天津市老年病学研究所所长

2019 年 3 月

中文版序言 2

随着当今社会的快速发展与进步,我国自20世纪末已进入老龄社会。滚滚而来的银发浪潮引起了政府和医学界人士的高度重视。在中华医学会老年医学分会及其相关老年医学学术团体组织下相继编写了国家医学电子书包、医学生教程、住院医生规范化培训、专科医生培训教程之老年医学分册。天津市人民医院的李青教授和赵振营博士组织天津市诸多老年医学专家翻译了《老年医学:学习指南》一书。本书首先介绍了随着年龄增长如何调整医学教育、培养老年医学思维及学习方式,具体介绍了老龄化和老年医学的特点、个体化的循证医学、老年综合征、老年多种系统疾病,以及老年人护理中的道德和法律问题。虽然我国出版了一些教程和专著,但像这种教程辅导用书尚不多见,本书的出版弥补了这方面的不足。尽管各国国情不尽相同,但临床应用亦可借鉴。本书不仅面对广大高校的医学生,而且对已从事老年医学行业/领域的医生也是大有裨益的。感谢为此书翻译、校对而辛勤努力的同道们及出版社的编辑人员。

是为序。

王林

天津医科大学内科学教授,博士生导师

天津市老年病学研究所名誉所长

2019年3月

中文版前言

世界范围内人口普遍的老龄化催促着规范、实用的老年医学研究和发展。我国更是如此,老年医学是需要最全面综合技能的学科,是其他专科医生不可替代的,希望各大医院可以将老年医学作为常设科室,以满足21世纪迅速增长的老年人保健和诊疗需求。

本书有别于现有的老年医学专著,其形式规范,内容翔实,涵盖了基础知识以及临床新进展,还提出了很多需要解决的医疗及社会问题,非常适合老年医学专业的学生和临床医生学习,也可为老年患者、医疗决策者提供参考。鉴于本书引用资料多来自欧美国家,形成的诊疗规程可能更适合这些国家的医疗和社会福利状况,但对我国老年医学的工作也会有很好的借鉴作用,并能给我们一些启发。

翻译工作除了有我科室医生和我院药学部同事参与外,还得到了天津医科大学总医院保健医疗部及天津市第一中心医院国际诊疗中心等单位领导和医生们无私的支持。为了尽可能准确地表达原文原义,我在校改初译稿中确实付出了自己都未预料到的时间和精力。对于某些词汇的翻译,如将“institutionalization”最后译为“行为受限”,是反复查阅了相关文献并请教了几位海外的同窗才得出的结果,从中也体味了“千淘万漉”的苦乐。尽管如此,书中仍难免有不当之处,还请读者谅解、斧正。本书在即将出版之际得到了王林(原天津市老年医学会主任委员)、雷平(天津市老年医学会主任委员)两位教授的鼓励和支持,并为此书作序,谨此深表谢意!另要感谢家人的支持和理解。我将此书视为自己职业生涯的一份纪念,希望它能使读者从中获益。

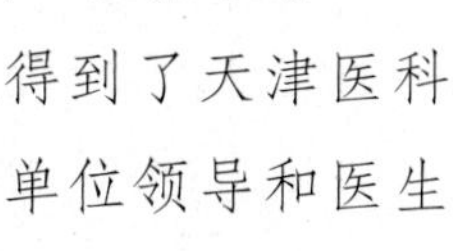

2020年3月1日

序 言

我很高兴应邀为此书作序，许多杰出的作者在各自的章节中毫无保留地分享了他们在老年医学领域的临床经验和科学专业知识，呈献了一本聚焦于最关乎健康问题的参考书。他们考证了大量文献并提供了当今最先进的知识，是现代临床实践的有益参照。我诚挚地感谢编写者们做出的卓越贡献，并坚信本书不仅能为年轻的老年病医生和护士提供参考，而且能为从事老年患者保健的专业人士提供非常有价值的参考。

斯蒂芬妮娅·玛吉
医学博士、公共健康硕士、哲学博士
意大利帕多瓦

目 录

第 1 部分

学习老年医学

引言：老龄相关的医学教育，培养老年医学思维

第 1 章

Maria Cristina Polidori，Katrin Singler，
Regina Roller-Wirnsberger

从人口统计学资料来看，世界人口不仅老龄化[按照世界卫生组织(WHO)提供的数据，全球人口预期平均寿命为 71.4 岁]，而且面临着(发生)多重疾病及由此带来的失能风险(表 1.1)。经历第三阶段流行病学疾病转型，由于死亡率减少加之独有的人口增龄，失能成为非常普遍的情况。正如多重疾病的 5 年死亡率和失能率预期，预计多重疾病患者会在失能状态生存 12~17 年。

随着人口老龄化，医疗保健专业人员要面对的巨大挑战是诊断和管理越来越多的老年患者，他们带来了诸如医学、精神和社会经济学方面的问题。而老年人可能是健康并有活力的，是构建人类智慧和进化的资源，他们希望尽可能长期保持健康而不受年龄的影响。此外，当我们更仔细地分析老年人，发现连同健康者在内，我们找不出多重疾病成年患者的同质性人群，他们中的一部分人处于带病状态，另一部分人虽然存在多重疾病但仍可能较好地应对生活。

换言之，这三分之一的人群，是一大组群的老年人，其活力不一定充沛，但大多无病，关键性特征是他们不属于某种疾病相关概念的范畴，因而，不易界定。这也归咎于缺乏"老龄相关"的医学思考和言语表述。有器官功能减退并且对系统衰竭易感性增加的老年人被归为体弱，容易受益于老龄相关医学的多方面跨学科管理。

另一个值得特别注意的重要方面是，老年人易感于分子生物学基础上的病理生理学变化，这为衡量"界值"带来挑战，在做老龄相关疾病的临床决策时，即使有所考虑，也很少能将此纳入其中。不过有大量证据显示，与老龄化疾病相关的分子生物学改变起一定作用。近年来，老龄化、衰老以及疾病的分子学基础的研究已经提供了很多方法，可作为实用、可靠、无创地测量增龄相关的系统功能失调的指标。一方面通过做很有趣的对比生物学年龄与实际年龄的多生物标志物研究；另一方面通过前瞻性老龄学研究(Ferrucci 等，2017)，使老年学科有了快速发展。通过这种方法，医学老年学、老年医学和老龄用药引入了更多老龄学科的观

念，而且这两方面研究领域的区别和脱节越来越少（Walston 等，2017）。另外，由于缺乏基于不断进行的分子生物学改变，如衰老、隐性营养不良、氧化应激、适应性反应缺损（Ames，2006；Sies，2017）方面的研究信息，即便是最好的临床评判手段，对于存在多重疾病的老年患者也可能起负面的影响。在从器官整体到器官病理学的增龄相关异质性的关联中，发生着多重改变，这些会影响身体内部和个体间不同解剖区域，揭示不同的机制，并因而发掘出不可预料的临床结果。实际上，从3000多项分子水平的变化中已得出一个增龄相关变化多样性的图谱（Craig 等，2015）。因此，老龄化和老年医学的复杂性需要进行系统考虑，并在研究的决策和执行中将多重因素和死亡风险纳入其中。

近百年来，老龄人口（尤其是体弱和多病的高龄老人）的数量和比例不断增加的同时，医学研究也取得了卓越的成绩。绝大多数高龄老人受试者是幸存者或是延寿者，即那些患有数种疾病还是步入了高龄或者在生命后期饱受疾病困扰的老人。摆脱了这些困扰的是那些顺利成为高龄老人（如健康百岁老人），到足够高龄时基本上还未患有疾病（Evert 等，2003）。有些正在欧洲范围进行的针对诊治老年人疾病的政府举措（总结在 www.Icare4EU.gov）旨在限制对疾病关注的减少并实施整合交流（ec.europa.eu/health/ageing/docs/ev_20151027_ccl_en.pdf）。

通过本书，我们试图提供给读者（特别是年轻和初级从业人员）一个对疾病复杂而精敏的处置技能的快捷印象（Hazzard，2004），此乃迅速增长的患者群所需，常是经典教程不能涵盖的（Tinetti 和 Fried，2004）。这一领域的挑战在大量的（逐渐派生出来的）描述与年龄相关的生物学和医学词汇中得到了很好的体现（见表 1.1）。

表 1.1 老年医学相关术语

老龄化（Ageing）	人体变老的状态
失能（Disability）	国际失能与健康功能分类（ICF）中将“失能”定义为：功能受损、活动受限和参与受限的概称。失能受健康个体和个人与环境因素相互影响（WHO，ICF）。失能存活年为 YLD
老年医学（Geriatrics）	涉及老年人医学、精神、功能及社交方面的学科
老人学（Gerontology）	老龄化过程的研究
健康预期寿命（Health life expectancy）	无失能预期寿命（DFLE）
预期寿命（Life expectancy）	一个生物体预期存活的平均时间
寿限（Life span）	一个物种的最长生存期
长寿（Longelity）	长时程的个体寿命
多重疾病（Multimorbidity）	同时存在两种或两种以上经医学确诊的（躯体或精神的）慢性（不可完全治愈的）或长期（至少6个月）持续性疾病，其中至少有一种是原发于肌体本身的疾病
衰老（Senescence）	随着时间的推移，积累的肌体内源性改变过程导致功能退化

老年医学，作为一个涉及老年患者身体、精神、功能和社会状况，在急性疾病、慢性疾病、康复、预防和临终关怀方面的医学专科，已经由这个专业的先驱者，女外科医生Marjorice Warren（Warren，1943）给出了临床描述。老年医学没有明确的年龄界定，但可处理发生于老年患者中特征性的疾病。这些通常被划定为超过 65 岁的患者，从 2010 年的 8750 万人到 2060 年将增至 1.526 亿人。然而，最能由老年医学专科处理好的问题是在高龄老人中非常多发和常见的，实践中已知有多种方法，如果方法使用得当，就能准确地识别老年综合征。老年医学方法的基石是老年综合评估（CGA），30 年前 Lawrence Rubinstein 就描述了其跨学科团队工作的特点和许多评估患者功能、损害和社会支持方面（Rubinstein，2015 年修订）的标准化工具的用途。

有趣的是，Warren 在管理老年人方面取得了实质性改善，不仅可以识别不良预后的多因素风险，还倡导对医学生进行有关老年人照护的教学。我们非常感谢参加这次活动的几位著名的老年医学专家和欧盟老年医学会（EUGMS）对于这项尝试的推动和鼓励。

该书的编写者特别希望与本领域的专家们共同出版此书，给读者（学生、住院医生、初学者和专门从事医疗保健的专业人员）提供他们需要的简明资料。

（李青　译）

参考文献

Ames BN. Low micronutrient intake may accelerate the degenerative diseases of aging through allocation of scarce micronutrients by triage. Proc Natl Acad Sci U S A. 2006;103(47):17589–94.

Craig T, Smelick C, Tacutu R, Wuttke D, Wood SH, Stanley H, Janssens G, Savitskaya E, Moskalev A, Arking R, de Magalhães JP. The digital ageing atlas: integrating the diversity of age-related changes into a unified resource. Nucleic Acids Res. 2015;43(Database issue):D873–8.

Evert J, Lawler E, Bogan H, Perls T. Morbidity profiles of centenarians: survivors, delayers, and escapers. J Gerontol A Biol Sci Med Sci. 2003;58(3):232–7.

Ferrucci L, Fabbri E, Walston JD. Frailty. In: Hazzard W, editor. Geriatric medicine; 2017.

Hazzard WZ. I am a Geriatrician. J Am Geriatr Soc. 2004;52(1):161.

Rubenstein LZ. Evolving models of comprehensive geriatric assessment. J Am Med Dir Assoc. 2015;16(6):446–7.

Sies H. Hydrogen peroxide as a central redox signaling molecule in physiological oxidative stress: oxidative eustress. Redox Biol. 2017;11:613–9.

Tinetti ME, Fried T. The end of the disease era. Am J Med. 2004;116(3):179–85.

Walston J, Robinson TN, Zieman S, McFarland F, Carpenter CR, Althoff KN, Andrew MK, Blaum CS, Brown PJ, Buta B, Ely EW, Ferrucci L, High KP, Kritchevsky SB, Rockwood K, Schmader KE, Sierra F, Sink KM, Varadhan R, Hurria A. Integrating frailty research into the medical specialties-report from a U13 conference. J Am Geriatr Soc. 2017.

Warren MW. Care of chronic sick. Br Med J. 1943;2(4329):822–3.

老年医学的教与学　　第 2 章

Adrian Blundell、Tahir Masud

摘　要

在医学专业本科生的老年医学课程中,可以成功地应用不同的学习理论。这些理论包括成人教育学、反思、经验性学习和动机。同时,对学生及教学计划进行有效的评估也很重要。近年来,关于本科教学实践的文献越来越多,本章将列出几个例子进行讨论。

学习目标

完成本章学习,读者将能够:

- 描述学习领域和学习分类法的概念;
- 讨论学习的概念和理论,并举出一些例子;
- 描述评估临床能力的框架;
- 列出一些老年医学可用的学习资源。

2.1 引言

总的来说,本书介绍了与老年医学专题相关的一些内容,这些内容对于该领域的实践而言是必不可少的。本章介绍了如何在实战中进行最好的教与学的一些理论和实践。

学习是由很多方面构成的。通常包括 3 个主要领域:知识(认知领域)、技能(精神运动领域)和态度(情感领域)。现代课程通常是使用这种领域结构来呈现的。在每个领域内都有不同的困难程度,这可以作为学习的分类法,其中较低水平的学习是较高水平学习的先决条件。例如,由 Bloom(1956)描述的认知领域水平,其范围就是从较低水平的基础知识"回忆"到较高水平的"评估"所需的更复杂的思维。这些所谓的描述通常被用作课程学习目标或结果的一部分。

理论学习的观点有很多,我们先提出几个进行思考,然后讲述老年医学的示例课程,并列出几种可用的资源来帮助学习者。

2.2　学习相关的理论

2.2.1　成人教育学

人们认为成年人的学习方式不同,并且 Knowles 提出了"andragogy"一词,作为成人教育原则的参考。基于随着成熟,我们会变成更加以自我为导向的学习者这一事实,Knowles 等(1998)提出了几个假设。

2.2.2　反思

在现代医学课程中,反思的应用已经越来越普遍。它是建立在几个认识论基础上的,并且在 20 世纪 80 年代,Schon(1983)使其得到了丰富和发展,继而提出了"在行动中反思"和"对于行动的反思"的概念。它的原则是,医学生的理论教学和准备并不总能使学习者为专业实践的不确定性做好准备,而导致日常生活中出现意外事件,这有助于使专业人员通过立即和回顾性的反思取得进步。许多教育计划中包含了基于个人经验的反思实践。有几种关于反思的模型或框架,例如 Gibbs 反思循环模型(1988),见图 2.1。

2.2.3　经验性学习

基于反思的概念,Kolb(1984)提出了"经验性学习",它描述了通过经验来学习的过程。这表明学习是将经验转化为知识、技能或态度的过程。同样,他还描述了几个模型,它们具有循环过程的主要特征,即具体经验、抽象概念化、反思和规划(图 2.2)。

2.2.4　动机

动机是成功学习的关键因素,可分为内在动机(出于个人兴趣或享受而完成)和外在动机(因外部因素而得以完成,例如考试)。一般而言,医学生和培训医生都是积极性高的学习者。不过,关键是确保实现正确的条件和环境,以优化学习。20 世纪 60 年代,Abraham Maslow 引入了人类基本需求层次的概念(Maslow,1968)(图 2.3)。该理论表明,在学习者能够取得进步之前,必须先满足他们较低层次的需求。

2.2.5　学习方式

虽然有很多学习理论和教学方法,但是要考虑适合个人的不同学习方式。这样有助于解释不同个体在评估同一教学课程时可能存在的差异。您可以通过完成学习方式问卷来考虑适合自己的学习方式。Honey 和 Mumford(1986)在其出版的手册中描述了四种学习方式(积

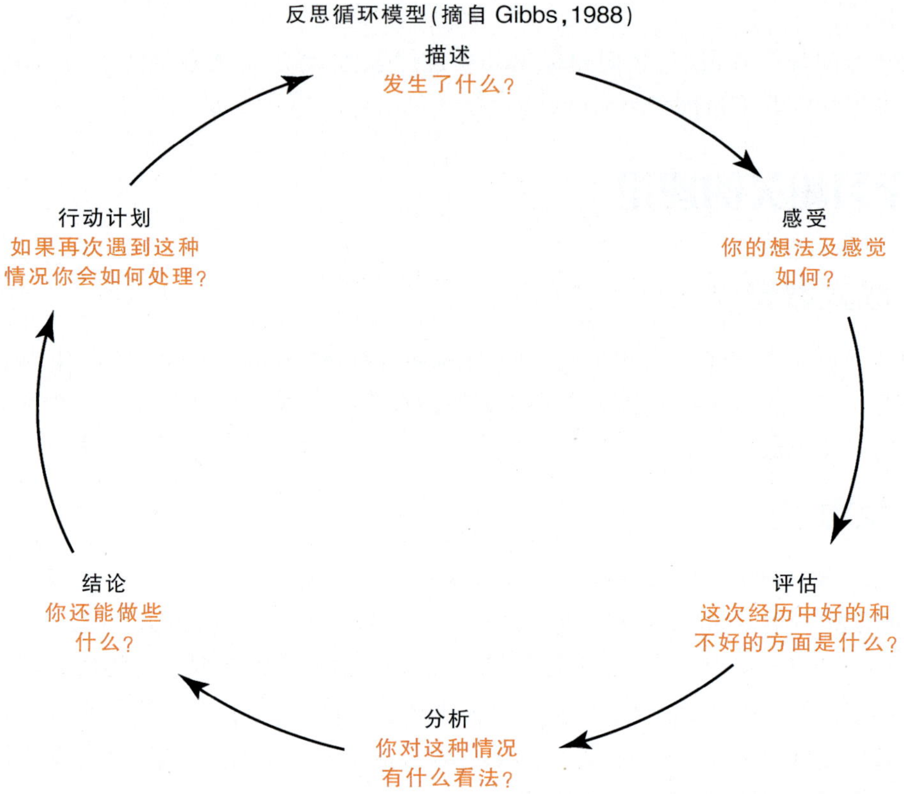

图 2.1　Gibbs 反思循环。

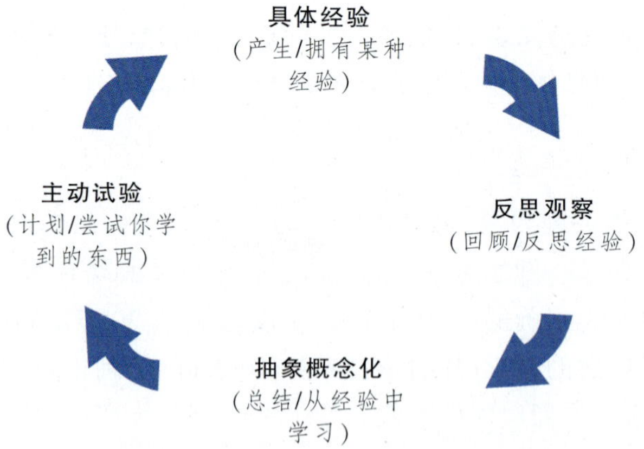

图 2.2　Kolb 的经验性学习循环。

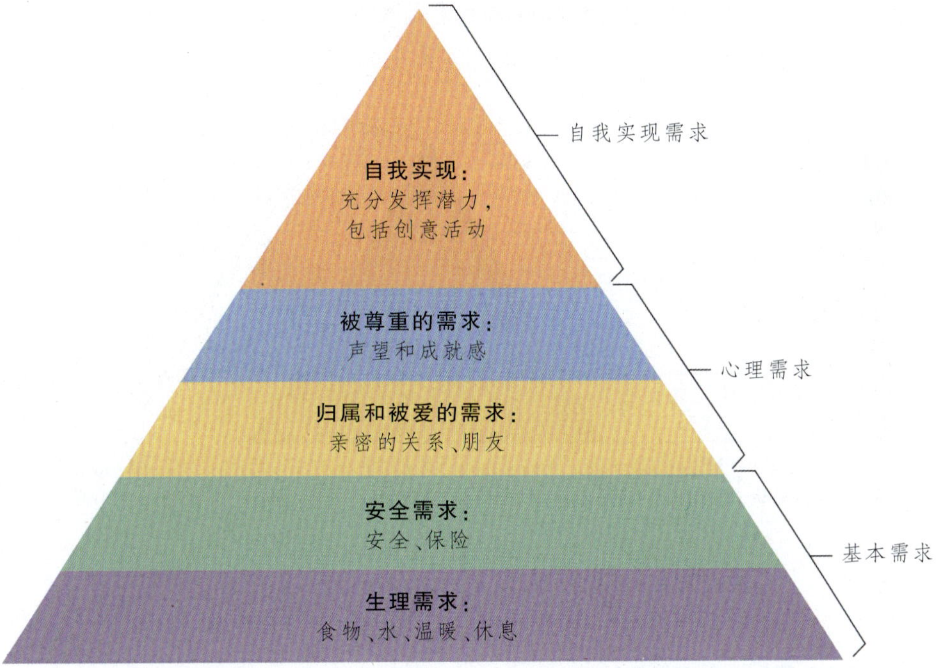

图 2.3　Maslow 的需求层次结构图。

极分子、反思者、理论家和实用主义者）。

2.2.6　评估

对课程安排提出了这样一种观点，即学习中的所有过程都安排为：从通过传授课程内容得到学习结果到最终的评估。在获得相关知识、技能和态度之后，重要的是考虑可能要进行的评估过程，即用来衡量学习者进步的过程。对临床能力的评估是本科课程的重要组成部分。20 世纪 90 年代，George Miller 提出了评估这种能力的框架（Miller，1990）（图 2.4）。它描述了不同的级别，即从“了解”的最低级别到“实践”的最高级别。这个概念还使学习者理解了可以针对每个级别实施的不同类型的评估，包括从相对简单的多项选择问题到对工作场所的直接观察。

2.2.7　评估教育方案

对参加的课程进行评估是很重要的，这有助于了解未来的变化，确保课程符合目标并满足学习者的需求。与前面介绍的医学教育的组成部分一样，有几种模型可用于评估。20 世纪 60 年代，Kirkpatrick 建立了一种评估等级（Kirkpatrick，1967）（图 2.5），并已应用于医学教育中，其中较低的等级被定义为“参与学习”，以最大限度地提高对患者的护理水平，这就强调了对患者安全的重视是医疗保健中的最高优先级。

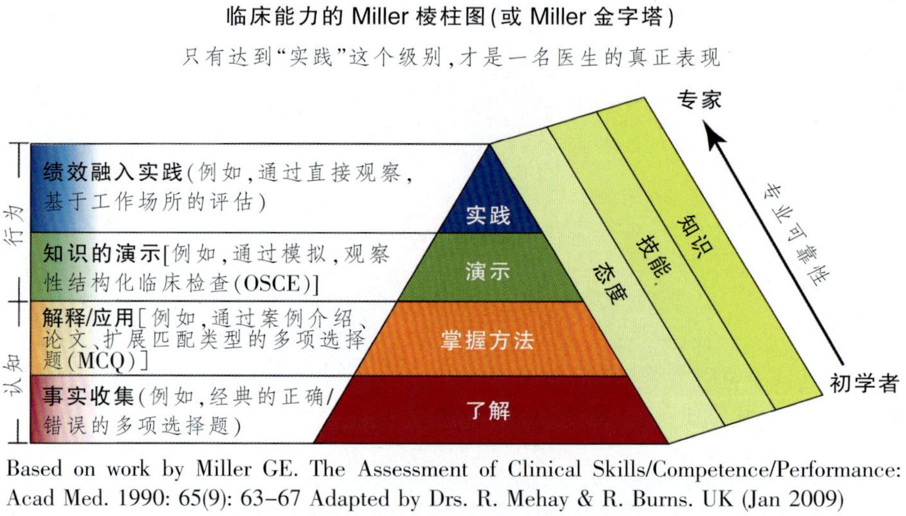

图 2.4 评估临床能力的 Miller 框架。

2.3 本科教学:实践性

老年医学领域面临的一个挑战是如何吸引医学生和初级医生,并鼓励他们从事本专业。改变他们对老年人和本专业的陈旧观念及态度是最重要的。据报道,在这方面,关键是在医

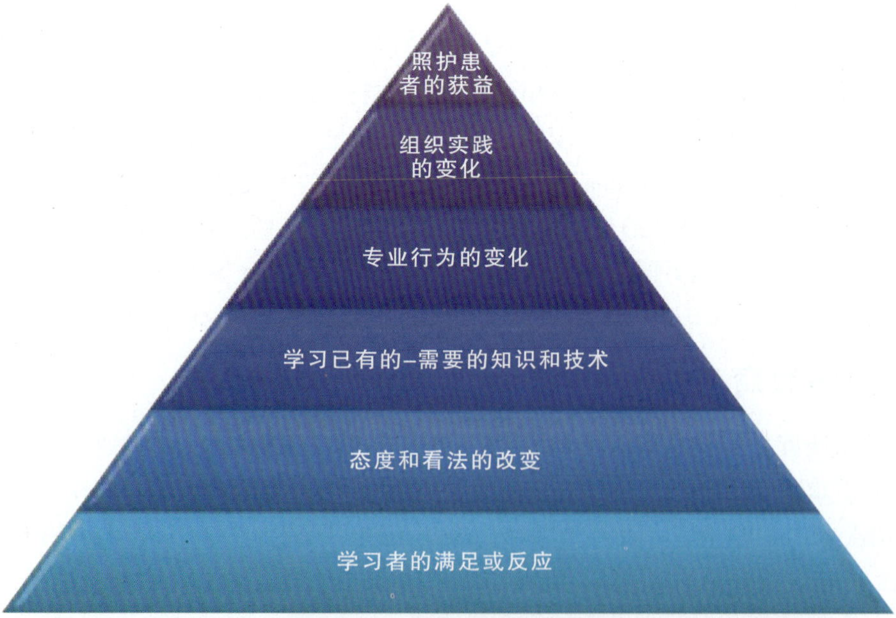
照护患者的获益
组织实践的变化
专业行为的变化
学习已有的-需要的知识和技术
态度和看法的改变
学习者的满足或反应

图 2.5 Kirkpatrick 的等级评估。

学生学习期间早期接触老年患者，这也是了解老年医学原理的关键(Ray-Grifiths 等，2016；Daughtridge，2016；Moye 等，2017)。对老年人在线教育门户网站(POGOe)的文献回顾强调，早期的临床经验是至关重要的，并强调了努力实现这一点的各种方案（Ramaswamy 等，2015；Blanchard 等，2015）。医学生与老年人的互动被认为是成功老龄化的典范，同时，让医学生与老年患者配对，并观察他们的临床互动，这些都有可能打破其关于老龄化及老年人群体的负面刻板印象。对于医学生而言，在他们的第一次老年医学临床实习之前，通过运用影像、反思问题、老年人的陈诉、互动对话的"预期反思"被证明可以有效地改变医学生关于衰老的假想(Brand 等，2016)。在老年人社区服务学习(SLICE)选修课程中，接触临床之前的医学生在不同的老年成人社区进行需求评估，创建健康教育项目以解决社区内的明确需求，并以书面作业和演示来反映他们的体验，随后对其态度调查的分析表明他们对老年医学专业的兴趣有所增加(Laks 等，2016)。

老年医学课程有助于指导医学生和医生遵循专业原则，并有助于医学院老年医学教学方面的改进。国家课程可用于医学院校的教学，发现任何不足都可以反馈给教学机构，在重新审核后可以确定个别医学院的教学是否有所改进(Gordon 等，2010；Gordon 等，2014)。通过文献检索和 Delphi 过程，欧洲医学专家联盟(UEMS)的老年医学部门创建了欧洲老年医学本科课程，旨在改进和协调整个欧洲老年医学的教学(Masud 等，2014)。虽然在一些国家中，鼓励医学院充分普及老年医学课程仍然是一个挑战，但该课程已被翻译成数种语言，表明人们对其越来越感兴趣。

近年来，对本科生的老年医学教学进行了几项创新(Blundell 等，2011)。技术强化学习(TEL）方法正得到日益发展。英国老年病学会推荐了以混合方式增强传统教学方法的课程，发现其中有一种计算机辅助学习(CAL)包提高了学生的考试成绩(Daunt 等，2013)。微型老年医学电子学习模块(Mini-GEM)——关于老年医学主题的短期、重点、电子学习视频，在 YouTube 上发布，可供初级医生使用，但也可供学生使用。其被证明可以巩固学习，并增强学生管理老年患者的信心(Garside 等，2016)。POGOe 资源提供了对各种 TEL 资源的访问权限(Ramaswamy 等，2015)。在医学教育工作者中，越来越多的人支持高质量、免费、开放式的"医学教育"(FOAM)概念(Shaw，2013)。广泛的移动设备所有权和使用(Forgie，Duff 和 Ross)使 YouTube 和 Twitter 等社交软件在医疗教育中使用得越来越普及(Cheston 等，2013)。

以学生为导向的教学和多专业教学也越来越多地被医学院校所应用。为了提高人际沟通能力和跨学科团队的工作能力，我们创建了一个模拟课程，将主要的团队合作原则引入医学生的入学课程中，该课程为期一天，同时也提高了团队的合作技能(Bannerjee 等，2016)。对老年医学专业的学生进行评估可能会增加他们的学习动机。评估中的创新发展包括引入了观察性结构化临床检查(OSCE)，这个检查被认为是评估老年医学学习的一种适当的方法(Vanlint，2016)。

随着老龄化人口的不断增加以及由此带来的健康和社会护理的复杂性，老年医学的教学和学习变得越来越重要。本书列出了老年医学的核心问题，本章介绍了一些学习和教学方法的依据，也包括一些课程指导和其他可供学习者使用的资源。

（谭进 译）

参考文献

Bannerjee A, Slagle JM, Mercaldo ND, Booker R, Miller A, France DJ, Rawn L, Weinger MB. A simulation-based curriculum to introduce key teamwork principles to entering medical students. BMC Med Educ. 2016;16(1):295.

Blanchard G, Oleson E, Fitzgerald M, Gurwitz JH. Formative clinical geriatrics experiences for first- and second-year medical students: an elusive goal. J Am Geriatr Soc. 2015;63(11):2438–40.

Bloom BS. Taxonomy of educational objectives. New York: David McKay; 1956.

Blundell A, Gordon AL, Masud T, Gladman JR. Innovations in teaching undergraduates about geriatric medicine and ageing—results from the UK National Survey of teaching in ageing and geriatric medicine. Eur Geriatr Med. 2011;2:12–4.

Brand G, Osborne A, Carroll M, Carr SE, Etherton-Beer C. Do photographs, older adults' narratives and collaborative dialogue foster anticipatory reflection ("preflection") in medical students? BMC Med Educ. 2016;16(1):289.

Cheston CC, Flickinger TE, Chisolm MS. Social media use in medical education: a systematic review. Acad Med. 2013;88(6):893–901.

Daughtridge G. Learn from your elders: why we need to increase exposure to geriatrics in medical training. J Am Geriatr Soc. 2016;64(2):452–3.

Daunt LA, Umeonusulu PI, Gladman JR, Blundell AG, Conroy SP, Gordon AL. Undergraduate teaching in geriatric medicine using computer-aided learning improves student performance in examinations. Age Ageing. 2013;42(4):541–4.

Forgie SE, Duff JP, Ross S. Twelve tips for using Twitter as a learning tool in medical education. Med Teach. 2013;35(1):8–14.

Garside MJ, Fisher JM, Blundell AG, Gordon AL. The development and evaluation of mini-GEMs—short, focused, online e-learning videos in geriatric medicine. Gerontol Geriatr Educ. 2016:1–12.

Gibbs G. Learning by doing: a guide to teaching and learning methods. Oxford: Further Education Unit. Oxford Polytechnic; 1988.

Gordon AL, Blundell AG, Gladman JR, Masud T. Are we teaching our students what they need to know about ageing? Results from the UK National Survey of undergraduate teaching in ageing and geriatric medicine. Age Ageing. 2010;39(3):385–8.

Gordon AL, Blundell A, Dhesi JK, Forrester-Paton C, Forrester-Paton J, Mitchell HK, Bracewell N, Mjojo J, Masud T, Gladman JR. UK medical teaching about ageing is improving but there is still work to be done: the second National Survey of undergraduate teaching in ageing and geriatric medicine. Age Ageing. 2014;43(2):293–7.

Honey P, Mumford A. Using your learning styles. Maidenhead: Peter Honey; 1986.

Kirkpatrick DI. Evaluation of training. In: Craig R, Mittel I, editors. Training and development handbook. New York: McGraw Hill; 1967.

Knowles M, Holton EF, Swanson RA. The adult leaner. Gulf: Houston; 1998.

Kolb DA. Experiential learning: experience as the source of learning and development. New Jersey: Prentice Hall; 1984.

Laks J, Wilson LA, Khandelwal C, Footman E, Jamison M, Roberts E. Service-Learning in Communities of Elders (SLICE): Development and Evaluation of an Introductory Geriatrics Course for Medical Students. Teach Learn Med. 2016;28(2):210–8.

Maslow A. Towards a psychology of being. New York: Van Nostrand; 1968.

Masud T, Blundell A, Gordon AL, Mulpeter K, Roller R, Singler K, Goeldlin A, Stuck A. European undergraduate curriculum in geriatric medicine developed using an international modified Delphi technique. Age Ageing. 2014;43(5):695–702.

Miller GE. The assessment of clinical skills/competence/performance. Acad Med. 1990;65(9):S63–7.

Moye J, Molinari VA, Karel MJ, Naik AD, Sakai E, Carpenter BD. Come, join, lead: attracting students to careers in aging and promoting involvement in gerontological societies. Gerontol

Geriatr Educ. 2017. [Epub ahead of print].
Ramaswamy R, Leipzig RM, Howe CL, Sauvigne K, Usiak C, Soriano RP. The portal of geriatrics online education: a 21st-century resource for teaching geriatrics. J Am Geriatr Soc. 2015;63(2):335–40.
Ray-Griffiths SL, Krain L, Messias E, Wilkins KM. Fostering medical student interest in geriatrics and geriatric psychiatry. Acad Psychiatr. 2016;40(6):960–1.
Schon DA. The reflective practitioner. London: Temple Smith; 1983.
Shaw G. Breaking news: don't call it social media: FOAM and the future of medical education. Emerg Med News. 2013;35(2):1–30.
Vanlint A, Tam KL, Yu S, Visvanathan R. Evaluation of the introduction of the OSCE to the fifth-year geriatric medicine teaching Programme. Australas J Ageing. 2016;35(4):285–8.

推荐阅读

其他参考资料可以在线查询 https://doi.org/10.1007/978-3-319-61997-2_2.

第 2 部分

老龄化及老年医学的特点

年龄：异质性和个体性　第 3 章

Jean-Pierre Michel

摘　要

本章重点讨论老龄化人口异质性的不同方面。详细的人口统计资料分析表明，除了世界各地 60 岁及以上的老年人数量不断增加之外，健康状况普遍存在差异：高财力和低财力国家之间，已经老龄化和正在发展为老龄化的国家之间以及预期寿命和无残疾预期寿命之间均有所不同。这种庞大的人口异质性主要源于各种生命历程轨迹的不同，从妊娠开始经童年到中年，各种危险因素的积累，这就解释了为什么单独考虑老年是毫无意义的。此外，老年人生活在多种文化范围中，这会加剧最初存在的异质性，甚至在年龄歧视负面干预时使其恶化。应对老龄化的多个方面的一个极好的措施是为所有类别的医疗保健专业人员提供更好的老龄化和老年医学教育。

学习目标

完成本章学习，读者将能够：

- 解释由于不同的生命过程决定因素造成的个体异质性；
- 了解不同人口老龄化速度变化的后果；
- 解释预期寿命和无残疾预期寿命的差异及其对残疾人群体扩大的重要性；
- 讨论对老龄化认知的影响。

3.1　老龄化人口的异质性

在世界范围内，老年人口所占的百分比和绝对值比以往任何时候都大。由于没有这样庞大且迅速增长的老年人口的历史事例，世界正在进入一个从未面临过的处境（Bloom 等，

2018)。联合国人口司预计,到 2050 年,60 岁以上老年人口将从现在的约 9.1 亿(约占世界人口的 12%)增长到 21 亿(约占世界人口的 21.5%)。80 岁及以上被称为“高龄老人”的人数预计将增加 3 倍以上,从现在的 1.25 亿(约占世界人口的 2%)增加到 2050 年的 4.34 亿(约占世界人口的 4.5%)(Bloom 等,新闻报道)。

这种全球老龄化的统计方法需要通过几个重要的论点来予以补充。

首先,各国人口老龄化速度差异很大。法国 60 岁及以上的人口从 10%增加到 20%经过了 120 年的时间。同样的增长在瑞典和英国用了 80 年,但在日本只需 30 年。同样的人口变化在美国将持续 80 年,但在巴西、中国和印度只需 40 年,这说明亚洲在不久的将来会面临巨大的老龄化挑战(WHO,2015)。

其次,出生时的预期寿命(LE)取决于世界各国的国内生产总值(GDP)。现今,通过比较最高财力国家和最低财力国家出生时的 LE(摩纳哥为 89.5 年,乍得为 49.8 年)可以看出,老龄化是一个很大的机遇。高财力国家的死亡率更多地影响 75 岁以上的老年人,而在低财力的国家,死产率仍然占主导地位(WHO,2015)。这里应该提到的是,同一国家处于高低社会经济阶层的人群之间也存在健康状况的差异。例如,在华盛顿哥伦比亚特区,居住在华盛顿市中心的居民与马里兰州郊区的居民之间出生时的 LE 相差 17 年。在格拉斯哥,同一城市中最富裕和最贫穷的地区之间的差异达到了 28 年。LE 中的这些巨大差异可以用“健康决定因素”来解释,其中主要包括社会梯度、压力、早年生活、教育、社会排斥、工作和就业(Marmot,2005)。

第三,除了单一的 LE 之外,无残疾期望寿命(DFLE 或健康期望值)的重要性也值得强调。国际功能、残疾和健康分类(ICF)中将残疾定义为损伤、活动受限和参与受限的总称。残疾是健康人体同人与环境因素之间的相互影响造成的。在之前的欧盟 15 个成员国(EU15)中,1995—2012 年间,LE 在 65 岁的女性和男性中分别增长 13%和 20%, 达到了 21.8 年和 18.1 年。相比之下,DFLE 在整个时期几乎没有变化,女性和男性分别停滞在 9.6 年和 8.8 年之间。这两种对比趋势为过去 20 年来欧洲西部老年人残疾群体扩大提供了有力证据,尽管残疾程度并不那么严重(Robine 和 Jagger,2018)。据此,到 2020 年欧盟确定将平均健康寿命提高 2 年作为欧盟积极创新伙伴关系和健康老龄化(EIP AHA)的首要目标,这是欧洲 2020 年的一项战略性倡议。

3.2 个体异质性:生命历程视角

上述资料详细地说明,在老年医学中急切地需要从生命历程的角度更好地了解老化过程中的本质变化。在美国,一个对 19 064 名 65 岁及以上的参试者(包括健康人员和退休人员)的研究中显示,只有 7%的受试者老化是成功的,6%~8%的受试者没有感到认知下降,35%~42%的受试者无慢性病,48%~50%的受试者无伤残(McLaughlin 等,2012)。在此背景下,世界卫生组织(WHO)在 2015 年提出了“健康老龄化”的新定义,将其定义为发展和维持能使老年人健康的能力过程(WHO,2015)。显然,对生理、行为和社会经济方式与每个人的生活经历之间存在的不同影响作用的探究，将使我们能够更好地理解以后生活中健康和疾病/残疾风险的全貌(Hardy 等,2015)。

本章仅关注活动性变化的生命历程途径以及心脏代谢和认知健康，这在很大程度上表明老年人在临床及功能状况方面存在如此巨大的差异的原因。

3.2.1　活动性变化的生命历程决定因素

据 InCHIANTI 的纵向资料(Chianti Invecchiare,基安蒂地区老龄化)表明,在最初以及 3 年、6 年、9 年和 14 年的随访研究中证实了老年人活动性有所下降，且在中年早期挑战艰巨任务时才开始变得明显。在研究过程中发现,虽然 400 米步行试验的下降率在 20~25 岁的参试者中已经较为明显,但 4 米快速步行试验中仅在 40~50 岁之后下降,而直到 65~70 岁前的参试者都能相对稳定地完成 4 米常速步行试验。这些发现提示,活动性的早期下降是能够被检测的,并且可以指导人们预防个人或人群的功能损伤(Ferrucci 等,2016)。

3.2.2　老年人血压和心脏代谢健康的生命历程决定因素

各种横向研究表明,收缩压(systolic BP)在中年时开始增加,且超过舒张压(diastolic BP)的增幅,之后在年龄增大时又随之下降。另外,未受控制或控制不良的动脉高血压会导致一些老年人特有的疾病,例如外周动脉疾病、冠状动脉疾病、心力衰竭、脑卒中和慢性肾脏疾病。应该关注的是,老年人的高血压是生活过程中各种事件积累的结果。人们出生时的体重与血压之间存在联系。一般而言,通过辅助生殖技术孕育的婴儿出生体重较轻,且早产风险高于自然孕育的婴儿,这就暗示着他们之后出现冠心病(CHD)的风险可能会增加。

剖宫产分娩的婴儿与自然分娩的婴儿相比,出现肥胖的可能性更大(Hardy 等,2015)。

此外,已有报道,FTO(脂肪量和肥胖相关)基因的肥胖相关风险等位基因携带者,在衰老期间显示出体重指数(BMI)剂量依赖性的增量。在 7 岁和 13 岁时测量的 BMI 与老年人 CHD 的高风险之间存在正相关的关系。任何年龄段的肥胖都与过量的有害脂质、葡萄糖和胰岛素方面有关。同时,儿童时期的不利条件也与成年时期更大的高血压风险相关联,且与更多有害的血脂及血糖方面有关。此外,社会经济地位最差的成年人平均血压最高。有证据表明,包括儿童时期在内的体重减轻,导致脂质谱和血压的改善(Hardy 等,2015)。

CHD 和脑卒中在中年之前很少发生。然而,最终导致心血管疾病(CVD)的动脉粥样硬化的病理生理过程却始于生命的早期。甚至在早产胎儿的主动脉中发现脂纹,特别是那些母亲在怀孕期间患有高胆固醇血症的胎儿。这些积累的资料证明,早期获得的和在生命历程中累积的危险因素(包括社会经济状况),对导致老年残疾的慢性病的发病存在很大的影响。

3.2.3　老年时期认知功能的生命历程决定因素

同样需要指出的是,儿童发育与成人阶段的认知功能之间存在很强的连续性。必须强调的是,在临床实践中已经证实老年人认知功能下降与中年时期的各种危险因素有关。其包括教育程度低、中年抑郁症、久坐不动的生活方式(每周运动少于 5 次,每次少于 30 分钟)、中年肥胖、中年吸烟、高血压(35~64 岁)和糖尿病(20~79 岁)(Norton 等,2014)。此外,中年高胆固醇血症和慢性肾脏疾病以及心房颤动对老年人认知功能的改变也有影响。这一令人印象深刻的各种危险因素列表中的大部分项目，完全证明了中年心血管危险因素对认知健康的高度影响。迄今为止,很少有干预措施对防止老年认知功能障碍有保护作用。尽管如此,一项对高到适度身体活动的荟萃分析(Meta 分析)和一项关于初榨橄榄油或坚果能够补充地中海饮食的随机对照分析(Martinez-Lapiscina 等,2013)都支持运动和地中海饮食具有一致的防止认知衰退作用的假设。

3.3 与老龄化人口的异质性相关的文化和伦理问题

对老龄化的认知是多方面的,包括积极和消极的特点,这反映出年龄相关变化的准确描述与对老年人的曲解之间的情况。如前所述,社会经济地位不仅影响长寿,还影响健康的自我评估(Vauclair 等,2015)。此外,据报道,工业化通过降低老年人以经验为基础的知识,打破传统的家庭结构,进而降低了他们的社会地位。跨文化差异也影响了对老龄化的认知,并可部分解释对老年人歧视的观念。

3.3.1 老龄化的文化差异

对来自全球 26 个国家的 3435 名大学生进行的一项大型调查，显示了学生对其国家老年人群的看法,并揭示了以下趋势:①关于老龄化轨迹的方向达成了共识,即对老龄化的社会看法、身体吸引力以及处理日常生活活动(ADL)和学习新事物的能力明显下降;②其智慧、知识和受到的尊重明显增加;③对家庭权威和对生活满意度持稳定性的看法。此外,这项调查显示,老年人所占比例低和两代人接触频率高的国家的学生对老年人的认同度更高。而相对于亚洲国家,西方国家的学生对老年人负面的看法则更为普遍,在进步且工业化发达的国家亦是如此(Lockenhoff 等,2009)。阿拉伯人认为老年人对社会的贡献要大得多,并且对老年人少有回避行为。阿拉伯人(尤其是女性)也很少表现出对衰老以及老年时身体外观改变的担忧。

在任何情况下，随着年龄的增长，处在各自文化背景中的人都要学习更适合自己的文化。

3.3.2 老年歧视和年龄歧视

“年龄歧视”这个词在 1969 年由 Robert Butler 首先提出,用来描述因某人群年老无力而对他们持续地蓄意敌视。Butler 推断,老年歧视是一种因为年龄而被分类和歧视老年人的过程。老年歧视中存在的偏见、刻板印象和歧视似乎是基于这样一种理念,即老年人的身心能力不可避免地下降,尽管这些能力在达到年龄学上限定年龄的人群中存在很大差异。普遍存在的老年歧视使老年人被边缘化,并剥夺他们与其他成年人共同拥有的权利和机会。

老年歧视和年龄歧视可以表现在 3 个层面上。

- 个人层面

一项包括 7500 名英国人在内的大型横向研究表明，52 岁及以上的受访者中有 33%的人曾感受到年龄歧视（被不尊重或不礼貌对待，被认为精神不正常，感受到威胁，在餐厅或医疗保健设施中体验到较差的服务）。年龄歧视的认知与年龄较大、受教育程度较高、家庭经济水平较低以及退休或未就业有关（Rippon 等，2014）。

- 机构层面

首先，对医疗保健专业人员（HCP）来说，似乎与老年人一起工作的吸引力不大且声望不高，这就解释了为什么高质量人力资源会短缺。其次，常见的是，未经训练的 HCP 往往表现为家长式态度，例如帮助不需要帮助的老年患者。第三，由于认为老年人衰老，医生会削弱老年人的能力，并可能导致他们出现医生所预期的疾病（Rippon 等，2014）。在 6017 例年龄超过 50 岁的参与美国 4 年纵向研究的患者中，有 12.6%的患者表示受到了医疗保健方面的年龄歧视。研究发现年龄歧视与患者的年龄、性别、财产状况、体重、外表或疾病以及血统有关。与没有抱怨过年龄歧视的患者相比，抱怨受到这种态度对待的人更容易患有新的疾病或先前存在的疾病发生恶化（调整后的风险比=1.63）。

- 社会层面

欧洲社会在 2008—2009 年对 7819 名年龄在 70 岁及以上，生活在 28 个欧洲不同国家的老年人进行了调查，证明收入不平等和年龄歧视认知与老年人自我评估的健康状况不佳有关。

> 对所有 HCP 进行老年学和老年医学培训是应对全球未来几十年将面临的重大年龄问题的最佳策略之一。

世界各地老龄化人口的广泛异质性可以通过社会经济生活状况和个人生命历程中积极或消极的经历的巨大差异来解释。实际上，文化问题在很大程度上干预了个人和人群的异质性，这种不幸的后果包括老年歧视和年龄歧视。对所有类型的 HCP 进行教育似乎是应对世界在不久的将来会面临的主要问题的一种有效的方式。

（谭进 译）

参考文献

Bloom D, Osher B, Mitgang L. Demography of global aging. In: Michel JP, editor. Oxford textbook of geriatric medicine. Oxford: Oxford University Press; in press.

Ferrucci L, Cooper R, Shardell M, Simonsick EM, Schrack JA, Kuh D. Age-related change in mobility: perspectives from life course epidemiology and geroscience. J Gerontol A Biol Sci Med Sci. 2016;71:1184–94.

Hardy R, Lawlor DA, Kuh D. A life course approach to cardiovascular aging. Futur Cardiol. 2015;11:101–13.

Lockenhoff CE, De Fruyt F, Terracciano A, et al. Perceptions of aging across 26 cultures and their culture-level associates. Psychol Aging. 2009;24:941–54.

Marmot M. Social determinants of health inequalities. Lancet. 2005;365:1099–104.

Martinez-Lapiscina EH, Clavero P, Toledo E, Estruch R, Salas-Salvado J, San Julian B, Sanchez-Tainta A, Ros E, Valls-Pedret C, Martinez-Gonzalez MA. Mediterranean diet improves cognition: the PREDIMED-NAVARRA randomised trial. J Neurol Neurosurg Psychiatry. 2013;84:1318–25.

Mclaughlin SJ, Jette AM, Connell CM. An examination of healthy aging across a conceptual continuum: prevalence estimates, demographic patterns, and validity. J Gerontol A Biol Sci Med Sci. 2012;67:783–9.

Norton S, Matthews FE, Barnes DE, Yaffe K, Brayne C. Potential for primary prevention of Alzheimer's disease: an analysis of population-based data. Lancet Neurol. 2014;13:788–94.

Rippon I, Kneale D, De Oliveira C, Demakakos P, Steptoe A. Perceived age discrimination in older adults. Age Ageing. 2014;43:379–86.

Robine J, Jagger C. Health expectancies. In: Michel JP, editor. Oxford textbook of geriatric medicine. 3rd ed. Oxford: Oxford University Press; 2018.

Vauclair CM, Marques S, Lima ML, Abrams D, Swift H, Bratt C. Perceived age discrimination as a mediator of the association between income inequality and older people's self-rated health in the European region. J Gerontol B Psychol Sci Soc Sci. 2015;70:901–12.

World Health Organization. World report on ageing and health. Geneva: WHO; 2015.

衰弱与功能衰退

第 4 章

María ángeles Caballero Mora, Leocadio Rodriguez Mañas

摘　要

衰弱是一种肌体以应激能力降低、应激事件敏感性增加为特征的状态，约 10%的 65 岁的人存在衰弱。

衰弱的重要性主要表现在两个方面：首先可用于不良事件的风险分层，例如失能、住院、跌倒或死亡；其次是具有可逆性。

这两个重要性方面通过检测早期阶段的功能衰退以及规划实施干预措施将纠正衰弱放在治疗策略的中心，以消除老年人的各种不适症状。因此，恰当的筛选、诊断和管理衰弱应当被纳入老年医学的常规临床实践中。

学习目标

完成本章学习，读者将能够：

- 了解衰弱作为功能状态组成部分的概念；
- 了解功能轨迹以及功能衰退的潜在触发因素和调节因素；
- 决定如何衡量和检测衰弱以及功能衰退；
- 了解基本的衰弱管理方法。

4.1　衰弱的概念

20 世纪的人口组成变化巨大，伴随其变化出现了一些新的概念，以描述以前在老年人中忽视或不常见的情况。这些新概念涉及众多的领域，其中之一是功能领域，这是与人的健康以及生活质量都息息相关的一个领域。

目前对功能领域问题十分关注主要是因为3个原因。首先,现代人口中老年人的比例增加;其次,死亡率的分布已经发生了巨大变化,主要集中在80~90岁年龄段(Xue等,2008);最后,新生儿健康成长为成人的数量呈指数增长,还有80~90岁的人口死亡率也在下降,因此百岁老人的数量增加(Christensen等,2009)。因此,似乎认为我们的人口正在接近人类的最大生命期望110岁,科学估计人类的最长寿命约是120岁(Coles等,2004)。在老年人当中似乎已经不可能再延长人口和个人的预期寿命了,因此,重点已经从试图增加生命的长度改变为实现更好的生活质量,其中的关键是尽可能维持独立生活的功能。所以维护功能已成为老年人治疗护理的最高级目标。为了实现这一目标,最好的策略是预防失能。现在认为,一旦确定出现失能就很难完全恢复自由活动的能力。这一新认识正在改变老年医学。为防止功能衰退,从基于矫正失能的实践转向基于诊断和治疗的实践,对于那些存在发生失能风险的人群的管理方法提供帮助并评估患者禁忌和不宜。

在这些努力之下,衰弱已经越来越被人们接受,成为老年人失能和死亡的主要预测指标。Campbell和Buchner认为,衰弱是多系统的功能下降,这使患者处于失能或有轻微应激压力之下的死亡风险(Campbell等,1997)。在接下来的几年里,这个术语已经涵盖不同的健康方面,包括依赖或有依赖风险、生理功能丧失、与环境脱离、慢性疾病、医疗和社会心理问题、非典型的疾病表现、老年护理的潜在受益者、过早衰老。

这些方法概念中现存的只有两个(图4.1)。

4.2 病因

在过去的20年中,包括老年医学领域在内的老龄化研究的重点之一是理解衰弱性的机制(Rodriguez Mañas等,2012)。从孤立的紊乱开始,几种生理系统的恶化对稳态的调节产生了损害,使患者在低压力应激的情况下不能保持系统平衡,导致失能状态的出现,当应激强度增加时,甚至出现死亡(图4.2)。

目前有不同的假设解释衰弱的过程,我们考虑如炎症、内分泌、骨骼肌和神经系统病变的组合原因;潜在的分子机制和遗传原因也起一定作用。衰弱通常是全身多个系统变化相互作用而最终导致一个结果的过程,其中肌少症被认为是一个主要因素(Walston等,2006)(图4.3)。

在肌肉老化过程中出现细胞机制的改变包括凋亡的增加,线粒体功能障碍伴随着线粒体ATP产生的减少和氧化应激的大幅增加(Marzetti等,2012)。这些机制通过增加分解代谢基因表达和激活凋亡途径来相互刺激,从而促进了肌少症的进展(Ryan等,2011)。已知氧化应激是多种病理过程的原因。活性氧(ROS)引起肌肉损伤,刺激肿瘤坏死因子(TNF-α)的凋亡作用,并且被认为是与老化和肌少症有关的缺陷的核心机制(Heuberger等,2011)。这导致肌纤维的横截面积逐渐减小,主要涉及Ⅱ型纤维(快纤维)(Cesari等,2012)。此外,修复机制和通常刺激肌肉增生和线粒体生物合成的反应都受到损害(Angulo等,2016)。

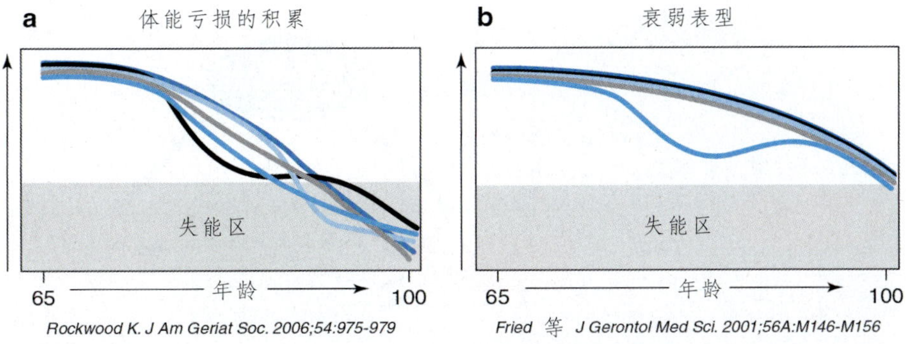

图 4.1　衰弱的概念模型。(a)衰弱是从强壮到最严重的失能状态的一个过程。衰弱反映了人体功能的逐渐恶化，反映了个体的生物学年龄，是用一个指数来衡量逐渐增加的体能亏损的临床表现，并没有明确的节点(Rockwood 等，2006)。因此，在整个疾病过程中，伴随程度或重或轻的衰弱，疾病是衰弱的一个组成部分，而失能是衰弱的最终临床表现。Rockwood 领导的加拿大健康与老龄化研究中进行了描述，这一概念模型的构建和开发能够体现在整个过程中衰弱概念的虚拟性和独特性，并且在其临床上已被证明在不同环境中的有效性。然而，这种模式对更好地认识和理解预先致残状态及其生物学基础和定义是非常欠缺的。(b)衰弱作为失能过程的一个阶段，临床表现为某些执行任务表现恶化，而且通常发生在失能出现之前，通常有明确的节点。虽然衰弱和失能可以重叠，但它们体现出不同的实质内容，疾病是衰弱的一个促成因素，但不是衰弱的一部分。该模型具有强大的生物学基础，使患者在失能发生前的阶段就能明确发现强烈的特征化和个性化，从而能够加以识别和干预，以预防和延缓失能。2001 年，Linda Fried 的研究小组根据他们在心血管健康研究(CHS)中的研究结果提出了衰弱表型。这是最常用的模型，因为它是用可测量的物理参数构建的(Fried 等，2001)。据其描述，衰弱是一种临床状态，伴随表现的个体易损性和(或)当暴露于低能量应激时死亡率增加。换句话说，身体衰弱不仅是失能的前一阶段(因为失能可能发生于健康状态，就像所谓的灾难性失能一样)，而且倾向于发展到失能状态。其主要表现包括几项体能项目：慢性疲劳、衰弱、体重减轻、精疲力竭和低体力活动。发现能量失衡和功能储备降低的表现，这是衰弱表现中的两个主要问题。然而，还有其他作者在衰弱的定义中纳入了认知障碍或心理社会维度(Rodriguez Mañas 等，2014)，也值得我们注意。

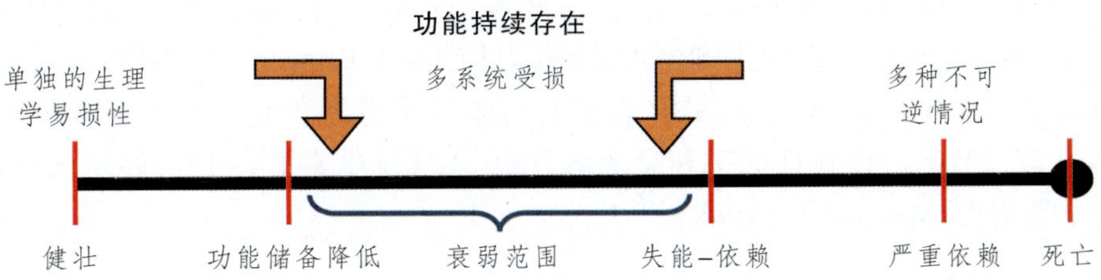

图 4.2　从健壮到死亡的过程。

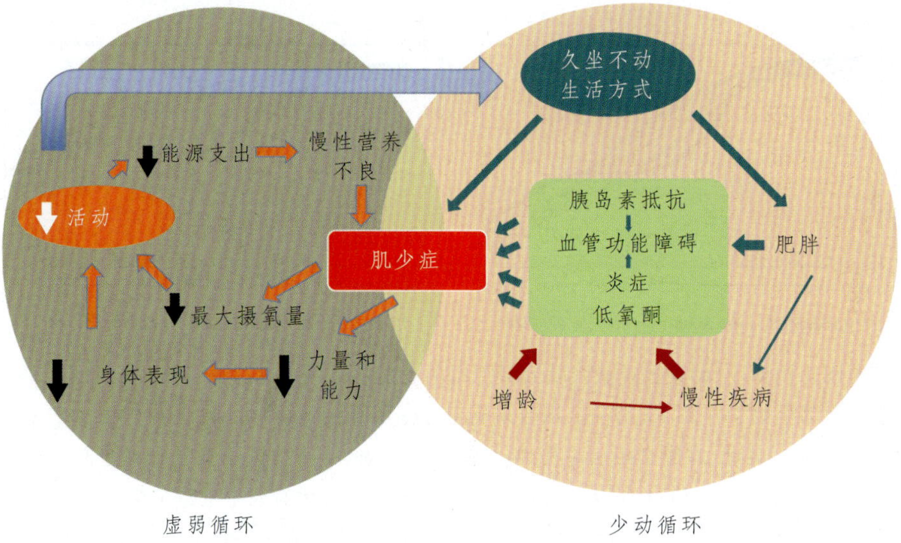

图 4.3　虚弱的综合表现。(Angulo 等,2016)

炎症过程的激活会随着年龄而增加。激活涉及白介素(IL)、C-反应蛋白(CRP)等不同标志物参与衰弱独立相关的不同途径(Heuberger 等,2011)。有研究发现,衰弱与抗炎细胞因子水平下降有关,如 IL-10(Walston 等,2008)。

衰弱发展的另一个重要原因是随着年龄增长而发生的激素水平变化。在男性中,睾酮的低水平和衰弱之间明显相关(Schaap 等,2005),并且在西班牙社区居民的一个大量样本研究的男性和女性中也分别得到证实(Wu 等,2010)。更高水平的雌二醇似乎也与 65~79 岁之间的绝经后女性衰弱相关(Viña 等,2016)。此外,胰岛素抵抗的作用似乎是在许多有关衰弱的机制中起至关重要的作用(如低度炎症、氧化应激、血管功能障碍等),并且在脂肪组织变化中是潜在因素，随着年龄增长观察到，最主要的变化是骨骼肌束间和束内脂肪组织的增加(Angulo 等,2016)。

最后,食欲不振和营养变化对老年人功能衰退起着重要作用(Evans 等,2010)。蛋白质的低水平,如肉碱、线粒体肉碱 O-棕榈酰转移酶 2(CPT Ⅱ)(Crentsil 等,2010)、丙氨酸转移酶(Le Couteur 等,2010)以及营养标志物(高密度脂蛋白胆固醇和 B 型利尿钠肽水平)与衰弱相关(Evans 等,2010)。在女性健康和衰老研究中,发现维生素 B_{12} 和 B_{12} 转运蛋白及其遗传多态性与衰弱有关(Matteini 等,2008)。

4.3　临床应用

强有力的证据表明，衰弱这一概念的应用价值是在老年人群体中独立于慢性病的不良预后之外的重要预测因素。不论所用的评估手段、目标人群和环境如何,衰弱对负面结果的预测价值都已经得到充分证实。健康相关负面事件的风险增加包括跌倒、住院、事故性失能、制度化标准和死亡率(Fried 等,2001)。尽管如此,衰弱的过程及其后果因人而异,并且经常变化形式,其变化形式取决于个体内在能力与环境之间不稳定和不断变化的关系,以及参与这种关系的多种因素之间的作用能力,这些因素会受到多个方面的调节制约(WHO,2015)。见图 4.4。

个体适应压力和逆境的能力取决于内在能力,称为"复原力"。这个概念已经越来越多地被用于衰弱领域(Ferrucci 等,2008),类似于"功能储备"的概念。通过对复原力定义的探讨使我们有机会探索个人限制伤害及降低压力对人造成损害的界限或"门槛"。在超过这个假设的阈值之后,就会出现失能,而且个人恢复到以前健康状况的可能性减小。

世界卫生组织应在评估功能状态时纳入衰弱。

正如一些研究报道所述,老年人功能状态的变化取决于他们的基础状态。在 Gill 及同事的一项研究中(Gill 等,2006),对 754 名年龄>70 岁的非失能老年人进行了随访,以研究随着时间的推移对功能状态的影响,其中 57.5%的人在"强健、衰弱和失能"三种功能状态中的任何两种状态之间至少有一次过渡。在欧洲健康、老龄和退休调查(SHARE)研究中(Borrat-Besson 等,2013)也报道了类似的结果,其中 31.7%的健康参与者出现衰弱前期,2.6%变成衰弱,而在随访两年后,32.4%衰弱前期参与者恢复到健康状态。在 SHARE 随访结束时,恢复健康状态的衰弱参与者比例为 7.0%。最近,Lee 及同事的一项研究(Lee 等,2014)报道了与衰弱状态变化显著相关的特定特征。阴性者特征为年龄较大,癌症病史,住院事件,慢性阻塞性肺病,脑血管病,骨性关节炎和使用某些药物;阳性者特征为认知功能较高,无糖尿病,社会经济地位较高,无脑血管病史。有证据表明,在最初阶段或"衰弱前状态",通过某些特征可能识别年老体弱的状态,并有自发恢复到健康水平的可能。也有证据支持,几种因素可以在调节不同功能状态之间转换中发挥作用。

有人建议,在 70 岁以上的成年人或在一年内无意识体重减少>5%的成年人中应常规筛

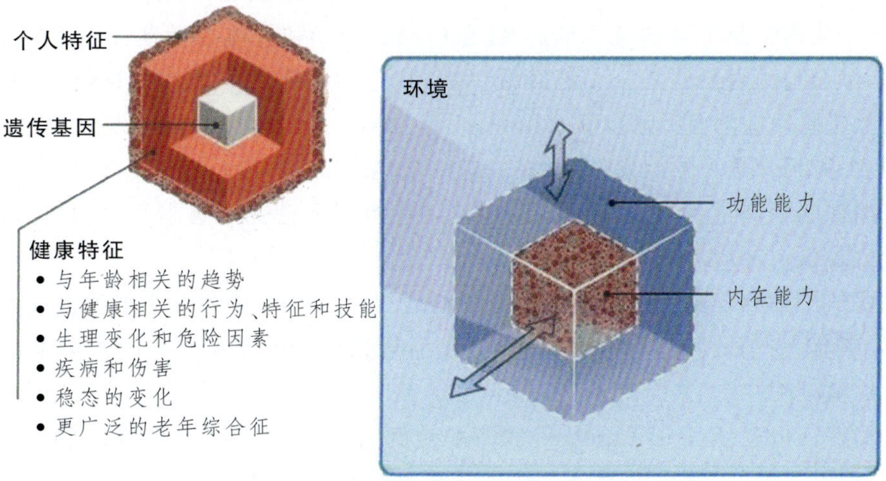

图 4.4 功能状态涉及的因素(WHO,2015)。

查衰弱(Morley 等,2013)。这种筛查可以作为老年综合评估(CGA)的一部分,其中包括旨在评估衰弱的工具量表,这是目前识别和管理衰弱的标准参考(Turner 等,2014),主要采用非系统性但是可能性高的方法,详见第 26 章。

4.4 如何处置或防止衰弱

CGA 采用全面多维的评估流程确定老年人的医疗、功能和心理社会方面情况,然后利用这些信息来指导以患者为中心的支持和护理计划(Maurice 等,2016)。在许多随机对照试验中,CGA 和随后的干预措施已被证明可有效降低死亡率和依赖性(Ellis 等,2011)。

作为 CGA 的一部分,已经开发了一些工具来检测衰弱或预测其后果,如跌倒、依赖性、发病率和功能障碍。检测工具包括使用临床判断、物理评估、器官特异性改变或者生物学和分子标志物单独或组合应用(Sanders 等,2011)。现在有超过 20 种工具用于评估衰弱,多领域多个系统参与其中(de Vries 等,2011)。如何在不同人群中使用可靠性、特异性、准确性、可行性和高性价比的工具来检测患者的衰弱,仍然是流行病学和临床研究中最大的挑战之一(Rodriguez Mañas 等,2012)。

在过去的 25 年中,已经提出了许多诊断衰弱的标准(图 4.5),其中的大部分与其因果机制有关。其中如 Apache 和 ROL 系统,更专注于多器官系统中的每一个系统的变化。其他如老年人状态量表、Barthel 指数和 PULSES 量表,主要评估力量和行动能力。这些系统都强调运动能力是评价衰弱的关键。Campbell 和 Buchner 提出了健身测量(包括握力、8 分钟静态平衡步行测试等)和其他定量测量[例如体重指数和简易精神状态检查(MMSE)]组合使用效果更佳。

两个最常见和有效的衰弱指标是 FFP 量表(Fried's Frailty Phenotype)(Fried 等,2001)和 RMF 指数(Rockwood and Mitnitski's Frailty Index)(Mitnitski 等,2001)。FFP 量表将衰弱定义为在 5 个列表中存在 3 个或更多的身体上的表现:慢速(行走速度慢)、衰弱(握力弱)、体重减轻(一年内体重下降超过 4.5kg)、疲惫(自我体会)和低体力活动(Fried 等,2001)。然而,衰弱指数(FI)认为衰弱是一个连续统一体系,它能够提供一个总的衰弱得分,通过将健康缺陷的数量除以缺陷总数来计算(Mitnitski 等,2001)。由此进一步开发出 FRAIL 量表,其包含来自 FI 和 FFP 量表的因素,混合在一起测量(Morley,2012)。FRAIL 量表显示出与 FI 和 FFP 量表相似的预测准确性(Woo 等,2012),并且由国际营养与衰老学会(IANA)推荐用于临床实践(Abellan van Kan 等,2008)。

其他评估工具的开发旨在通过添加新项目或更改其中的某些组成来改进前两种评测工具的性能。其他一些评估工具试图增加仪器在不同临床和非临床环境下的适用性、诊断准确性和预后价值准确性。

以衰弱特征量表(Garcia-Garcia 等,2014)为例,它表示了 7 个衰弱维度(能量平衡营养、身体活动、神经系统、血管系统、力量、耐力和步态速度),由 12 个项目组成。

除了衰弱评估工具之外,还有大量关于衰弱的标志。虽然它们没有显示与完整构建体相

衰弱程度测量	• Fried 的虚弱表型 (Fried 等,2001) • 衰弱指数(FI) (Mitnitski AB 等,2001) • FRAIL 量表(Morley JE,2012) • 衰弱特征量表(FTS) (Garcia-Garcia FJ 等,2014)
临床鉴别	• 埃德蒙顿衰弱量表(EFS) (Rolfson 等,2006) • 简易肌体功能评估法(SPPB) (Guralnik JM 等,1994) • 临床衰弱量表(CFS) (Rockwood K 等,2005) • Gerontopole 衰弱筛查工具量表(GFST) (Vellas B 等,2013) • G8 调查问卷:在肿瘤患者中筛选衰弱 (Baitar A 等,2013) • FTS

图 4.5　衰弱的诊断和筛查仪器。衰弱测量显示评估和诊断衰弱的特定用途。专项临床鉴别下的仪器考虑基于测试的性能评估,而不是用于衰弱定义诊断的常用仪器。

同的预测准确性(Bouillon 等,2013),但它们是很好的替代方法,对于检测潜在衰弱患者可能非常有帮助。在许多被提出的孤立的衰弱标志中,抓握力是最常应用的。抓握力的丧失与年龄增长密切相关,但无论这种关系如何,都是失能、发病率和死亡率的有力标志。它与这些失能的关系表明,与衰老和随意肌肉力量相关的肌肉损失可能是身体失能的原因以及结果。侧重于抓握力与发病率之间关系的研究主要针对肌肉骨骼疾病。但最强的关联是死亡率;它可以作为长期生存的预测指标。此外,与年龄相比,抓握力提供了一种更好的方法来检测预测不良结果的个体间变异性,并与其他脆性标志物联系更密切,但是在临床实践中尚未充分证实其有效性(Maurice 等,2016)。

但是,如果我们不得不选择一个单一指标来评估临床实践中的衰弱程度,那么最可能用到的是步行速度(另见第 9 章和第 10 章)。我们步行的速度取决于多个身体系统(内分泌、肌肉骨骼、神经、血管和视觉),其评估是一种安全可行的身体衰弱程度测量,其主要基础是肌少症。关于其不良事件的预测价值也已经有足够的证据。最重要的是,虽然它是衰弱的标准之一,但慢行走速度是临床衰弱前期的身体表现,这使我们可以在整个衰弱状况出现之前进行干预。因此,如果可以,我们应该将测量运动速度纳入对体弱老年人或疑似老年人的常规评估(Atkins 等,2004)。

身体的某些成分也被认为是衰弱的生物标志物,主要是身体脂肪的增加和肌少症。当肌肉量下降导致无法进行日常活动时,就会发生失能。尽管如此,导致失能的瘦体重和脂肪量之间的确切关系尚不清楚。一些研究表明,肌少症(即瘦体重丧失)是功能受限的主要预测因子,而其他研究认为脂肪量更为重要。人们对身体组成的变化是如何导致一些老年人群体的失能知之甚少。在一些肥胖的老年人中,肌肉量下降与衰老、肌肉质量下降以及脂肪量过度聚集有关。这种被Roubenoff组称为肌少症性肥胖的临床表现显示失能的高风险。然而,如果基于热量限制出现体重减轻对身体功能可能产生不利的影响,因为其最初的变化是肌肉量的进一步减少(Atkins等,2004)。

最后,还有衰弱的实验室生物标志物。该组包括炎症反应、激素、自由基、抗氧化剂、宏量和微量营养素等可溶性介质等。除了微量营养素之外,还包括其他身体所需元素(Erusalimsky等,2016)。调查衰弱实验室生物标志物作为起点表明,当损害超过一定阈值时,补偿机制可导致运动技能的显著恶化。一旦这种机制被激活,它就开始一种恶性循环,其发展到失能是独立于产生其疾病原因之外的。根据这一假设,筛查衰弱的最好方法是通过鉴定与这一过程相关的、在衰弱的早期临床前阶段开始就发生改变的生理系统及生物标志物的变化(Reddy等,2013)。

4.5 潜在干预措施

目前,提出不同的方式治疗衰弱(见表4.1):包括非药物疗法(体育锻炼和营养干预,包括从热量限制到营养补充);药物疗法,包括抗氧化剂(如别嘌呤醇和维生素C)、激素补充剂[包括脱氢表雄酮、生长激素(GH)、睾丸激素和维生素D]、行为干预(热量限制和运动训练)、几种药物(对乙酰氨基酚、抗肌肉生长抑制素抗体和依那普利)、遗传操作[过氧化物酶体增殖物激活受体-γ共激活物1a(PGC1a)过表达]等(Imai等,2009;Srinivas-Shankar等,2010)。这些治疗方法大多数只在动物研究中进行过测试。

多维度干预似乎在最衰弱的老年人中特别有用(Rodriguez Mañas等,2014)。这种多维度干预方法包括以下几个方面:干预生活方式、避免与药物相关的不良事件、根据功能状况重新设定临床目标(Laosa等,2014)以及使用针对衰弱的某些病理生理学机制的特殊药物。

在经过评估和试用的以预防或扭转衰弱的不同措施和干预措施中,最有效的干预似乎是体育锻炼(Pahor等,2014)。衰弱的老年人锻炼计划应包括练习,以解决与肌少症相关的肌肉流失和行动力损失。在这些练习中,强烈建议包括阻力和力量训练,通过增强力量可以减少失能、疲劳感以及入院或进入疗养院的可能性,可充分证明其益处(Angulo等,2016)。

平衡和有氧训练也适用于年长衰弱的成年人,即使这些锻炼方式可能不影响肌肉力量,

表4.1 在老年衰弱人群中能够获益的干预措施

管理/干预建议	推荐(证据等级)
CGA	A
体育锻炼	A
体育锻炼+营养	B
营养	C
其他	C~D

但是,参与平衡训练可以减少对跌倒的恐惧,并改善行动能力和平衡感,当与阻力训练计划相结合时,平衡训练也可以降低跌倒风险(Bauman 等,2016)。

其他干预措施(如改善营养)起到的作用仍存在争议:虽然它与体育锻炼项目相结合的作用是明确的,因为它在开创性研究论文中第一次被清楚地证明(Bauman 等,2016),当它作为一项单独的措施实施时,似乎并未产生相关的益处。

虽然衰弱经常出现,但很少有基于治疗的临床试验来预防或延缓其发展。这些试验通常积极性不高(患者很少),方法学上差异很大(例如,纳入和排除标准,药物施用的时间和途径),这些研究很难得出确切的结论并使 Meta 分析十分困难。到目前为止,只有使用睾丸激素有足够的证据推荐,而且只有性腺功能减退的男性才适用。尽管观察到体细胞构成发生了一些变化,但对骨矿物质密度和功能测量的影响仍然存在争议(Srinivas-Shankar 等,2010)。

建议身体衰弱的老年人补充氨基酸(AA)、必需氨基酸(EAA)蛋白质补充剂,其带来的益处与阻力训练相结合可能会增加。目前还不清楚体育锻炼/补充蛋白质是否影响肌肉量,研究报道有不同的结果。由于研究不足,目前对老年人补充蛋白质的上限尚不明确(Fukagawa 等,2013)。有几项关于维生素 D 补充剂有效性的 Meta 分析和系统性回顾显示出有争议和相反的结果(Muir 等,2011)。

目前,仍需要进一步的大型临床试验评估药物和非药物干预,无论是单独的还是多组分的,都需要确定新的衰弱干预措施。这些试验的设计应有足够的样本量和准确性。

(吴凡 译)

参考文献

Abellan van Kan G, Rolland Y, Bergman H, Morley JE, Kritchevsky SB, Vellas B. The I.A.N.A Task Force on frailty assessment of older people in clinical practice. J Nutr Health Aging. 2008;12(1):29–37.

Angulo J, El Assar M, Rodríguez-Mañas L. Frailty and sarcopenia as the basis for the phenotypic manifestation of chronic diseases in older adults. Mol Asp Med. 2016;50:1–32.

Atkins D, Best D, Briss PA, et al. Grading quality of evidence and strength of recommendations. BMJ. 2004;328(7454):1490.

Bauman A, Merom D, Bull FC, Buchner DM, Fiatarone Singh MA. Updating the evidence for physical activity: summative reviews of the epidemiological evidence, prevalence, and interventions to promote "active aging". Gerontologist. 2016;56(Suppl 2):S268–80.

Borrat-Besson C, Ryser VA, Wernli B. Transitions between frailty states—A European comparison. In: Börsch-Supan A, Brandt M, Litwin H, Weber G, editors. Active ageing and solidarity between generations in Europe. First results from SHARE after the economic crisis. Berlin, Germany: De Gruyter; 2013. p. 175–85.

Bouillon K, Sabia S, Jokela M, Gale CR, Singh-Manoux A, Shipley MJ, et al. Validating a widely used measure of frailty: are all sub-components necessary? Evidence from the Whitehall II cohort study. Age (Dordr). 2013;35:1457–65.

Campbell AJ, Buchner DM. Unstable disability and the fluctuations of frailty. Age Ageing. 1997;26(4):315–8.

Cesari M, Fielding RA, Pahor M, Goodpaster B, Hellerstein M, Van Kan GA, et al. Biomarkers of sarcopenia in clinical trials—recommendations from the International Working Group on Sarcopenia. J Cachexia Sarcopenia Muscle. 2012;3(3):181–90.

Christensen K, Doblhammer G, Rau R, Vaupel JW. Ageing populations: the challenges ahead.

Lancet. 2009;374(9696):1196–208.

Coles LS. Demography of human supercentenarians. J Gerontol A Biol Sci Med Sci. 2004;59(6):B579–86.

Crentsil V. Mechanistic contribution of carnitine deficiency to geriatric frailty. Ageing Res Rev. 2010;9(3):265–8.

Ellis G, Whitehead MA, Robinson D, O'Neill D, Langhorne P. Comprehensive geriatric assessment for older adults admitted to hospital: meta-analysis of randomised controlled trials. BMJ. 2011;343:d6553.

Erusalimsky JD, Grillari J, Grune T, Jansen-Duerr P, Lippi G, Sinclair AJ, et al. In search of 'omics'-based biomarkers to predict risk of frailty and its consequences in older individuals: the FRAILOMIC Initiative. Gerontology. 2016;62:182–90.

Evans WJ, Paolisso G, Abbatecola AM, Corsonello A, Bustacchini S, Strollo F, et al. Frailty and muscle metabolism dysregulation in the elderly. Biogerontology. 2010;11(5):527–36.

Ferrucci L, Giallauria F, Schlessinger D. Mapping the road to resilience: novel math for the study of frailty. Mech Ageing Dev. 2008;129:677–9.

Fried LP, Tangen CM, Walston J, Newman AB, Hirsch C, Gottdiener J, et al. Frailty in older adults: evidence for a phenotype. J Gerontol A Biol Sci Med Sci. 2001;56(3):M146–56.

Fukagawa NK. Protein and amino acid supplementation in older humans. Amino Acids. 2013;44(6):1493–509.

Garcia-Garcia FJ, Carcaillon L, Fernandez-Tresguerres J, Alfaro A, Larrion JL, Castillo C, et al. A new operational definition of frailty: the frailty trait scale. J Am Med Dir Assoc. 2014;15(5):371.e7–371.e13.

Gill TM, Gahbauer EA, Allore HG, Han L. Transitions between frailty states among community-living older persons. Arch Intern Med. 2006;166:418–23.

Heuberger RA. The frailty syndrome: a comprehensive review. J Nutr Gerontol Geriatr. 2011;30(4):315–68.

Imai S. SIRT1 and caloric restriction: an insight into possible trade-offs between robustness and frailty. Curr Opin Clin Nutr Metab Care. 2009;12(4):350–6.

Laosa O, Alonso C, Castro M, Rodriguez-Mañas L. Pharmaceutical interventions for frailty and sarcopenia. Curr Pharm Des. 2014;20:3062–82.

Le Couteur DG, Blyth FM, Creasey HM, Handelsman DJ, Naganathan V, Sambrook PN, et al. The association of alanine transaminase with aging, frailty, and mortality. J Gerontol A Biol Sci Med Sci. 2010;65(7):712–7.

Lee JS, Auyeung TW, Leung J, Kwok T, Woo J. Transitions in frailty states among community-living older adults and their associated factors. J Am Med Dir Assoc. 2014;15:281–6.

Marzetti E, Calvani R, Bernabei R, Leeuwenburgh C. Apoptosis in skeletal myocytes: a potential target for interventions against sarcopenia and physical frailty—a mini-review. Gerontology. 2012;58(2):99–106.

Matteini AM, Walston JD, Fallin MD, Bandeen-Roche K, Kao WH, Semba RD, et al. Markers of B-vitamin deficiency and frailty in older women. J Nutr Health Aging. 2008;12(5):303–8.

Maurice J. WHO puts healthy ageing on the front burner. Lancet. 2016;387(10014):109–10.

Mitnitski AB, Mogilner AJ, Rockwood K. Accumulation of deficits as a proxy measure of aging. Scientific World Journal. 2001;1:323–36.

Morley JE, Malmstrom TK, Miller DK. A simple frailty questionnaire (FRAIL) predicts outcomes in middle aged African Americans. J Nutr Health Aging. 2012 Jul;16(7):601–8.

Morley JE, Vellas B, van Kan GA, et al. Frailty consensus: a call to action. J Am Med Dir Assoc. 2013;14(6):392–7.

Muir SW, Montero-Odasso M. Effect of vitamin D supplementation on muscle strength, gait and balance in older adults: a systematic review and meta-analysis. J Am Geriatr Soc. 2011 Dec;59(12):2291–300.

Pahor M, Guralnik JM, Ambrosius WT, et al. Effect of structured physical activity on prevention of major mobility disability in older adults. The LIFE study randomised clinical trial. JAMA. 2014;311:2387–96.

Reddy SR, Ross-Degnan D, Zaslavsky AM, Soumerai SB, Wagner AK. Health care payments in the Asia Pacific: validation of five survey measures of economic burden. Int J Equity Health. 2013;12:49.

Rockwood K, Mitnitski A, Song X, Steen B, Skoog I. Long-term risks of death and institutionalization of elderly people in relation to deficit accumulation at age 70. J Am Geriatr Soc. 2006;54:975–8.

Rodriguez-Mañas L, Feart C, Mann G, Vina J, Chatterji S, Chodzko-Zajko W, et al. Searching for an operational Definition of frailty: a Delphi method based consensus statement. The frailty operative definition-consensus conference project. J Gerontol A Biol Sci Med Sci. 2012;68(1):62–7.
Rodriguez-Mañas L, Bayer AJ, Kelly M, et al. An evaluation of the effectiveness of a multi-modal intervention in frail and pre-frail older people with type 2 diabetes—the MID-frail study: study protocol for a randomised controlled trial. Trials. 2014;15:34.
Ryan MJ, Jackson JR, Hao Y, Leonard SS, Alway SE. Inhibition of xanthine oxidase reduces oxidative stress and improves skeletal muscle function in response to electrically stimulated isometric contractions in aged mice. Free Radic Biol Med. 2011;51(1):38–52.
Sanders JL, Boudreau RM, Fried LP, Walston JD, Harris TB, Newman AB. Measurement of organ structure and function enhances understanding of the physiological basis of frailty: the Cardiovascular Health Study. J Am Geriatr Soc. 2011;59(9):1581–8.
Schaap LA, Pluijm SM, Smit JH, van Schoor NM, Visser M, Gooren LJ, et al. The association of sex hormone levels with poor mobility, low muscle strength and incidence of falls among older men and women. Clin Endocrinol (Oxf). 2005;63(2):152–60.
Srinivas-Shankar U, Roberts SA, Connolly MJ, O'Connell MD, Adams JE, Oldham JA, et al. Effects of testosterone on muscle strength, physical function, body composition, and quality of life in intermediate-frail and frail elderly men: a randomized, double-blind, placebo-controlled study. J Clin Endocrinol Metab. 2010;95(2):639–50.
Turner G, Clegg A. Best practice guidelines for the management of frailty: a British Geriatrics Society, Age UK and Royal College of General Practitioners report. Age Ageing. 2014;43(6):744–7.
Viña J, Rodriguez-Mañas L, Salvador-Pascual A, Tarazona-Santabalbina FJ, Gomez-Cabrera MC. Biology of frailty: modulation of ageing genes and its importance to prevent age-associated loss of function. Mol Aspects Med. 2016;50:88–108.
de Vries NM, Staal JB, van Ravensberg CD, Hobbelen JS, Olde Rikkert MG. Nijhuis-van der Sanden MW. Outcome instruments to measure frailty: a systematic review. Ageing Res Rev. 2011;10(1):104–14.
Walston J, Hadley EC, Ferrucci L, Guralnik JM, Newman AB, Studenski SA, et al. Research agenda for frailty in older adults: toward a better understanding of physiology and etiology: summary from the American Geriatrics Society/National Institute on Aging Research Conference on Frailty in Older Adults. J Am Geriatr Soc. 2006;54(6):991–1001.
Walston J, Fedarko N, Yang H, Leng S, Beamer B, Espinoza S, et al. The physical and biological characterization of a frail mouse model. J Gerontol A Biol Sci Med Sci. 2008;63(4):391–8.
World Health Organization: World Report on Ageing and Health. http://www.who.int (2015). Accessed 10 Jan 2017.
Wu IC, Lin XZ, Liu PF, Tsai WL, Shiesh SC. Low serum testosterone and frailty in older men and women. Maturitas. 2010;67(4):348–52.
Xue QL, Fried LP, Glass TA, Laffan A, Chaves PH. Life-space constriction, development of frailty, and the competing risk of mortality: the Women's Health and Aging Study I. Am J Epidemiol. 2008;167(2):240–8.

推荐阅读

其他参考资料可以在线查询 https://doi.org/10.1007/978-3-319-61997-2_4.

老龄化疾病的不典型表现　第 5 章

Marcel Olde Rikkert, Marianne B. van Iersel,
Marjolein H.J. van de Pol, Dieneke van Asselt

摘　要

在衰弱的老年患者中，一些不典型表现往往是新发疾病的唯一表现，如突然出现的活动障碍或谵妄状态。而相关疾病的典型临床特征可能完全没有出现。事实上，这些不典型症状往往是老年患者最典型的特征，这敦促医务人员使用老年综合评估(CGA)手段去仔细筛查原因。衰弱导致各个器官生理功能储备减少，而相关疾病的不典型表现往往起源于患者最衰弱的器官。大多数不典型表现存在多重病因，并由一个急性的诱因激发，也被称为急性老年综合征。同样，很多慢性的不典型表现可能导致慢性老年综合征，如营养不良或认知功能衰退。本章结尾针对老年疾病的复杂性及患者差别化的治疗意愿，介绍了应用循证医学(EBM)和共享决策(SDM)技术来处理该类问题的一般原则。

学习目标

完成本章学习，读者将能够：

- 认识疾病的不典型表现是老年人衰弱和器官间联动增加的症状；
- 描述疾病在老年和年轻患者中的复杂病理生理学差异；
- 描述如何将现代循证医学原理应用于以多重疾病和衰弱为特征的老年患者；
- 描述要与衰弱老年人共享决策(SDM)的额外因素。

5.1　老年患者的不典型表现：老年疾病

疾病的不典型表现对医生和患者提出了挑战。这些不典型表现可能发生在年轻患者和老年患者中,但在老年患者中更为普遍。事实上,一些急性和慢性的不典型症状对于衰弱的老年人来说却往往是典型的疾病表现。这些不典型症状乍看之下似乎并不包括在相关疾病的病理生理学过程中,如肺炎或尿路感染引起的注意力突然丧失或活动障碍。这些常见的非典型症状或体征中大多数与多因素相关的老年综合征的发生有关。例如,注意力和认知功能的快速变化是急性谵妄综合征的主要症状。类似地,还有更多的慢性出现的不典型症状,例如在心力衰竭或认知功能减退中出现睡眠不足，这与慢性老年综合征有关（表 5.1)(Olde Rikkert 等,2003)。

这些不典型表现中的大多数是常见的,但不是全部。例如侧向塌陷体征,上半身屈曲向一侧,通常是受感染的肾脏或泌尿道的一侧。这种罕见的不典型表现可能仅限于少数患者,甚至可能是唯一的患者。尽管罕见,但这些症状往往是唯一可以监测的。此外,不典型表现也可能与罕见疾病有关,但在此我们不做讨论。

5.2 老龄化的生理学变化

老龄化的病理生理学的关键特征可以解释老年患者疾病的不典型表现。这些关键特征起源于已衰弱且有老年综合征特征的器官间耦联。

5.2.1 衰弱、不典型体征和相互作用

随着老年患者衰弱程度的增加,各器官之间的相互作用发挥着越来越重要的作用。为了使各个器官能够正确而稳定地运行，人类拥有一套复杂的同步控制系统，具有许多反馈回路。健康的老年人在这些器官和系统的功能上有足够的储备，因此它们之间的联系相对松散。因此,身体可以很容易地处理如膀胱感染之类的小问题。此时疾病的表现是典型的,不会涉及其他器官。在衰弱的老年人中,这种功能储备要差得多,系统之间的联系更为紧密(图

表 5.1　急慢性老年综合征相关的不典型疾病表现

不典型症状	老年综合征	急性(A)/慢性(C)
注意力的下降或改变	谵妄	A
稳定性下降	头晕或跌倒	A 和 C
意识丧失	晕厥	A
不自主排尿	尿失禁	A 和 C
独立性丧失	功能减退	A 和 C
误吸	吞咽困难	A 和 C
行为改变	痴呆的神经精神综合征	A 和 C
体重减轻	营养不良	C
抑郁或焦虑的行为	抑郁	C

5.1)。因此,如果衰弱的个体中的一个小的打击超过了该器官的储备功能,可导致与其联系器官相关的各种急性疾病。结果可导致急性老年综合征,包括急性的功能丧失、活动性下降或认知功能丧失等症状(Clegg 等,2013)。

当描述急性老年综合征时,急性应激源(如膀胱感染)通常被称为触发因子。降低认知功能或平衡感的储备能力的因素通常被称为贡献或诱发因素。多种因素往往同时发生,如共病、认知功能障碍、多重用药和感觉功能障碍等。所有的因素以及它们之间的相互作用共同形成了老年综合征的病理生理学过程。

5.2.1.1 相互作用

在老年患者中,相互作用被定义为生理、生物、心理和社会维度之间的相互作用,以及在这些领域中发生的疾病、残疾、失能之间的相互作用所形成的生物心理学依赖。相互作用不限于一个器官系统,常常是为实现某一身体特定功能所连接的器官网络。例如,为了保持站立时的血压,心脏、血管、肾上腺、自主神经系统和大脑之间需要密切的相互作用。这些相互作用常常以反馈机制的形式存在,既有刺激效应(正反馈),又有抑制效应(负反馈)。当前,在医学、心理学和社会学中广泛认为人类在生理、心理和社会三方面存在紧密关联。在老年医学中,这种相关性很容易被观察到,因为这三个维度(生理、心理、社会领域)中的任何一个的变化都可以对另一个或两个维度造成直接可观察的后果。正如前一段所述,每个系统脆弱性的增加实际上导致了不同系统之间更强的联系。图 5.1 展示了在不同程度的应激状态下人体器官功能随时间发生的变化,提示了在衰弱的状态下,各器官之间的联系更加紧密。伴随老龄化,人体各系统的控制调节能力减弱,各个器官功能的波动随之增加,进而导致了不同器官间的相互作用很容易被激发。例如,膀胱(通常为存在尿路感染时)与大脑的功能联系更紧密:往往在不自觉中试图通过增加额叶活动来抑制频繁排尿的紧迫性。很多相互作用常常会影响活动功能,例如,感染时炎症因子的增加会降低肌肉功能并增加跌倒的风险。此外,社会维度的改变(如伴侣的死亡、迁至养老院生活)会对心理维度(抑郁情绪)和身体维度(食物摄入不足)产生影响。因此,老年患者的生物、心理、社会问题始终是我们需要考虑的重点。

5.2.2 功能恢复速度的减慢和不典型体征

Scheffer 等在 2012 年提出了多系统动力学理论(图 5.1),需要明确一些患者急性或慢性老年综合征发展的预警信号。相关研究已经在海洋生物学、生态学和人类生物学等复杂的生物系统中进行(Olde Rikkert 等,2016)。为了实现这一目的,预警信号应是动态变化的,可随着时间的推移被医生监测和量化。预示人体多系统功能即将到达临界点的一个重要信号是肌体功能在应激后恢复至基线水平的速度明显延迟。功能恢复速度减慢的理论也可以应用在利用不典型体征预测老年综合征上。例如,在老年人中,因脱水所致的晕厥可以作为一种急性老年综合征,它通常是由多因素导致的,并往往在一个较为缓慢的前期发展之后迅速进展。为了保持体液平衡和防止脱水,多种反馈回路存在于神经内分泌、心血管、肾和神经精神系统中。这些反馈回路在不同的程度上提供了对外界刺激的弹性(例如热刺激或利尿剂),

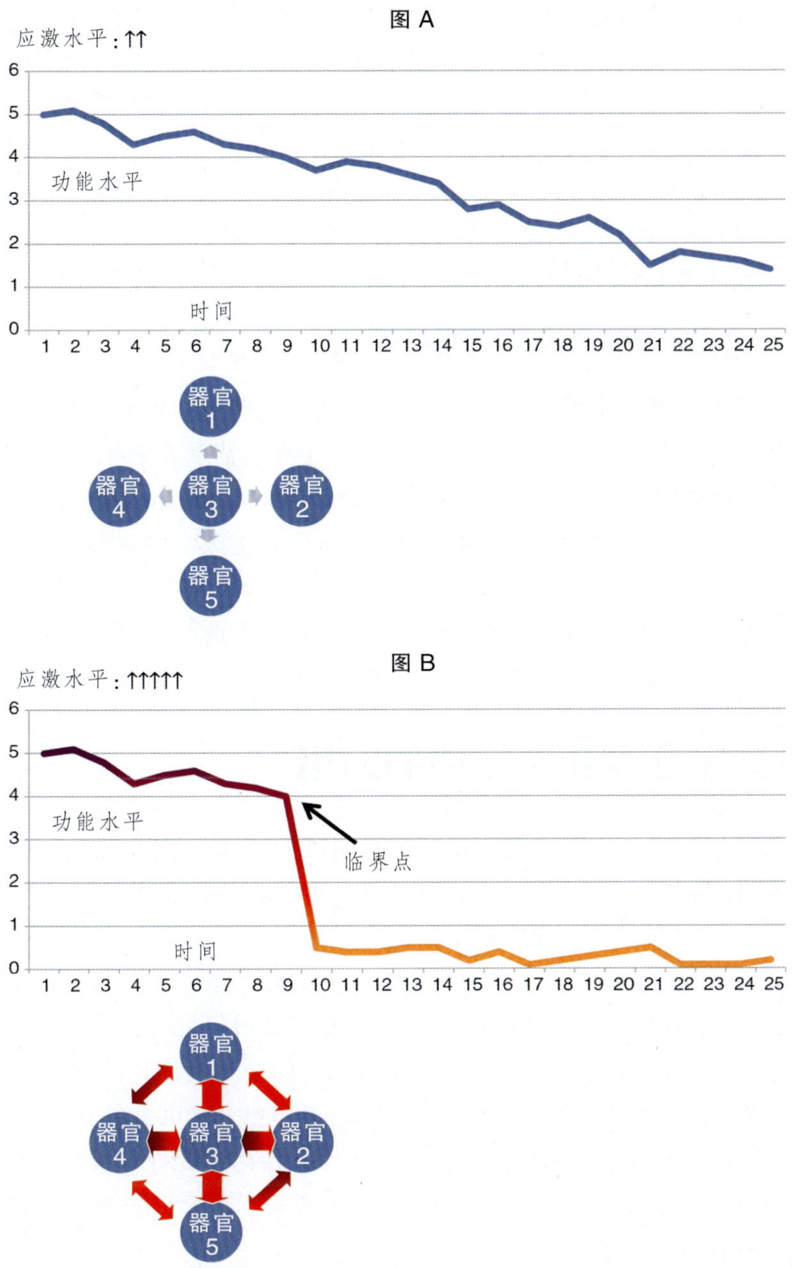

图 5.1　复杂的器官系统动态变化(摘自 Scheffer,2012)。只要应激源在各器官紧密联系状态下(图 A)强度不太大,肌体就可保持稳态,各系统保持其稳定性。然而,当一个急剧的应激源刺激达到某一阈值(图 B)或临界点时,肌体稳态崩溃,各系统器官功能明显降低,进而出现新的临床症状。这是衰弱老年患者的特点,也是源于某处应激源的刺激涉及其他多个器官的原因之一,并解释了为何症状与急剧的应激源毫不相关却涉及其他器官。

并尽量使脱水不会导致临界点。在慢性肾衰竭的患者中,这些反馈机制的恢复能力会明显下降。外部因素常常以非线性的方式影响这些调节反馈机制,这些影响并不是渐进的,而是具有特定的触发阈值。例如,只有在一定的室外温度下,老年人脱水的风险才会迅速增加。在一个经典的脱水试验中,24 小时内禁止老年肾功能受损的患者和年轻人摄入液体,老年患者体液平衡的恢复时间要长得多。我们同样发现在恢复期随意或过量饮用水后,由于老年人肾功能受损以及不准确的反馈机制,老年患者体液平衡的恢复时间也要延长。在上述试验中发现的恢复时间减慢主要是由于肌体控制调节能力下降以及多系统的紧密联系。

5.2.3 多元论取代奥卡姆剃刀理论

当临床医生分析不典型症状的病因时,他们常常去寻找罕见和单一的疾病。然而这种方式可能没有成效,甚至可能对患者有害。普遍出现的不典型症状在老年患者中往往有很常见的病因。在病情分析中的另一个误区是,临床医生甚至老年病学专家倾向于实践奥卡姆剃刀理论的原理:多数不应该进行没有必要的假设。诊断简要是医学的核心,也是大多数医学课程的基础。然而,共病在老年期的医疗保健中占据了主导地位,多种疾病共存是老年患者中的常见情况。因此,在考虑老年患者很少发生的罕见病因之前,应首先着重寻找能够解释老年患者不典型症状的多重病因。

5.3 循证医学在老年医学中的应用

在过去的 25 年中,循证医学中高质量随机对照试验和观察性研究的开展使临床决策更加科学化和证据化,并且更安全、更一致以及更具成本效益。目前,研究方法标准的制订、临床实践指南的发展和更新以及关键的证据鉴别均是基于循证医学方法。但是,循证医学在注重结合临床专业知识的同时,往往忽略了患者的个人需要和愿望。正如引领循证医学运动的 David Sacket 所说:“循证医学是关于个人临床专业知识和最好的外部证据的整合”。在图 5.2 中描述了证据、临床经验和患者观点之间的相互关系。随着年龄增长的慢性疾病的患病率增加,老年人共病情况变得更加普遍,而非特例。然而,老年患者的共病往往不包括在临床试验当中,因此也没有关于老年患者衰弱及共病的临床诊治指南。此外,共病和衰弱对每名老年患者的影响也不尽相同,也就不可能提供简单一致的循证医学管理建议。因此,制订高度个性化的循证医学指南是非常必要的。

5.3.1 倾向个体化的循证医学

75 年前,Francis W. Peabody 曾说过:“医生在治疗患者时,忽视其情感活动与科研人员在研究中忽略控制所有试验条件一样,是不科学的。”循证医学的专家们已经开始将上述想法运用到计算患者最终获益和伤害的可能性(LHH)(Straus,2000),研究结果可以指导我们的临床治疗决策(van de Pol 等,2016)。临床医生的个人经验以及对患者个人危险因素的认识可以被应用到评估相关疾病的预防、发生风险以及可能出现的不良反应事件中,从而计算

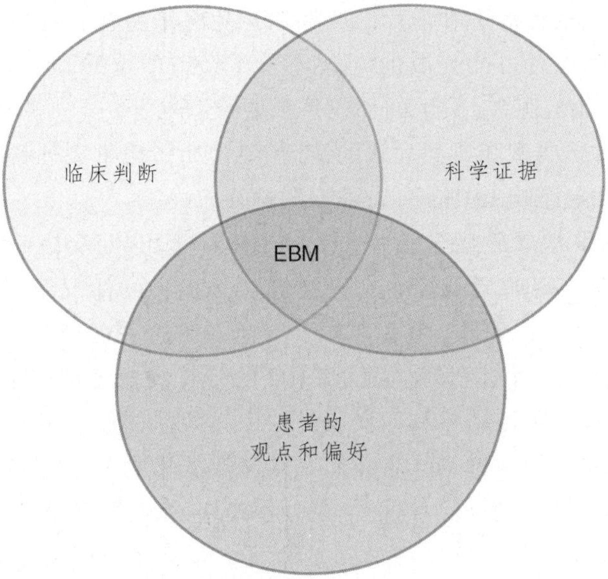

图 5.2 科学证据、临床判断与患者观点和偏好之间的相互关系构成循证医学(EBM)。

患者的 LHH。此外,患者的情绪和病史,也是计算 LHH 的一个重要组成部分。即使患者存在轻度认知损害也应对上述情况进行采集和评估。运用 LHH 的老年医学相关的循证医学虽然可能无法解决治疗上的难题,但可以使临床医生和患者对疾病的利害权重了解得更加明确。

临床中的每一个难题都可以借助 EBM 的形式计算个体化的 LHH。例如,一位 90 岁的没有肠梗阻的结肠癌患者的治疗方案选择。LHH 公式可以写成:

$$LHH=S\cdot\frac{P_B(1/NNT)}{P_A(1/NNH)}$$

LHH 的计算公式由以下三部分构成。

1.基于文献的数据

需要治疗的数量(NNT)是指为了预防结肠梗阻需要进行治疗的患者数量。

导致伤害的数量(NNH)是指需要给予治疗,但进行这样的大手术会引起谵妄的患者数量。

2.基于医生的经验

P_B 是指医生基于对该患者进行结肠癌手术可能获益的校正性经验(P_B 是增加 EBM 用于该患者可能获益的估值而倾向于获得有利机会的因子,当这名患者符合所涉及研究的条件并且获益的机会等于 EBM 文献,则 $P_B=1$)。

P_A 是指医生基于对该患者进行结肠癌手术治疗可能出现谵妄等不良反应的校正性经验(P_A 是增加 EBM 用于该患者可能发生此风险的估值而倾向于发生不良反应的因子)。

3.患者的主观倾向

S是指患者是否愿意进行手术治疗结肠癌以避免将来的胃肠道症状，包括承受接下来的术后谵妄风险[例如，患者可能会说他/她更不希望经历严重的(如5次)谵妄，包括可能将来没有了肠道症状：S=1/5，另外，医生的加权系数要乘以0.2]。

在这个病例中，对不典型和典型症状的情绪评估，如作为重大外科手术风险的(复发的)谵妄，可能在很大程度上影响LHH评估，进而影响临床决策。

如果存在不同的手术或肿瘤学治疗方案，LHH计算可以不止一次进行。对衰弱老年人正式计算LHH存在一定的局限性。在进行性认知损害的情况下，患者最终将失去准确权衡替代方案的能力。尽管如此，在患者关于治疗方案的主观倾向被认真研究的前提下，LHH计算总的来说是对患者有利的。关于LHH的计算或思考能够使我们识别优先选项。

对于老年患者治疗的阳性结果和不良事件的可靠数据往往并不充足。对于老年患者而言仍然缺乏大量的相关数据。这意味着我们必须经常从相对不太衰弱和更健康的成年人身上推断数据，然后应用于老年患者。这样结果是不确定的，可能依赖于这种方法会引发什么错误的问题研究。Peacock总是呼吁应做到始终关注患者，而Hippocrates提出“首先应做到不伤害患者”，因此，我们必须始终牢记这些观点并使之在治疗决策中发挥根本作用。

在老年医学的决策中使用循证医学原理可以通过总结所涉及的证据、经验和偏好来帮助解决老年患者治疗的困境。当寻找证据时，我们不应只将存活视为唯一的结局指标。相较于发病率和死亡率，老年人更关注心理和社会幸福感，特别是在衰弱且预期寿命有限的时候。此外，心理健康仍然是一个独立的生存预测因素，即使在(非常)老龄化的不发达国家。一般来说，老年人更倾向于关注幸福感、复原力和积极的生活态度，并认为关注这些比关注衰弱和失能更具激励性和成就感。因此，随着社会老龄化的发展，关于幸福感的信息在循证医学中变得越来越重要，应该作为老年医学循证医学的首要关注指标。在这方面，英国国家卫生医疗质量标准署(NICE)颁布了一个关于老年人共病的诊治指南，这是非常有帮助的，它指出以疾病为导向的诊治指南不能直接应用于衰弱的、反复跌倒的、多重用药的、存在严重躯体/认知功能障碍或经常计划外需要医疗服务的老年患者，这也是因为相关指南中大多数关于老年人需要考虑的指标并未被关注(National Guideline Centre, 2016)。

5.4 共享决策(SDM)

SDM是指当临床医生和患者在面对医疗决策时，共同沟通从而选用最佳证据的方法。越来越提倡将其作为支持患者做出与其目标和选择相一致的医疗决策的最佳方式。SDM是动态的贯穿始终的协商过程。

在一次持续咨询对话中，患者和医生始终联系在一起。当医生与患者一起做出决定时，患者参与得更多，且更有益于医患关系的融洽。然而，沟通中的情绪变化和其他一些困难往往会阻碍SDM的过程并降低获益。基于此过程的假设是临床危急的问题有若干个平行的治疗选择，且患者在精神上有能力自主做出决定。SDM是整个诊断和治疗过程中的一个组成部分。

在前面的段落中,我们描述了在老年患者中面对的临床问题的差异性,在接下来的篇幅中我们将主要阐述其复杂性和不确定性。最后将重点说明 SDM 在老年患者中的一些特殊方面。

5.4.1 老年患者 SDM 的复杂性

框 5.1 如何使 EBM 适用于你的患者

寻找老年患者循证医学证据的 ABC 流程:

A.在文献中寻找一般证据;

B.判断你所关注的老年患者是否适用此证据(用 NICE 共病指南);

C.基于以下 3 点判断是否为你的患者应用或更改 EBM 方案。

1.基于医生的个人经验判断患者可能通过这项干预而获益;

2.基于医生的个人经验判断患者可能通过这项干预而出现不良反应和并发症;

3.你的患者期望的干预可能达到的效果和可能导致的不良反应、并发症以及治疗负担。

不确定性是老年医学的一个主要特征。

重新评估的时机:不确定性应该被承认;在老年医学范畴,医生可以或不可避免临床"失败",但是当病情分析和跨专业的指导患者决策的过程得以完满执行时,全面高质量的老年照护也就达到了。

复杂性是老年患者的核心问题(另见第 6 章)。至少有 3 个方面可以解释老年患者临床问题的复杂性。首先,这些临床问题与相关的器官动态的相互作用,并且与环境、疾病和药物等多方面相关。第二,病因和临床表现之间并非线性关系,在多个层次(从分子层面到社会层面)之间存在多个相互作用和反馈回路。第三,为了干预和明确结果,必须了解患者的既往史。

5.4.1.1 掌握老年患者复杂性的重要手段是认识它

我们的大脑不喜欢复杂,更喜欢简单。因此,复杂往往会导致不适感。复杂性使人感到不安,不能完全理解正在发生的事情,进而无法掌握整体情况。复杂性是动态变化的,也是存在个体差异的:对于一个人来说复杂的东西并不一定对其他人复杂。随着老年医学对不典型体征模式的认识,使我们更容易理解老年医学中的复杂性这一观点。

目前已经建立了一些关于老年医学复杂性的模型(另见第 3 章)。Zullig 等开发了一个包含复杂性多方面因素的模型(Zullig 等,2016)。这些方面的内容也是 CGA 所涵盖的(图 5.3)(另见第 7 章)。

Zullig 等把可以增加或减轻疾病复杂性的多个方面(如人际关系、组织环境、社会环境等)合并到一起(另见第 18 章)。积极健康的状态、实现人生价值的能力、能够成功地应对疾

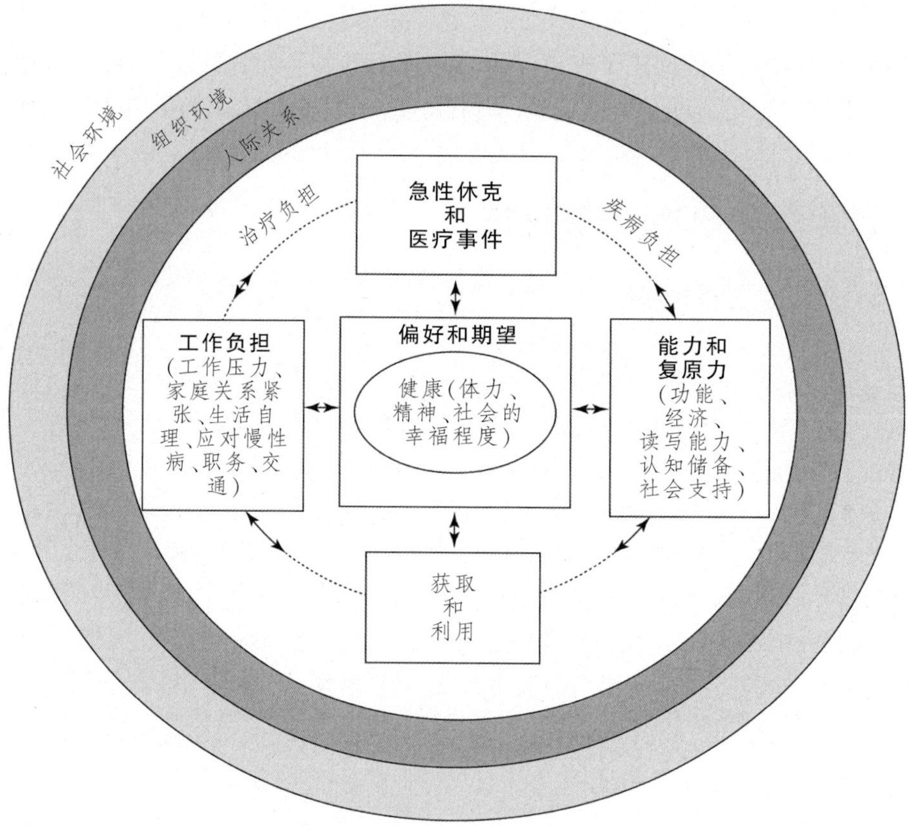

图 5.3 老年医学的复杂性示意图。(Zulliig 等,2016)

病和功能残疾是其核心内容。剧烈的打击和严重事件会威胁个体的健康状况,但其造成的影响可以通过个体的承受能力和恢复能力来缓解。

5.4.1.2 所有老年患者都有个体背景差异

老年患者的信仰、文化价值观、受教育程度和社会经济地位影响他们参与 SDM 的能力和意愿。同时还有额外的特殊因素增加老年患者临床决策的复杂性(另见第 25 章)。例如,认知障碍在高龄时普遍存在, 患者在记忆和执行功能方面的障碍可能影响其对治疗方案的选择(另见第 7 章)。另一个影响因素是听力和视力受损(另见第 18 章),可能导致交流障碍(另见第 25 章),因此增加了发生误解的机会。此外,老年患者以往的生活经验也会对当前的决策产生很大的影响。幸福感对老年患者是非常重要的,但其所需程度又因人而异。

5.4.2 不确定性

不确定性存在于老年医学的很多方面, 处理这种不确定性的最佳方式是接受并提出适当的问题。针对每个案例我们可以通过询问 4 个方面的问题来把握这种不确定性。这 4 个方面问题包括：关于证据的不确定性（例如指南叙述了什么）；关于病情的陈述（患者的病史是怎样的）；关于病例的思考（在这种情况下最好做什么）；关于多学科的协同工作（如何进行最好的沟通和协作）。

对于老年患者的大多数问题目前没有明确的、科学的解决方案，不确定性不应导致医疗决策的犹豫或轻视。即使进行更多的研究，关于某种治疗方案可能的获益或是可能的危害也仍是不确定的。此外，由于老年患者的复杂性、多重疾病共患，相关医学证据的有效性也将是不确定的，所以我们必须做出决定，不能寄希望于未来的研究来逃避不确定性。

5.4.3　SDM 在老年人中的挑战

在日常实践中，老年人经常不参与决策过程。其中一个原因是医生认为老年人不想参与决策过程或无法做出决定。虽然 SDM 是一个复杂的过程，需要具备处理复杂性和不确定性的能力，但是老年人参与 SDM 是有可能的。医生既需要有足够的医学知识，又需要具备良好的沟通技巧（另见第 2 章和第 25 章）。

在同时患有多种疾病的老年人中，在很多层次上都存在复杂的问题。在这类患者中，以目标为导向的方法比传统的以疾病为重点的方法更合适。SDM 过程应适当减少对疾病和技术能力的关注，而更多地倾向患者日常生活中真正重要的事情。综合考虑个人的价值观和国际化的保健目标是为老年人进行良好的 SDM 的基础。

图 5.4 示出老年患者进行 SDM 过程中理想的组成部分。表 5.2 示出老年人 SDM 的过程，并给出例子和提示来指导对话。在理想情况下，SDM 过程可以在询问病史和评估病情的过程中完成。所有的沟通都有助于老年人参与决策过程，并讨论对患者来说哪些方面是重要的。医生应尽力与患者讨论治疗方式的选择，例如，对于同时患有多种疾病的老年患者，仍缺乏确切的获益及风险数据。因此，有必要告知患者这种不确定性，并把重点放在患者身上，因为在充分讨论患者的观点和治疗目标之后，治疗方案选择的范围会相对较少。

与通常的选择、制订方案和决策对话的步骤相比，该方案更加注重前期准备、确定目标、了解患者观点和再评估的过程（另见第 7 章）。前期准备是关键，因为通常我们并不了解患者是否在入院前已经和家庭医生沟通了相关疾病的治疗方式和局限。前期准备过程还提供了收集患者疾病、残疾、失能等必要信息的机会，以便对他们的病情做出准确的判断。表 5.2 给出了一些示范和提示，以帮助医生在临床实践中更好地与老年患者进行 SDM（另见第 25 章）。

SDM 的过程是动态的，可以在多次对话中进行。老年患者中的 SDM 是一个具有挑战性的过程，代表着老年医疗保健的核心，这一过程要求我们具有个体化的医学知识、优秀的沟通技巧以及患者的参与。SDM 是以患者为中心的治疗的基础，不管最终做出什么决定，往往被患者和家属高度称赞。

总之，不典型的临床表现往往是衰弱的老年患者的特点，其病理生理学过程一方面是基于应激源与慢性疾病和损伤之间复杂的相互作用，另一方面是基于患者躯体功能、恢复能力、心理社会因素、病史以及家庭、生活背景等。因此，在衰弱的老年共病患者的医疗决策过

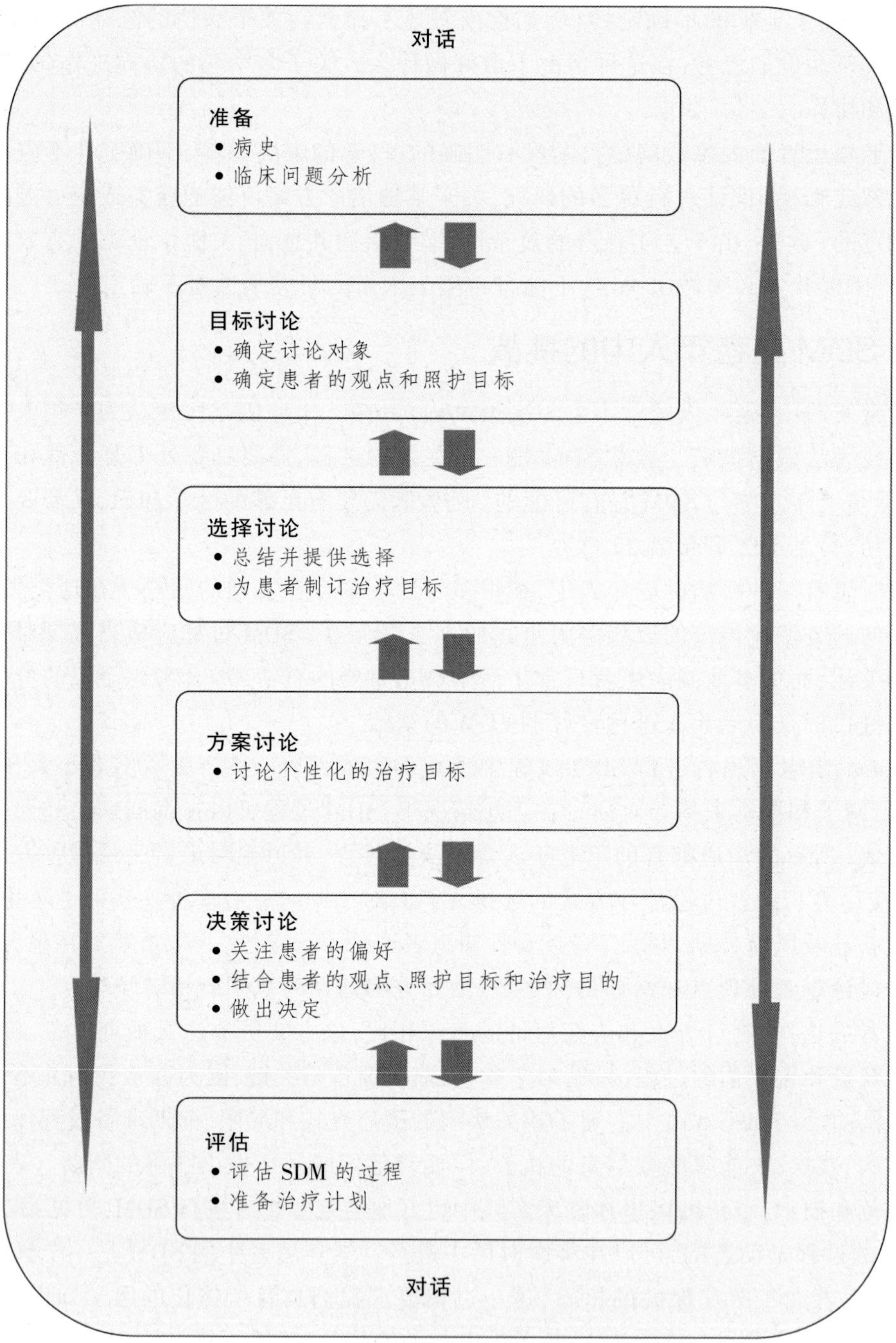

图 5.4　老年共病患者 SDM 的动态模型。

表 5.2 衰弱老年患者 SDM 的实践建议[a]

SDM 的阶段	具体行动	举例
开始之前	准备	与老年患者进行大量的对话 “了解”患者的背景 考虑想要达到的目标和观点 理解生活中精神与生活情况
准备:病史和临床问题分析	适当保存记录 执行并解释相关的老年评估	
目的讨论:鼓励患者	接纳并鼓励患者:先不谈患者具体情况	“在面对健康问题时，每个人都会有不同的想法，你能告诉我现在对你来说最重要的是什么吗……”
	更多地谈论生活,少涉及疾病	“你能告诉我什么对你很重要吗？”(可以给出例子:身体功能、寿命、保持认知功能、免除症状、独立等)
	为患者提供具体指导	你了解自己当前的问题吗？”“你现在的问题妨碍你做喜欢的事情吗？”“你能讲讲你的病史吗？让我能更好地治疗你,好吗？”
目的讨论:确定讨论对象	评估决策能力(引导患者表达观点和治疗目标可能是有用的)	给患者一个“题目”测试其决策能力。“我想问你几个问题，如果你愿意就讨论一下疾病决策问题。”“你想让其他人(代理人)协助你吗？”
目的讨论:确定患者的观点和治疗目标	引导患者表达观点和治疗目标	“告诉我你来医院之前喜欢做什么？”
	在观点和治疗目标之间架起桥梁(属高级人际和沟通技巧):使用其他患者如何制订目标的具体例子	“信念对你来说重要吗？”“什么对你很重要？(可给出例子:身体功能、寿命、保持认知功能、改善症状、独立等)”“你有什么希望？”“你害怕什么？”“我们讨论一下如何帮助你实现目标？”“你想过生命的终点如何吗？你能就此说些什么吗？”
讨论选择	暂停并进行总结	“我来总结一下我们讨论过的内容。”“我可以看到这对你来说很困难。”“你怎么理解你的问题,你想达到什么样的目标？”
讨论方案	表述利弊权衡后的选择性	“根据我们的讨论，这些是比较适合的选择……”“就你的情况,我们希望可以……”
讨论决策	进一步鼓励患者 暂停	“你想做决定了吗？你需要更多的时间思考吗？” “你还有什么疑问吗？”
讨论评估	讨论决策过程（暂停并总结)	“你能用自己的话告诉我,我们讨论和决定了什么吗？你对这个决定满意吗？”

[a] 小题目:对虚构病例的简短描述。

程中，复杂性和不确定性是不可否认和不可预防的核心因素。通过充分的老年医学知识技能储备和恰当地应用SDM，医生可以帮助和指导老年患者做出符合患者个体特点和偏好的最佳医疗决策。这需要的不仅仅是从文献中得到的数据，更需要医生有责任感、经验和耐心地将一般数据转化为符合患者个体情况和主观偏好的治疗选择。这是老年医学在临床实践中具有巨大的附加价值的核心所在。同时，SDM是现代医学在老龄化社会中成功和可持续性应用的关键；因此，具备上述能力对于老年医学工作者来说是非常重要的。

（李岱 译）

参考文献

Clegg A, Young J, Ilife S, Olde Rikkert MGM, Rockwood K. Frailty in elderly people. Lancet. 2013;381:752–62.

Hilliard AA, et al. Clinical problem-solving. Occam's razor versus Saint's triad. N Engl J Med. 2004;350:599–603.

National Guideline Centre (UK). Multimorbidity: assessment, prioritisation and management of care for people with commonly occurring Multimorbidity. London: National Institute for Health and Care Excellence (UK); 2016.

Olde Rikkert MG, Rigaud AS, van Hoeyweghen RJ, de Graaf J. Geriatric syndromes: medical misnomer or progress in geriatrics? Neth J Med. 2003;61:83–7.

Olde Rikkert MGM, Dakos V, Buchman TG. Slowing down of recovery as generic risk marker for acute severity transitions in chronic diseases. Crit Care Med. 2016;44:60–6.

van de Pol MH, Fluit CR, Lagro J, Slaats Y, Olde Rikkert MG, Lagro-Janssen AL. Shared decision making with frail older patients: proposed teaching framework and practice recommendations. Gerontol Geriatr Educ. 2016;27:1–14.

Scheffer M, Carpenter TM, Lenton TM, et al. Anticipating critical transitions. Science. 2012;338:344–8.

Straus S, Richardson WS, et al. Evidence-based medicine. Toronto: Churchill Livingstone; 2000. p. 124–9.

Zullig LL, et al. A systematic review of conceptual frameworks of medical complexity and new model development. J Gen Intern Med. 2016;31:329–37.

推荐阅读

其他参考资料可以在线查询 https://doi.org/10.1007/978-3-319-61997-2_5.

老年患者的复杂性

第 6 章

Graziano Onder, Davide Liborio Vetrano

摘 要

医疗、社会和心理的综合因素导致老年患者表现的复杂性，这些因素影响治疗护理过程的有效性，对医疗专业人员提出更高的要求。导致老年患者复杂性增加的最常见的几种情况：合并症多、复杂的治疗方案、老年综合征、认知功能障碍和社会经济地位低等，这些情况往往限制了治疗和适应证的有效性。常用指导原则中提到的内容可能不适用于病情复杂的老年人，而在医生的治疗过程中，往往对患者存在的许多复杂因素并不是很了解，为了提高治疗效果并保证生活质量，导向护理和患者参与决策过程是非常必要的。老年综合评估(CGA)可以指导评估某些特定的领域进行优先干预。

学习目标

完成本章学习，读者将能够：

- 将多重疾病确定为老年患者临床复杂性的关键的决定因素；
- 确定导致临床复杂性的其他因素，包括多重用药、老年综合征、认知功能障碍、社会经济地位低和有限的预期寿命；
- 评估复杂性对患者预后和生活质量的影响以及治疗的选择；
- 认识复杂性患者临床治疗指南的局限性，理解复杂性患者护理的关键步骤，包括全面评估，共同决策和制订个性化护理计划。

6.1 复杂性的定义和决定因素

一位复杂的患者被定义为临床决策和所需的治疗护理过程均未采用常规或标准治疗的患者。任何影响人类健康(包括医疗、社会和心理健康)的事件或情况都会引起复杂性增加,对医务人员和医疗保健系统都是一种挑战(Weiss,2007)。

复杂性的特点会被各种临床情况的特征共同影响。

- **合并症和多重疾病**:这些术语常用于描述以多种疾病并存为特征的临床状态。合并症被定义为除了单一疾病之外还同时患有其他疾病,不能仅用一条目录索引描述。根据这些定义,关键是并存疾病共同影响其中一种疾病的预后。相反,多重疾病被定义为同一位患者身上同时出现几种疾病的并发症,而不是只关注某一种疾病,这种多重疾病的定义更明确地体现了复杂性的概念(Marengoni 等,2011;Prados-Torres 等,2014)。多重疾病是决定老年患者临床复杂性的关键因素,目前定义为在同一个体中存在两种或更多疾病,并且这是医务人员最常遇到的情况。据估计超过60%的65岁及以上人群患有多重疾病,并且这种情况的患病率随着年龄的增加而增加(Calderon-Larranaga 等,2017)。老年人患多重疾病的概率很高,这为临床实践带来严重的后果和影响,尤其是在住院和急诊科需要收入院时,常常出现多位专科医生会诊以及正式或非正式的个人援助支持。最后,多重疾病的发生已被证明可以增加健康相关支出并导致失能和生存期缩短(Barnett 等,2012)。
- **多重用药**:多重疾病最直接的结果是需要复杂的药物治疗方案,旨在治疗所有共同发生的疾病(Onder 等,2014)。这种多重用药的状态显著增加了药物不良反应的发生,这也是老年人最常见的住院原因之一。同时使用指南推荐的多种药物治疗个体疾病可能导致多重疾病患者出现药物-药物之间和药物-疾病之间相互作用。因此,多重疾病患者应谨慎应用临床指南。

目前尚缺乏针对复杂性老年人制订的指导方针,这会增加不适当药物处方(IMP):在那些药物危害有时超过获益的特定人群中,尚未证明药物的有益性(Marengoni 和 Onder,2015)(另见第5部分,第23章)。

- **老年综合征**:一般是指老年人由多种疾病或多种原因导致的同一临床表现的老年病症。老年综合征是由疾病过程引起的多种器官和系统共同参与引起的多种病症,有限的临床表现为跌倒、痴呆、尿失禁、谵妄、晕厥、抑郁症、疼痛等,其原因很多,并发且尚未被完全认识,经常会导致住院、失能和死亡,并且在上述背景因素存在时,这些问题的管理会变得十分困难,例如劣势的社会经济支持或依从性差(Vetrano 等,2016)(另见第3部分)。
- **认知功能障碍**:认知功能障碍是老年人常见的疾病,与老年人常见的其他疾病相关,包括高血压、心血管疾病、糖尿病和骨质疏松症。在认知功能障碍患者中常见记忆力减退、智力下降、判断力和语言能力受损、决策能力下降、获益和负担改变、治疗依从性受影响以及由于沟通困难,导致不能分辨不良反应而需要他人照顾来管理规律的治疗(Dolansky 等,2016)

(另见第 7 章)。

- **社会经济问题**:经济贫困、孤独和(或)缺乏正式和非正式的援助都会对生活质量和健康状态产生强烈的影响。这些因素的存在可能会严重限制患者获得护理的能力、坚持规定的治疗方法、遵循护理基本的过程(Toporowski 等,2012)(另见第 3 章)。
- **预期寿命**:初级或二级预防的药物可能需要多年的持续治疗才能获得益处,因此在患者预期寿命有限的情况下,使用这些药物可能不太合适。因此,对预期寿命有限的复杂性患者进行治疗可能没有任何临床益处,却可能增加不良事件的风险,最终导致生活质量下降,甚至生存期缩短(Holmes 等,2014)。

除了上述临床问题之外,还有几个背景因素使患者情况更为复杂(Grant 等,2011):

- **医疗决策**:定义为患者评估和理解临床路径以便做出适当决定的能力。精神/认知问题或滥用药物会严重限制人的医疗决策能力(另见共享决策,SDM,第 5 章)。
- **个人态度**:患者缺乏积极主动和行为不恰当可能影响整个治疗护理过程的有效性(例如,对治疗或医疗预约的依从性差)(另见第 7 部分)。

6.2 如何应对复杂性

复杂性是向老年患者提供有效和高效护理的主要矛盾。医疗系统、医生和卫生专业人士一般都在努力为复杂性患者设计和应用适当的护理路径。在当下,大多数医疗护理场所中大多数老年患者具有复杂性,陈旧的方式和以疾病为中心的医学实践已经不能够为现代医学服务。目前所经历的流行病学转变,特征是老年人数量快速增加和慢性疾病流行性急剧增长,我们必须寻求更适当的照护模式(Grant 等,2011)。

复杂性以多种形式强烈影响药物治疗的结果,无论是药理学还是非药理学,正因为决定因素的复杂性使特定治疗的结果不可预测。我们在老年人中发现临床表现存在巨大异质性和变异性,强烈提示医疗应以目标为导向的策略,同时考虑患者的常规和非常规特征表现(Petrovic 等,2016;Onder 等,2017)。

6.3 关于老年患者的复杂性管理快速指南

第 1 步,评估复杂性:综合老年评估(CGA)

复杂性是一个多方面的、横向的、多病因的病症,其负面影响已被重视。但是,即使这些表现在专家眼中很容易识别,但仍然难以用一种明确的方式进行客观描述。迄今为止,已经提出了多种模型来评估和分析复杂性,但没有一个模型被作为确定性工具。用于评估单一疾病或病症严重程度的评估方法在临床表现较为复杂时可能无效(Boyd 等)。基于这样的背景,应全面评估患者的特征,包括相关性、老年综合征、认知状态、社会功能和预期寿命,这对于充分展现患者复杂性是完全必要的。传统的患者疾病和需求方法并不能提供有关这些问题领域的全面信息。在过去的几十年中,CGA 被提议作为一种提供更全面多维度的和对老年人极其复杂状态的评估方法，从而为每位患者提供更具体和明智的护理计划（另见第26章）。CGA被认为是老年医学的“核心技术”，并且由于对多种问题领域的评估（Bernabei等），其应用会提高护理质量。大量文献提示，CGA使用由老年病医生、护士、社会工作者和其他专业人士组成的联合专业团队，即所谓的老年医疗团队（另见第27章），评估和管理CGA确定的医疗保健问题，并制订个性化护理计划，这种详细的评估可以改进护理计划，并提高整体护理质量。CGA在复杂患者中的应用具有明显的优势：

1.能够识别导致复杂性的因素。

2.通过识别健康优先事项来促进护理计划。

第2步，评估患者目标治疗护理的优先级

传统的医疗方法主要集中在通过特定条件指标[如HbA1c、低密度脂蛋白(LDL)胆固醇水平和高血压控制]或者死亡率的结果上，这些结果可能只适用于患有单一疾病的成年人，但对于情况复杂的患者，这些传统的医疗方法可能效果不佳。对于这样的患者，特别是治疗护理的整体质量不仅仅取决于特定疾病的护理过程，更好的治疗护理方法是将重点放在患者疾病表现的多种维度（如症状；身体功能状态包括活动能力以及社交和角色功能），还应该重视影响个体健康的多种维度优先级别，例如一位患糖尿病的老人可能将神经性疼痛的改善作为优先级别，因为这限制了其进行基本活动的能力，而不是仅仅体现在对HbA1c数值的最佳控制。同样，对于患缺血性心力衰竭的老年人来说，治疗呼吸困难可能是更优先考虑的需求，而不是LDL数值的达标。专注于患者优先考虑的治疗护理方法具有明显的优势：

1.专注于个人需求的渴望而不是健康状态的普遍应用。

2.通过关注超越单一疾病的结果并将治疗方法与共同目标相结合，简化了患有多种疾病患者的决策制订。

3.明确了哪些健康状态对患者更重要，以及其相对优先级。

4.简化护理流程可能会降低护理相关成本。

第3步，就治疗重点达成一致并制订个体化治疗护理计划

患者和医生就治疗护理计划达成一致，明确可以达到的预期结果。这个过程是所谓的SDM过程的基础。当然，并非患者所有的目标都是可以实现的，临床医生需要解释什么是可能实现的，并与患者沟通可能达到的结果。这个过程会非常耗时，但在以患者为中心的医疗过程中非常有必要，并最终根据患者的需求和优先级制订个体化治疗护理计划（Holmes等，2013）。治疗护理计划的制订不仅包括老年科医生，而且还应该包括护士、社会工作者、专科医疗专家以及其他健康专业人员。个体化治疗护理计划的发展相当具有优势：

1.关注个体患者的需求和优先级。

2.由多位健康专业人士共同参与。

如果复杂性阻碍有效的治疗护理，简化治疗流程常常是一种潜在的解决方案。值得注意的是，英国国家卫生与护理优化研究所（NICE）发布了多重疾病临床评估和管理指南，首次提供了关于如何优化治疗护理多重疾病患者的指南，旨在减少多重用药和避免频繁的医疗以及计划外护理。对患者目标的共同决策和优先次序是指南的一个重要方面(NICE, 2016)。

总之,老年患者的复杂性是由多个领域的损害因素共同决定的,包括临床情况、认知、社会和功能障碍。复杂性的关键是临床表现为多重疾病,也可能影响对治疗的选择,并对患者的预后和生活质量产生相关影响。复杂性的老年患者需要个体化的治疗方法。临床指南在这些患者中的应用可能没有实际意义,因此应该在决策过程中慎重考虑。

复杂性的因素,治疗护理过程中出现的问题以及可能的解决方案

因素	治疗护理过程中出现的问题	可能的解决方案
共病/多重疾病	• 识别所有可能的疾病 • 识别对患者生活质量和预后产生最相关影响的疾病 • 需要多名专家来治疗多重疾病	• 进行全面评估 • 优先考虑对预后和生活质量影响最大的疾病 • 与其他卫生专业人员和医疗专家一起工作
多重用药	• 药物-药物、药物-疾病之间相互作用的风险 • 临床指南的直接应用可能带来负面影响 • 不适当用药的风险	• 使用软件识别药物的相互作用和不适当用药 • 根据患者的需求确定治疗的优先级
老年综合征	• 力争确定这些因素背后的多重伴随原因 • 慢性疾病管理中的问题(如跌倒或直立性低血压可能影响高血压的治疗,要求减少使用的药物数量)	• 一定要评估老年综合征的存在及其对生活质量的影响 • 考虑与其发展有关的可能因素 • 考虑用于治疗慢性疾病的药物之间可能的相互作用
认知损害	• 难以自己表达疾病症状和体征 • 难以坚持给予的治疗和报告治疗的副作用 • 在认知功能障碍患者中对共病经常用的治疗尚未验证	• 评估依从性 • 评估社会支持情况 • 确定治疗重点 • 简化治疗方案
社会经济问题	• 如何获得治疗护理 • 坚持治疗和护理过程中的问题	• 促进和简化获得治疗护理流程
预期寿命有限	• 评估预期寿命(特别是在非肿瘤患者中) • 评估预防性治疗的益处(即使用他汀类药物、抗高血压药物或抗骨质疏松药物)	• 使用算法来评估预期寿命 • 简化治疗方案并斟酌“预防性治疗” • 评估时间直到任何给予的治疗有效

(吴凡　译)

参考文献

Barnett K, Mercer SW, Norbury M, Watt G, Wyke S, Guthrie B. Epidemiology of multimorbidity and implications for health care, research, and medical education: a cross-sectional study. Lancet. 2012;380:37–43.

Calderon-Larranaga A, Vetrano DL, Onder G, Gimeno-Feliu LA, Coscollar-Santaliestra C, Carfi A, Pisciotta MS, Angleman S, Melis RJ, Santoni G, Mangialasche F, Rizzuto D, Welmer AK, Bernabei R, Prados-Torres A, Marengoni A, Fratiglioni L. Assessing and measuring chronic multimorbidity in the older population: a proposal for its operationalization. J Gerontol A Biol Sci Med Sci. 2017;72:1417–23.

Dolansky MA, Hawkins MA, Schaefer JT, Sattar A, Gunstad J, Redle JD, Josephson R, Moore SM, Hughes JW. Association between poorer cognitive function and reduced objectively monitored medication adherence in patients with heart failure. Circ Heart Fail. 2016;9(12) pii: e002475

Grant RW, Ashburner JM, Hong CS, Chang Y, Barry MJ, Atlas SJ. Defining patient complexity from the primary care physician's perspective: a cohort study. Ann Intern Med. 2011;155:797–804.

Holmes HM, Min LC, Yee M, Varadhan R, Basran J, Dale W, Boyd CM. Rationalizing prescribing for older patients with multimorbidity: considering time to benefit. Drugs Aging. 2013;30(9):655–66.

Holmes HM, Min L, Boyd C. Lag time to benefit for preventive therapies. JAMA. 2014; 311(15):1567.

Marengoni A, Angleman S, Melis R, Mangialasche F, Karp A, Garmen A, Meinow B, Fratiglioni L. Aging with multimorbidity: a systematic review of the literature. Ageing Res Rev. 2011;10:430–9.

Marengoni A, Onder G. Guidelines, polypharmacy, and drug-drug interactions in patients with multimorbidity. BMJ (Clin Res Ed). 2015;350:h1059.

National institute for health and care excellence (NICE). Multimorbidity: clinical assessment and management. 2016.

Onder G, Vetrano DL, Cherubini A, Fini M, Mannucci PM, Marengoni A, Monaco A, Nobili A, Pecorelli S, Russo P, Vitale C, Bernabei R. Prescription drug use among older adults in Italy: a country-wide perspective. J Am Med Dir Assoc. 2014;15(7):e531–5.

Onder G, Cesari M, Maggio M, Palmer K. Defining a care pathway for patients with multimorbidity or frailty. Eur J Intern Med. 2017;38:1–2.

Prados-Torres A, Calderon-Larranaga A, Hancco-Saavedra J, Poblador-Plou B, van den Akker M. Multimorbidity patterns: a systematic review. J Clin Epidemiol. 2014;67:254–66.

Petrovic M, Somers A, Onder G. Optimization of geriatric pharmacotherapy: role of multifaceted cooperation in the hospital setting. Drugs Aging. 2016;33:179–88.

Toporowski A, Harper S, Fuhrer R, Buffler PA, Detels R, Krieger N, Franco EL. Burden of disease, health indicators and challenges for epidemiology in North America. Int J Epidemiol. 2012;41(2):540–56.

Vetrano DL, Foebel AD, Marengoni A, Brandi V, Collamati A, Heckman GA, Hirdes J, Bernabei R, Onder G. Chronic diseases and geriatric syndromes: the different weight of comorbidity. Eur J Intern Med. 2016;27:62–7.

Weiss KB. Managing complexity in chronic care: an overview of the va state-of-the-art (sota) conference. J Gen Intern Med. 2007;22(Suppl 3):374–8.

推荐阅读

其他参考资料可以在线查询 https://doi.org/10.1007/978-3-319-61997-2_6.

第 3 部分

老年综合征

认知减退

第 7 章

Maria Cristina Polidori, *Gereon Nelles*,
Umberto Senin, *Patrizia Mecocci*

摘 要

认知减退是一种在老年人中非常普遍存在的情况，对健康转归及患者的演进过程产生了巨大的影响。尽管如此，认知行为并没有在老年社区居民和住院患者中得到系统评估，继而易发生延误诊断。这种诊断延迟非常不利，因为认知功能下降可发展为痴呆，这种痴呆不可治愈，且与许多老年综合征以及一些致残和死亡的状况相关，如跌倒、谵妄、吞咽困难、缺乏依从性以及对治疗方案的坚持。老年综合评估既有助于早期识别尚未确诊的认知功能障碍，又有助于改进对渐进衰退和痴呆患者所做的临床决策。

学习目标

完成本章学习，读者将能够：

- 明确高龄老人认知功能障碍的特征和负担，认识导致高龄老人痴呆的认知功能障碍是受多因素影响的类联集的自然过程，以及应用生物标志物和心理测试面临的挑战；
- 认识与老年认知功能障碍和痴呆患者的不良预后和临床决策相关的因素；
- 为不是由于痴呆的其他原因而寻求医疗帮助的老年人提供常规认知检查的论据；
- 推断痴呆和认知减退对疾病和不同老年综合征的影响。

7.1 认知减退的人口统计学、定义和病理生理学

认知减退在老年人中常表现为定向力和(或)记忆力、判断力、理解力以及其他几种认知能力中包括的推论力的减退。认知减退表现为发生在衰老过程中的“增龄性大脑”显现的增

龄相关的改变。换句话说，与增龄相关的认知减退意味着源于大脑有丝分裂后结构衰老而增加的神经元易损性的表现(Drachman，1997；Drachman，2006)。至于严重的认知功能障碍，则使用术语“痴呆”(来自拉丁语 de“缺乏”和 mens“理智”)，其临床本质在于其为了达到说教目的而表达的主要诊断和治疗特征。虽然在报道的文献中提供了每套标准的详细描述(Winblad 等在 2016 年进行了广泛的回顾)，但其表述超出了本章的范围。从痴呆到被认为是最常见形式的阿尔茨海默病(AD)的诊断术语，现今都是基于表 7.1 标准，其可靠性和代表性在高龄和超高龄老年人中都经过了认真考量。由于增龄过程(另见第 3 章)的异质性，以及随着增龄从器官完整性到严重的病理学典型变化的联集，使这些标准难以用于高龄老人。

由增龄相关的认知减退引起的认知障碍，从轻度受损到明显的痴呆，包括一系列神经障碍，其主要特征是丧失记忆力和定向力，但又不仅如此。要诊断痴呆，需要在多方面存在认知障碍和功能丧失(表 7.1)。AD 被认为是痴呆的主要原因，其主要危险因素是高龄。一旦痴呆在其轻中度阶段被诊断出来，患者必然会经历健忘和定向障碍，忽视他们的异常表现，并且无法判断其后果。接下来，随着疾病进展，患者会失去沟通能力，不认识亲人，卧床不起，需要人持续照顾，在失能状态下生活 12~17 年(WHO，2016)。现已确认，痴呆会增加死亡率，但其促发因素尚未明确，尽管某些变量，诸如男性、神经精神症状、共病和随访期间功能性失能的进展都与生存率下降有关 (http://www.who.int/mediacentre/factsheets/fs362/en/ 最新访问于 2017 年 8 月 15 日)。

随着全球预期寿命达到 71.4 岁(WHO，2016)，由增龄相关的衰退所致的认知功能障碍引发的社会经济负担将在未来几年内严重影响发展中国家。预计到 2050 年全世界痴呆人数将超过 1.3 亿人(Winblad 等，2016)，其中 1/3 的高龄老年人群将承受轻度认知障碍(MCI)，所谓痴呆前期的影响(Petersen 等，2015；Drachman，2006)。最重要的是，这个已经很沉重的人口学负担在很大程度上被低估了(Winblad 等，2016)，并且对于抵御增龄相关的认知减退(包括痴呆的治疗)是超乎我们掌控的。增龄相关的认知障碍和痴呆的极其复杂的多因素病理生理学(图 7.1)，包括增龄的分子生物学(Drachman，1997；Drachman，2006)以及脑组织有丝分裂后不可逆的增龄相关变化 (表 7.2)，其机制部分有别于目前公认的 AD 相关机制(Pavlopoulos 等，2013)。

图 7.1 显示了从增龄的大脑到痴呆(图 7.2 所示)联集的多种特征之间的相互关系，以及该联集过程的背景的极端复杂性。大脑的主要增龄相关特征包括结构、细胞、分子、生物化学和血管变化，这些变化深入反映了增龄过程本身的已知理论(内在和外在的)，并且与认知相关(详见 Drachman，2006)：随着年龄的增长，记忆力和液化智力(反应时间、沟通容量和创造力的综合)下降，而晶化智力(或智慧，包括词汇量、过去掌握的知识和以往获得的技能)保持稳定。

与大脑老化相关的生理变化不仅能解释记忆丧失，还解释了其他认知领域及神经、神经精神系统的损害。这会导致肌力改变，姿势、平衡和步态异常，睡眠障碍，感觉减退，个性改变和情绪紊乱(Forstl 等，2009)。此外，老化的大脑与典型的痴呆通常具有共同特征，尤其是 AD

表 7.1　痴呆诊断标准和相关术语

分类机构	分类名称	诊断标准和生物标志物的作用	参考文献
国家神经学、交流障碍和脑卒中研究所以及阿尔茨海默病及相关疾病协会 (NINCDS-ADRDA)	很可能的阿尔茨海默病	很可能的 AD：通过临床和神经心理学检查确定了痴呆。认知障碍也必须是渐进的，并表现在两项或更多项认知异常。功能障碍的开始时间为 40~90 岁，最后必须排除能够产生痴呆综合征的其他疾病	McKhann 等 (1984)
	可能的阿尔茨海默病	可能的 AD：存在痴呆综合征不典型的发作、表现或进展；并且没有已知的病因；或没有能够产生痴呆的共病被认定为其病源	
国家增龄性阿尔茨海默病协会 (NIA-AA)	全因痴呆	认知和(或)神经精神症状①干扰在工作或日常活动中的功能；②表现出原有功能水平下降；③不能用谵妄或重大精神疾病解释	McKhann 等 (2011)
国家增龄性阿尔茨海默病协会 (NIA-AA)	阿尔茨海默病引起的痴呆	很可能：符合全因痴呆的标准再加上①隐匿起病；②通过报告或观察有明确的认知恶化病史；③初始和最突出的认知受损表现为记忆障碍或非记忆障碍；④没有脑卒中和主要脑血管疾病的证据 可能：符合上述标准，但病程不典型或病因混合表现 生物标志物：需要验证	McKhann 等 (2011)
经国际卫生组织的国际疾病及健康问题统计学分类 (ICD by WHO)	未明确的阿尔茨海默病	中年或老年人中发生的神经系统致残性退行性疾病，其特征为痴呆隐匿起病、近期事件记忆丧失，继以总体的失能和死亡	2017 年国际疾病分类，第 10 版 (ICD-10) 诊断标志
精神疾病诊断及统计学手册，第 5 版(DSM-5)	多见的和轻度神经认知障碍	多见的 NCD：来自 DSM-5 的一套现在的精神障碍诊断，包括了痴呆和遗忘症(根据美国精神病学协会，你仍然可以使用术语“痴呆”来指代这种状态)。标准包括显著的认知减退、自主困难，不是由于谵妄或其他精神障碍引起。CAVE：除了由阿尔茨海默病引起的之外，多见的 NCD 可能只是单一方面的 轻度 NCD：中等程度认知减退，不妨碍自主活动，非谵妄及其他精神障碍所致	DSM-5，美国精神病协会 (APA)

(待续)

表 7.1(续)

分类机构	分类名称	诊断标准和生物标志物的作用	参考文献
国际工作组(International Working Group)	阿尔茨海默病	存在一项相应的临床 AD 表现（典型或不典型)和一项符合 AD 病理学改变的病理生理学标志物，例如容量分析 MRI 和氟脱氧葡萄糖正电子发射断层扫描(PET)	Dubois 等(2014)

注:AD,阿尔茨海默病;NCD,神经认知障碍;MRI,磁共振成像。

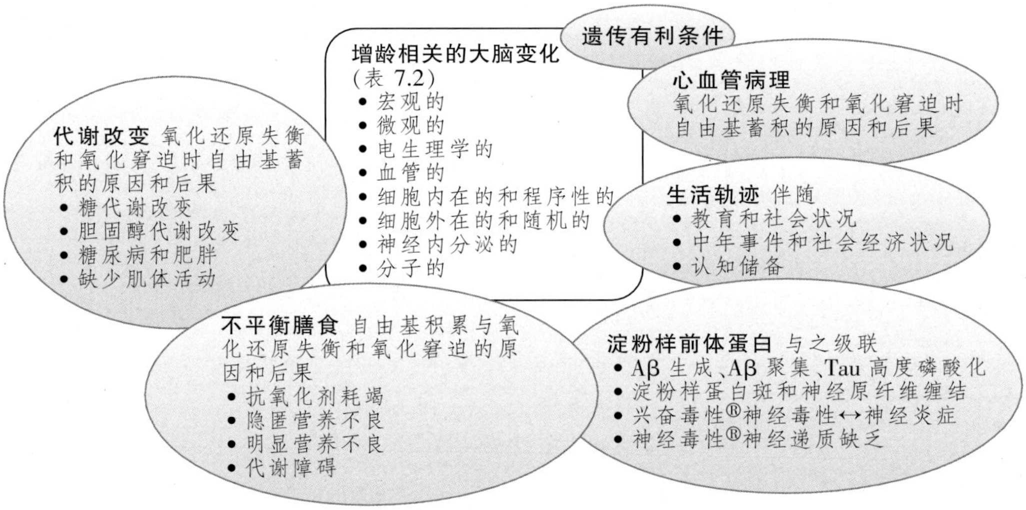

图 7.1 与增龄性认知减退相关的多种因素。结构和生物分子异质的方式因人而异,存在不同的变化。结果是从大脑增龄发展至难以根据标准诊断和治疗进行诊治的痴呆(图 7.2)的一个联集过程,其难以根据标准进行诊断和治疗。需要给予个体化的多方面管理。

(图 7.1)。尽管存在这种重叠,但人们普遍认为 AD 是一种独特的病症,其多种病理生理机制显示在图 7.1 的右上部分，包括 β-淀粉样蛋白蓄积和神经递质缺陷，特别是胆碱能传递缺陷。后两者都是当前药物治疗和探索新药选择的临床研究的主要靶点;在某些脑区域中错误折叠蛋白质沉积仍被认为是 AD 的主要组织病理学标志物(Alzheimer 等,1995)。然而迄今为止,针对 AD 尚未显现有治愈的方法。

7.2 老年相关的认知减退与痴呆:低估、危险因素和后果

了解了 AD 的传统神经系统诊断方式和治疗，本章旨在深入了解认知减退作为一个老年综合征的表现,具有高度挑战性且对老年患者产生深远影响。

首先,因考虑到与痴呆相关的神经退行性变化(图 7.1 的右上角)可能在症状发作前 30

表 7.2　增龄相关的大脑变化

- 宏观变化
  减轻的大脑重量和海马体积减小
  增加的白质高信号
- 微观变化
  减少的神经元数量
  减少的突触数量
  增加的“老年”β–淀粉样斑块、神经原纤维缠结和神经纤维网线的沉积
  增加的胶质增生
  增加的脑干单胺能系统易损性
  增加的基底核易损性
  增加的有髓神经纤维易感性
- 电生理变化
  减少的脑电图(EEG)的 α 波节律
- 血管改变
  减少的脑灌注
  淀粉样血管病
  减损的微血管内皮营养作用
  血管的动脉粥样硬化负荷增加
- 细胞内在和程序性变化
  复制性衰老
  端粒缩短
  沉默调节蛋白失调
  细胞凋亡
- 细胞外在和随机性变化
  误差灾变和体细胞突变
  脱氧核糖核酸(DNA)突变蓄积
- 细胞外在和内在的修改
  耗损
- 神经内分泌的变化
- 分子变化
  伴侣蛋白功能障碍和错误折叠蛋白质蓄积
  自由基生成和氧化应激
  线粒体功能障碍和能量产生改变
  蛋白质糖化
  炎症
  代谢失调
  密码子受限
  基因失调
  神经递质和调节剂失衡

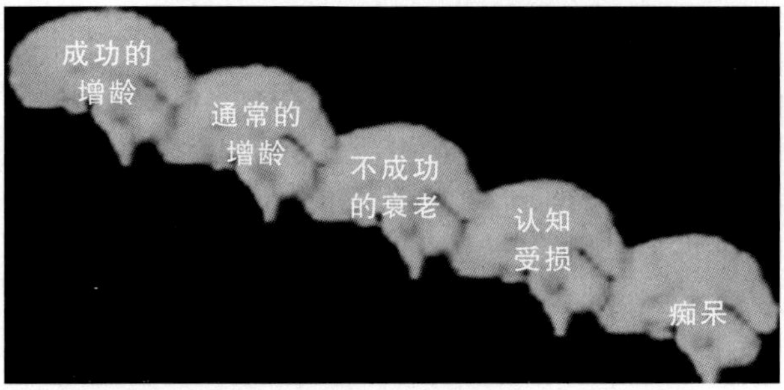

图 7.2 增龄相关的认知减退中的老年联集过程。

年开始,故而认知障碍和痴呆不仅被低估了,而且是在较为晚期时才被诊断。发生诊断延迟是因为老年患者倾向于尽量减少抱怨,认为他们属于“正常”老龄化,部分也是由于对痴呆诊断的担忧——担心自己的独立性受限、资产管理、家庭遗产继承、取消驾照等问题。

妨碍及时诊断高龄期认知减退的因素:

- 认为高龄期记忆障碍是正常的。
- 缺乏老年神经科教育。
- 对老龄的歧视。
- 对失去自主性的恐惧。

有研究表明,尽管认知减退代表着老年综合征发展的严重危险因素,但住院患者的认知减退却没有得到系统的处理。从老年人的角度来看,使用老年综合评估(CGA)预示着要对老年人进行包括临床、功能和社交审核在内的认知评估(Rubenstein,1984)(另见第 26 章)。通过对老年人所涉及多领域认知的系统探索,可以克服认知障碍检测不充分和痴呆诊断延误相关的问题(Ellis,2011)。在 CGA 中,通常使用简易精神状态检查(MMSE 量表)来筛选多领域认知表现(Folstein 等,1975)。然而,由于 MMSE 在全科医生制中不易执行(Folstein 等,1975),很多其他测试正被应用和验证,包括画钟试验(Shulman 等,2000)。对认知评估可以提示恶化的开始,甚至在用 MCI 进行诊断时,它也可为恰当的诊断铺路。如果用 CGA 怀疑有认知功能缺损,强烈建议与神经科医生共同诊治并进行一套更广泛的测试。然而,干预老年人的重点将是确定那些能够影响和加重高龄患者病情发展的因素(表 7.3 和表 7.4)。

尽管有事实提示,认知常受到不充分的临床决策和治疗计划的负面影响(Campbell 等,2016;Boccardi 等,2017;Nørgaard 等,2016;Ekdahl 等,2016),但在医院里这一问题并没有得到系统处理(Mecocci 等,2017),有多达 89%的 MMSE <24 分的老年患者在住院前 12 个月内未被诊断出认知功能障碍。然而,对有认知功能障碍的非常脆弱多病的老年患者提早护理可能会很有效,不仅在健康转归方面,而且在生活质量和幸福感方面也是如此。此外,当认知障碍进展并确定为痴呆时,应让患者以及给予他们护理的人员(后者通常为认知障碍者提供最大部分的护理)作为对痴呆的预后、进一步的护理计划以及姑息治疗、法律和道德问题做重要决定的核心决策人(另见第 7 部分和第 8 部分)。

因此,为了早期识别高龄人群的认知减退所造成的社会经济影响,在医生访视老年人时

表7.3　高龄期认知功能恶化的常见危险因素

患者状态	CGA中使用的方法和干预措施
不适当的药物和多种药物(例如,对衰弱患者给予抗胆碱能药、某些抗精神病药、镇静剂、质子泵抑制剂、利尿剂和过于激进的抗高血压治疗)	将采集用药史作为CGA的一部分;共同管理药物的调整
孤独和逃避	病史采集和社会心理学评估作为CGA的一部分;共同管理护理计划
抑郁	老年抑郁量表(GDS)和社会心理学评估作为CGA的一部分;共同管理治疗方案
帕金森病	老年神经系统检查作为CGA的一部分;共同管理干预性治疗
心血管伴发病和心脑综合征	临床诊断和心电图(ECG)作为CGA的一部分;超声心动图和射血分数评估;共同管理治疗
脱水和电解质紊乱	临床诊断,实验室化验值和治疗(如有必要,予共同管理)

表7.4　常见的对于老年人或(未检出的)认知减退患者提示不良预后的情况或影响因素

患者状态	相关的老年综合征表现
跌倒	行动不稳和不活动
回避社交	孤立和贫困
抑郁和营养不良	营养不足和不活动
对治疗方案依从性差	药物-药物、药物-疾病的相互作用和不稳定状态
总体衰退和药物处方不合理	失禁、吞咽困难、医源性并发症、营养不良和行动不稳
公共机构的长期护理	营养不足和不活动
谵妄	易激惹和意识改变
压疮	不活动
慢性疼痛	易怒伴有激动和攻击性

应特别考虑认知问题,特别是对那些由于非认知障碍的其他原因而就诊的患者。事实上,虽然多年来对痴呆进行临床诊断的一系列标准正处于系统化状态(表7.1),但对MCI作为公认的痴呆前期(Albert等,2011)及其前期阶段的主观认知障碍(SCI;Reisberg等,2008,“当患者知道,但医生不知道”时)的诊断,在老年人中正在经历严重挑战(医生不问,患者不抱怨,并且不是明显的病态)。自从在老年受试者中限定了临界值、生物标志物和神经心理学评估的意义和适用性,特别是在超高龄老年人中(Mattson等,2012),在高龄阶段认知良好至痴呆之间的联集过程(图7.2),就是对临床显著的认知损害诊断的特别挑战。

7.3 治疗和管理挑战

如上所述，痴呆、AD、MCI 和认知减退无法治愈，因为其在生理上随着年龄增长而发生，这些天生状况的多因性目前已经阻碍了识别单一的痴呆生理机制进行有效的靶向用药。

然而，在过去几十年中，已开发出缓解症状的抗痴呆药物，如胆碱酯酶抑制剂(AChEI)(多奈哌齐、加兰他敏和酒石酸卡巴拉汀)和 N-甲基-D-天冬氨酸(NMDA)受体拮抗剂美金刚；它们的使用以及抗精神病药和镇静剂的使用需要以非常精准的方式进行(Boccardi 等，2014)。虽然抗痴呆药物单用或与其他药物合用可以推迟入疗养院的时间，并可能降低住在养老院和社区患者的死亡率(Gillette-Guyonnet 等，2011；Rountree 等，2013)，而治疗的决策，包括老年的痴呆患者的非药物选择，对于保健医生来说是一项重大挑战，特别是对于有共病和高死亡风险的年老体弱患者。关于使用抗痴呆药物[多奈哌齐、加兰他敏、酒石酸卡巴拉汀和(或)美金刚]对提高社区痴呆的老年人和特别脆弱的受试者生存率问题尚存在很大争议(Riverol 等，2011；Norstrom 等，2011；Meguro 等，2014；Gillette-Guyonnet 等，2011；Schneider 等，2014)。

从老年人的角度来看，抗痴呆药物的有效性数据不一致并不奇怪。以往做的抗痴呆药物随机对照试验(RCT)通常不包括存在多重疾病的老年患者；然而，这些现实生活中的患者又是确实要接受上述 RCT 试用药物的患者：在临床实践中，需要抗痴呆治疗的患者往往年龄很大，多为女性，常患有血管伴发病。而对应的抗痴呆 RCT 所纳入的受试者通常是要排除非常年老、体弱、多重疾病患者的，并不能代表一般人群中的痴呆患者。此外，在 RCT 中接受安慰剂治疗的患者所显示的改善是基于非或以患者为中心的结果，例如延长生命(即幸存而不是无失能预期寿命或健康预期寿命) 或是在那些与临床的相关性尚存质疑的神经心理学测试中评分略有改善。换句话说，尚无显示对 AD 的疾病改善可起到毋庸置疑的积极效应的药物研究，也无使用以患者为中心的参数(如生活质量和功能性)做终点的研究。然而，目前的抗痴呆药物仍然是治疗痴呆的一种治疗选择；迫切需要研究针对超高龄老年多病患者的抗痴呆治疗干预(药物和非药物的)效果，因为其是人口增长最迅速的部分(Boccardi 等，2017；EU，2017)。

总之，痴呆治疗非常具有挑战性，因为老年社区居民和住院患者的痴呆并未得到充分的诊断和治疗；此外，可用的治疗选择是对于有症状的、已经做过或正在做的试验涉及的患者(高龄老年男性患者多于女性)，没有实质性的血管疾病，这与现实生活中那些要接受抗痴呆处方的患者(患严重心血管并发症的超高龄老年女性)大不相同。

增龄相关的认知减退和痴呆：老年医学本科生和住院医生的一个综合指南(第 1 部分)，常规考虑因素

- 普通和急诊病房中有某种形式认知障碍的患者数量很多且不断增加。约 1/4 的病床要收治痴呆患者,80 岁以上的患者比例增至 40%左右,而到 2050 年,他们将增至欧洲人口的 12%(EU,2017)。

• 高龄老年人和超高龄老年人可能或多或少会受到认知减退的困扰,但是由于:①老龄化的异质性和复杂性;②老年阶段老龄化和病理之间的联集;③轻度认知受损的老年人自己不表述,医生又不问的实际状况,使得认知障碍的诊断和防治效果不佳。

• 不管是否存在认知障碍,老年和超高龄老年人都常患有多重疾病,包括血管疾病和失能,其谵妄、跌倒以及难以依从治疗和制度化管理的风险高。以往的调查研究是针对老年人不稳定综合征的。

• 希望对患有认知障碍的老年人询问有关健忘的问题。如果患者配合,要花时间进行筛查,如使用简易精神状态检查量表(另见第 6 部分,第 1 章)或简易精神状态检查(http://www.dementiatoday.com/wp-content/uploads/2012/06/Mini Mental State Examination.pdf)。虽然心理测量筛查的临界值必须审慎使用,特别是用于高龄阶段老人,但确实要考虑对 MMSE 评分 24/30 的受教育程度较低的人或评分 27/30 的受教育程度较高的人做进一步评估,要做画钟测试或蒙特利尔认知评估(MoCA)(www.mocatest.org)。综合以上两个程序的量表评估结果,如果年龄较大的患者得分低,则需要:①参考更广泛的神经心理学知识,与神经科医生合作;②花时间向看护人充分采集患者病史;③探查用药情况、并发症和其他潜在的可逆原因;④告知患者和(或)看护人伦理问题、预后、生活方式选择权和血管疾病预防策略;⑤与神经科医生共同处理,仔细考虑抗痴呆药物的适应证。

• 如果你不确定为什么新住院的老年患者有些糊涂,就请斟酌谵妄和痴呆之间的鉴别诊断,与患者的陪护人员交谈并且使用 4“A”试验对谵妄进行筛查(MacLullich,www.the4at.com)。要注意分别考虑谵妄和痴呆的:①亚急性与隐伏的症状;②变化与清醒的意识;③幻觉出现和注意力、定向力、睡眠和心理活动改变的频度与阶段性特征。

增龄相关的认知减退和痴呆:老年医学本科生和住院医生的一个综合指南(第 2 部分),对老年患者的认知进行临床决策的基础知识

A.患者是否有认知障碍?

通过询问患者的姓名、出生日期、地址和就诊缘由(而非唐突地检查空间、时间的定向力或回忆 3 个物体)来了解其对自身及环境状态的定位。鼓励看护人在场,而若访视是由看护人主动提出的,则应予分别面谈。恭敬地询问患者是否存在健忘症状。礼貌地要求进行一些评估。确保患者在测试之前,用他(她)自己的眼镜,休息好,状态好。对患者进行训练后,在医生监督下进行画钟试验,并避免给受试者时间压力。如果你接受过足够的培训并有时间进行适当的检查,请考虑使用 MMSE 或 MoCA。鼓励患者尽力而为,并给予反馈。在进行神经心理学测试评分时,要确认你的经验水平及效果。多请教他人,评分时要着重考虑社会背景、受教育年限、治疗药物计划、当前压力因素(疾病、家庭成员丧失、疲劳)、抑郁症状、锥体外系症状、感觉(患者是否听不清、看不清、处于次优等级听力,以及视力矫正情况)和运动障碍(震颤、僵硬)、高龄阶段临界值缺失、生物标志物预测价值丧失,以及对年龄增长的评估。如果患者某些项目无法进行测试且计分结果有变(即,如果患者无法写出句子并重新画出示图,则MMSE总分最多计28分,而非30分),则应在量表上有所标记。

B.若确定了患者认知功能受损,就要考虑其功能损害的严重性并请神经科专家、老年神经科医生、言语治疗师、理疗师和其他科专家会诊,还需要医疗保健从业者根据患者的疾病类型(AD、血管性痴呆、额颞叶痴呆、混合性痴呆、AD-帕金森痴呆、假性痴呆等)和严重程度(是MCI和轻度痴呆还是中度认知障碍和重度痴呆)共同处置。专注于判断患者的生活能力、多重疾病、多方面预后,以及做出用以共享的决策。按照严重程度,从大脑的老龄化到MCI再到严重痴呆的联集,使你的决策从一级预防转移到联合应用以下方法的二级预防:

1.生活方式策略包括均衡营养(鼓励坚持地中海式饮食)、有规律的体能训练、有条理的认知练习、休闲活动,以及有益于幸福健康和生活质量的兴趣爱好。

2.药物治疗的调节要针对多重药物、过于激进的抗高血压治疗、抗胆碱能药物和镇静剂。

3.管理共病,如抑郁、帕金森病以及预防发生心脑综合征的心血管疾病。

4.针对痴呆,为了维持患者功能水平和延缓疾病进展的药物策略,要考虑在高龄阶段这些药物的常见副作用(眩晕、嗜睡、胃肠道症状)可能会抵消其获益。

5.针对神经精神症状的药物策略,优选作为抗抑郁药物的西酞普兰和作为精神抑制药的利培酮或喹硫平,要考虑其锥体外系症状和运动功能减退等的副作用在高龄阶段可能更显著。

6.针对认知障碍的老年受试者,可进行音乐、舞蹈疗法、现实定向疗法和有组织的艺术活动。

7.选择看护人的照料形式,包括在支持协会及日托选择等处的信息。

8.有关伦理、法律问题、预立医疗自主计划和包括慢性疼痛适应性管理在内的缓和方法的信息。

9.跌倒、不活动、压疮和谵妄的预防。

C.采用多方位且个性化的策略。要着重考虑上述大多数行为并不像通常所想的那么费时,却会对患者和看护人的生活质量发挥极为积极的影响。不要以同样的方式对每位患者提供指导。从社会经济层面说,确实要考虑最终费用便宜些的护理。

(董嘉琳 译)

参考文献

Albert MS, DeKosky ST, Dickson D, Dubois B, Feldman HH, Fox NC, Gamst A, Holtzman DM, Jagust WJ, Petersen RC, Snyder PJ, Carrillo MC, Thies B, Phelps CH. The diagnosis of mild cognitive impairment due to Alzheimer's disease: recommendations from the National Institute on Aging-Alzheimer's Association workgroups on diagnostic guidelines for Alzheimer's disease. Alzheimers Dement. 2011;7(3):270–9.

Alzheimer A, Stelzmann RA, Schnitzlein HN, Murtagh FR. An English translation of Alzheimer's 1907 paper, "Uber eine eigenartige Erkankung der Hirnrinde". Clin Anat. 1995;8(6):429–31.

Boccardi V, Baroni M, Paolacci L, Ercolani S, Longo A, Giordano M, Ruggiero C, Mecocci P. Anticholinergic burden and functional status in older people with cognitive impairment: results from the regal project. J Nutr Health Aging. 2017;21(4):389–96.

Boccardi V, Comanducci C, Baroni M, Mecocci P. Of Energy and Entropy: The Ineluctable Impact of Aging in Old Age Dementia. Int J Mol Sci. 2017;18(12).

Drachman DA. Aging and the brain: a new frontier. Ann Neurol. 1997;42:819–28.

Drachman DA. Aging of the brain, entropy, and Alzheimer disease. Neurology. 2006;67(8):1340–52.

Drachman DA. Rethinking Alzheimer's disease: the role of age-related changes. Curr Neurol Neurosci Rep. 2007;7(4):265–8.

Drachman DA. Nature or nurture: education and the trajectory of declining brain function with age and Alzheimer disease. Neurology. 2008;70(19 Pt 2):1725–7.

Ekdahl AW, Odzakovic E, Hellström I. Living unnoticed: cognitive impairment in older people with multimorbidity. J Nutr Health Aging. 2016;20(3):275–9.

Ellis G, Whitehead MA, Robinson D, O'Neill D, Langhorne P. Comprehensive geriatric assessment for older adults admitted to hospital: meta-analysis of randomised controlled trials. BMJ. 2011;343:d6553.

Folstein MF, Folstein SE, McHugh PR. "Mini-mental state". A practical method for grading the cognitive state of patients for the clinician. J Psychiatr Res. 1975;12(3):189–98.

Förstl H, Perneczky R, Karenberg A, Diehl-Schmid J, Lautenschlager NT. Personality in old age. Nervenarzt. 2009;80(11):1275–82.

Gillette-Guyonnet S, Andrieu S, Nourhashemi F, Gardette V, Coley N, Cantet C, Gauthier S, Ousset PJ, Vellas B, REAL.FR Study Group. Long-term progression of Alzheimer's disease in patients under antidementia drugs. Alzheimers Dement. 2011;7(6):579–92.

Knopman DS, Beiser A, Machulda MM, Fields J, Roberts RO, Pankratz VS, Aakre J, Cha RH, Rocca WA, Mielke MM, Boeve BF, Devine S, Ivnik RJ, Au R, Auerbach S, Wolf PA, Seshadri S, Petersen RC. Spectrum of cognition short of dementia: Framingham Heart Study and Mayo Clinic Study of Aging. Neurology. 2015;85(19):1712–21.

Mattsson N, Rosén E, Hansson O, Andreasen N, Parnetti L, Jonsson M, Herukka SK, van der Flier WM, Blankenstein MA, Ewers M, Rich K, Kaiser E, Verbeek MM, Olde Rikkert M, Tsolaki M, Mulugeta E, Aarsland D, Visser PJ, Schröder J, Marcusson J, de Leon M, Hampel H, Scheltens P, Wallin A, Eriksdotter-Jönhagen M, Minthon L, Winblad B, Blennow K, Zetterberg H. Age and diagnostic performance of Alzheimer disease CSF biomarkers. Neurology. 2012;78(7):468–76.

McKhann G, Drachman D, Folstein M, Katzman R, Price D, Stadlan EM. Clinical diagnosis of Alzheimer's disease: report of the NINCDS-ADRDA Work Group under the auspices of Department of Health and Human Services Task Force on Alzheimer's Disease. Neurology. 1984;34(7):939–44.

Meguro K, Ouchi Y, Akanuma K, Meguro M, Kasai M. Donepezil can improve daily activities and promote rehabilitation for severe Alzheimer's patients in long-term care health facilities. BMC Neurol. 2014;14:243.

Nørgaard A, Jensen-Dahm C, Gasse C, Hansen HV, Waldemar G. Time trends in antipsychotic drug use in patients with dementia: a nationwide study. J Alzheimers Dis. 2016;49(1):211–20.

Pavlopoulos E, Jones S, Kosmidis S, Close M, Kim C, Kovalerchik O, Small SA, Kandel ER. Molecular mechanism for age-related memory loss: the histone-binding protein RbAp48. Sci Transl Med. 2013;5(200):200ra115.

Polidori MC, Schulz RJ. Nutritional contributions to dementia prevention: main issues on antioxidant micronutrients. Genes Nutr. 2014;9(2):382.

Reisberg B, Prichep L, Mosconi L, John ER, Glodzik-Sobanska L, Boksay I, Monteiro I, Torossian C, Vedvyas A, Ashraf N, Jamil IA, de Leon MJ. The pre-mild cognitive impairment, subjective cognitive impairment stage of Alzheimer's disease. Alzheimers Dement. 2008;4(1 Suppl 1):S98–S108.

Riverol M, López OL. Biomarkers in Alzheimer's disease. Front Neurol. 2011;2:46.

Rountree SD, Atri A, Lopez OL, Doody RS. Effectiveness of antidementia drugs in delaying Alzheimer's disease progression. Alzheimers Dement. 2013;9(3):338–45.

Rubenstein LZ. Geriatric imperative: geriatric assessment programs. J Med Soc N J. 1984;81(8):651–4.

Shulman KI. Clock-drawing: is it the ideal cognitive screening test? Int J Geriatr Psychiatry. 2000;15(6):548–61.

Winblad B, Amouyel P, Andrieu S, Ballard C, Brayne C, Brodaty H, Cedazo-Minguez A, Dubois B, Edvardsson D, Feldman H, Fratiglioni L, Frisoni GB, Gauthier S, Georges J, Graff C, Iqbal K, Jessen F, Johansson G, Jönsson L, Kivipelto M, Knapp M, Mangialasche F, Melis R, Nordberg A, Rikkert MO, Qiu C, Sakmar TP, Scheltens P, Schneider LS, Sperling R, Tjernberg LO, Waldemar G, Wimo A, Zetterberg H. Defeating Alzheimer's disease and other dementias: a priority for European science and society. Lancet Neurol. 2016;15(5):455–532.

推荐阅读

其他参考资料可以在线查询 https://doi.org/10.1007/978-3-319-61997-2_7.

谵妄

第 8 章

Alasdair M.J. MacLullich

摘 要

谵妄是一种主要发生在内科疾病、创伤、药物或手术中的急性(数小时或数天)、严重的精神运动功能恶化。其影响至少 1/5 的住院老年患者。谵妄与多种不良后果相关,包括住院时间延长、采用新的约束、跌倒、医疗并发症和更高的死亡率,它还会为患者和护理人员带来严重的悲痛感。检测包括心理状态的床旁评估以及知情人描述的病史,使用 4AT 之类的工具可以为此提供帮助。治疗包括:首先检查危及生命的疾病,治疗可能的病因,优化脑功能恢复的条件,化解悲痛,预防或减少并发症,向患者和其照护人告知诊断,调动他们并认知参与康复治疗,确保恰当的随访。通过避免生理性精神紊乱、便秘、精神的悲痛和睡眠剥夺,可降低谵妄的风险。

学习目标

完成本章学习,读者将能够:

- 认识谵妄是一种常见的、严重的、往往未被发现的综合征;
- 知道谵妄护理是复杂的,包括首先检查生命威胁,然后发现及治疗急性原因,优化脑功能,化解悲痛,避免并发症;
- 做出正式诊断并告知患者和家属;
- 解决背景下的可调整的致病因素,避免脱水等院内风险,以降低谵妄的风险。

8.1 谵妄的定义和流行病学

谵妄是一种急性发病的严重精神功能恶化,主要由急性内科疾病、创伤、药物或手术诱发。发生谵妄的患者会表现出多种认知异常,特别是注意力缺陷,还有非认知方面的特征,例如觉醒程度改变(嗜睡或躁动),包括幻觉和妄想在内的精神症状以及情绪的变化。由于定向障碍和精神错乱,谵妄经常引发悲痛感受。谵妄的发作通常是数小时至数天。谵妄的严重程度可能会波动,这意味着临床表现可能会在一天甚至在床旁评估期间发生变化。单次评估的正常认知功能不能排除谵妄。

谵妄影响至少15%的住院患者。老年人的患病率较高(20%~25%),创伤、住在重症监护室和垂死患者的谵妄发生率为30%~70%。其大多持续数天,但约20%的患者发作会持续数周或数月。绝不可忽视持续性谵妄,因为它可能被误诊为痴呆,而与大多数痴呆不同,谵妄是可以恢复的。

谵妄主要由中枢神经系统以外的因素引发,其中包括急性内科疾病、创伤(例如髋部骨折)、药物、药物戒断和手术。通常与谵妄有关的药物包括如下:

- 抗胆碱药物。
- 阿片类药物。
- 苯二氮䓬类药物。
- 抗生素。

原发性脑部疾病(如脑卒中和创伤性脑损伤)也可引起谵妄。20%的病例没有发现急性原因。一些易患因素会增加谵妄的风险(表8.1)。

谵妄的病理生理学尚不清楚。可能存在多种机制。某些情况与其有明确的因果关系,例如显著的生理变化(缺氧、高碳酸血症、低血糖)或药物中毒。然而,目前尚不清楚其他常见的突发因素(如尿路感染)是如何导致谵妄的。

表8.1 成人谵妄的易患因素

老年
男性
认知损害
听力受损
视力受损
抑郁
营养不良
慢性肾脏疾病
其他医学共病
谵妄的既往史
酗酒
多重用药

8.2 谵妄的诊断

谵妄的诊断取决于：①是否存在某种精神状态异常；②确定这些异常是急性发作的。

谵妄的特点：

- 急性起病，具有数小时或数天内发生的特点。
- 在不同时间范围，从数秒到数小时内症状发生波动。
- 注意力不集中（表现形式从几乎没有应答到稍有好转，例如在对话或认知测试期间无法保持注意力 10~20 秒的时间）。
- 觉醒程度改变（困倦、过度警觉或两者兼有）。
- 其他认知缺陷，如记忆（这些缺陷也常见于痴呆）。
- 幻觉（通常为视幻觉，约为 15%）。
- 妄想（通常为偏执，约为 15%）。
- 情绪改变（通常焦虑或情绪低落）。
- 睡眠-觉醒周期改变。

使用的信息来源是床旁评估，如有可能，还要找知情人询问患者病史。床旁评估包括观察、交谈和认知测试联合应用。第一步是确定觉醒程度。首先介绍自己，然后让患者说出他们的姓名和住址。如果患者的觉醒程度降低（但不处于昏迷状态），这实际上就可以诊断为谵妄；根据 DSM-5，这种缺乏应答能力被认为是“严重注意力不集中”。觉醒程度的降低几乎总是急性发生的，这就提示谵妄。如果患者可以说话，那么简短的交谈将涵盖他们的感受以及他们对发生的事情的理解，这样可以对注意力、定向力和意识、情绪及精神悲痛进行基本评估。

在访视之后，通过简单的定向问题和注意力测试进行认知测试，例如要求患者以倒序的方式说出一年中的月份。对于诊断而言，这些测试尚没有达成一致的阈值。然而，这些测试有助于评估可能的注意力不集中；此外，应答程度的记录还可以评估病情变化。

下一阶段是提出可以提示精神症状特征的问题，特别要询问幻觉，并试图通过询问患者是否担心或害怕一些事情来揭示妄想的存在。明确询问精神症状特征至关重要，因为大多数患者不会主动谈论这些。

确定是否有短时间内发生的异常情况，包括患者自己的评估、工作人员或护理人员的病例记录或患者对自身病情的了解。请注意，通常难以获得知情人给出的患者病史，尤其是在刚开始陈述时。某些精神状态异常，也就是觉醒程度降低、明显的注意力不集中、易激惹和精神运动症状（尤其是幻视），都是谵妄的强烈指征。如果存在这些特征但没有可信的前期病史，则在获得知情人给出的病史之前，先对谵妄给出临时诊断更安全。

这个简要的谵妄评估工具，4“A”测试或 4AT（图 8.1；见 www. the4AT.com），提供了一种简洁的谵妄评估方法。还有其他几种可用的谵妄评估方法（De 和 Wand，2015）；它们的使用目的、使用阶段和所需培训水平各有不同（De 和 Wand，2015）。

鉴别诊断包括：

- 抑郁症。
- 精神疾病。
- 痴呆(包括日落综合征)。

在大多数情况下，通过密切关注起病、病情波动和时间过程，可以将上述疾病与谵妄区分开来。

8.3 谵妄的治疗

谵妄的治疗很复杂，涉及很多环节(表 8.2)。不论是首次还是新发生的病情恶化，都要将

		分数
(1)警觉度		
包括可能存在明显嗜睡[例如，在评估期间难以唤醒和(或)明显困倦]或易激惹和(或)过度活跃的患者。观察患者，如果睡着，可以说话或轻轻碰肩膀试着将其唤醒。要求患者说出自己的姓名和住址以协助评分		
	正常(在评估过程中完全清醒，但不易激惹)	0
	唤醒后轻度嗜睡<10 秒，然后正常	0
	明显异常	4
(2)AMT4		
年龄，出生日期，地点(医院或建筑物的名称)，当前年份		
	没有错误	0
	1 处错误	1
	2 处或更多错误和(或)答不上来	2
(3)注意力		
问患者："请从 12 月开始倒序告诉我一年中的月份。" 为了帮助初步理解，允许提示"12 月之前的月份是什么"。		
一年中的倒序月份	正确说出至少 7 个月	0
	能说出但数量<7 个月和(或)拒绝说	1
	说不上来(无法开始，因为身体不适、昏昏欲睡、注意力不集中)	2
(4)急剧变化或波动的过程		
明显变化或波动的依据：警觉性、认知能力、其他心智功能(例如偏执、幻觉)在过去 2 周内出现，并且在过去 24 小时内仍然明显		
	否	0
	是	4

4 分或以上：可能为谵妄+/–认知损害。
1~3 分：可能为认知损害。
0 分：不太可能为谵妄或严重的认知障碍。
但如果(4)信息不完整，仍有可能为谵妄。
(译者注：AMT4，abbreviated mental test–4，即简化的精神检测量表–4。)

4AT 评分 [ ]

图 8.1 4AT。更多相关信息和翻译版本，请访问 www.the4AT.com。

谵妄视为提示潜在危及生命的急症。应马上检查患者是否有严重疾病和生理紊乱，如低血压、高碳酸血症以及药物中毒(如阿片类药物)。然后,系统地评估急性病因,包括感染、创伤、心力衰竭、急性肾损伤、药物中毒和药物戒断。一名患者通常可存在多种病因,例如可同时患有肺炎、急性肾损伤和阿片类药物中毒。脑卒中、硬脑膜下出血和肿瘤等脑的原发性疾病相对不常见,脑影像学检查通常无阳性发现;可是对有头部损伤史并有局灶性神经系统特征或持续性谵妄的患者应考虑做影像学检查。同样，如果存在脑部感染或癫痫发作的特异性表现,可考虑做腰椎穿刺或脑电图(EEG)。治疗病因的同时,也要通过纠正生理学异常和电解质紊乱,治疗脱水和便秘,提供稳定和平静的治疗环境,停用或减少可能对脑组织有不利影响的药物(如抗胆碱能药物)来优化大脑恢复的条件。作为评估内容的一部分,要特别关注精神悲痛和易激惹(Partridge 等,2013),这些可能是由于疼痛、烦渴、尿潴留、其他身体状况,或是谵妄本身的精神或情感障碍引起的。去除病因和提供心理援助 (家庭参与可能非常有帮助),如果非药物措施不能奏效或紊乱症状非常严重并且患者处于悲痛中,可考虑使用抗精神病药物,如利培酮 0.25mg 每天 2 次(治疗 1~2 天通常就足够了)。对于因易激惹而对自己或他人带来严重风险的少数患者,需要即刻使用肠道外抗精神病药物,如肌内注射氟哌啶醇 0.5mg,并辅以非药物治疗措施。

谵妄有一些并发症,包括跌倒和压疮。应明确识别每位患者的风险,并采取适当的措施。在所有谵妄病例中,应将诊断告知家庭成员,并适时告知患者。一份疾病信息的宣传单可能对患者很有帮助。谵妄期间的康复尚无很好的研究,但许多专家认为,包括促进活动、认知参与的综合康复措施是有益的。监测谵妄的恢复过程很重要,这可以通过每天追踪患者的症状来实现,如觉醒或妄想程度的改变。许多谵妄患者也患有痴呆,在某些情形下并未被诊断出来。在谵妄期间或作为急性发作表现的一部分,痴呆的正式诊断具有挑战性。然而,一些调查问卷,如老年人认知衰退的问卷调查表(http://www. alz.org/documents_custom/shortiqcode_english.pdf) 有助于找出那些在谵妄解决后的几周内应该考虑给出一个更正式的痴呆诊断的患者(另见第 7 章)。此外,一些在谵妄发作期间经历过悲痛的患者可能需要心理辅导和援助。

降低风险:对谵妄高风险患者进行熟练和有组织的护理可以大大降低这种风险(Siddiqi

表 8.2 谵妄治疗的 8 个环节

1.紧急检查危及生命的因素
2.识别并治疗病因;优化恢复条件
3.检测并治疗易激惹和(或)悲痛
4.防治并发症
5.沟通诊断(患者、照护人)
6.监测病情进展
7.谵妄期间的康复
8.考虑为痴呆,则计划适度的随访

等，2016）。其中大部分工作需要全面的优质护理，例如，要避免包括脱水和缺氧在内的生理紊乱，避免不必要的用药，避免便秘，尽早活动，提供有选择的安静的环境来减轻心理压力，快速治疗内科疾病，尽可能纠正感觉障碍，以及鼓励自然睡眠。大多数专家并不认为预防性药物治疗有降低谵妄风险的作用。

预后：谵妄与许多不良后果相关。患者出现急性并发症的风险较高，如跌倒、吸入性肺炎（伴有活动减少的谵妄）、不能活动、脱水、营养不良、不完全痛感缺失和压疮。谵妄中的行为紊乱也可能削弱医疗处理（用药、输液、氧供、病例采集）和常规康复的效果。谵妄患者的住院时间更长，再入院率更高，死亡率更高。谵妄发作与未来痴呆的风险及痴呆进展之间也存在强烈的统计学相关性，尽管其机制尚不清楚。

诊断和病案：谵妄的正式诊断和病案对于提供充分的护理至关重要。诊断需要系统地查找急性病因（而非假设"嗜睡"是由于药物副作用，或是年老所致），并予以处置。它还有益于优化可变更的危险因素、护理人员和家人参与的积极护理、有针对性定制的康复计划，以及降低跌倒等并发症的风险。做出诊断的另一个关键原因是评估悲痛并采取特殊措施。另外，要允许将做出的诊断传达给患者及家人，若非如此，家人们常因经历亲人谵妄发作而感到无比痛苦，这是一种严重且不必要的照护失策。

（董嘉琳 译）

参考文献

De J, Wand APF. Delirium screening: a systematic review of delirium screening tools in hospitalized patients. Gerontologist. 2015;55:1079e99.

Partridge JS, Martin FC, Harari D, Dhesi JK. The delirium experience: what is the effect on patients, relatives and staff and what can be done to modify this? Int J Geriatr Psychiatry. 2013;28:804e12. See www.europeandeliriumassociation.com

Siddiqi N, Harrison JK, Clegg A, et al. Interventions for preventing delirium in hospitalised non-ICU patients. Cochrane Database Syst rev. 2016;3:CD005563.

推荐阅读

更多信息可查阅 www.europeandeliriumassociation.com.

跌倒

第 9 章

Reto W. Kressig、Stephanie A. Bridenbaugh

摘 要

跌倒在老年人中常见并且被认为是虚弱的表现。其发生率会随着年龄增加而升高，其后果可能是致命性的。大多数跌倒都有多方面的原因；因此，对跌倒需要评估多方面危险因素并进行多因素干预。随着老年人口的不断增加，预防跌倒对于个人和社会都将成为一个至关重要的问题。

学习目标

完成本章学习，读者将能够：

- 了解跌倒最常见的危险因素以及如何评估；
- 认识跌倒是一种虚弱的表现；
- 熟悉降低跌倒风险、发生率的成功干预措施；
- 了解一次跌倒对个人和社会的后果。

9.1 引言

老年人中普遍存在步行困难和易跌倒风险，发病率随年龄增加而升高。在社区的老年人中，每年有30%的65岁及以上的老年人、50%的80岁及以上的老年人会发生跌倒，每年60%住在护理机构的老人会跌倒。发生过跌倒的人中50%会反复发生。跌倒是65岁及以上人群意外伤害和住院的主要原因。5%~10%的跌倒导致骨折或创伤性头部损伤。20%~30%的跌倒者受到中度或严重外伤，这会减少他们的活动性和功能独立性，并增加提早死亡的风险。跌倒住院治疗后12个月的死亡风险约为50%。考虑认知、心理、社会、功能和医学因素后；没有严重伤害的跌倒会增加3倍的安置专业护理设施风险，严重的跌倒伤害则会增加10倍的风险。

9.2　老年人跌倒的原因

要使人行走步态稳定,需要多个器官和身体系统协调的相互作用来完成,从发出指令、执行到控制肢体的运动。一个局部的病理改变或一个系统的不平衡都可能对步态产生不利影响并导致跌倒、受伤或死亡。年龄相关的变化,例如肌肉力量减小和感觉输入减弱(即本体感觉、视力和听力),损害负责体位控制的系统(图9.1)。这些能力衰减降低了相应的功能储备和代偿机制。

在虚弱状态，生理系统功能的这种累积衰退加速，并且稳态机制开始衰败（Clegg等，2013)。虚弱是一种功能储备减少、对内外应激因素的易感性增加以及发生了增加负性健康风险的应激事件之后无力维持稳态的综合征(Clegg等,2013)。老年人跌倒可能是体能虚弱的表现。自发的跌倒发生在较严重的虚弱状态,即重要的姿势维持系统(视觉、平衡和力量)

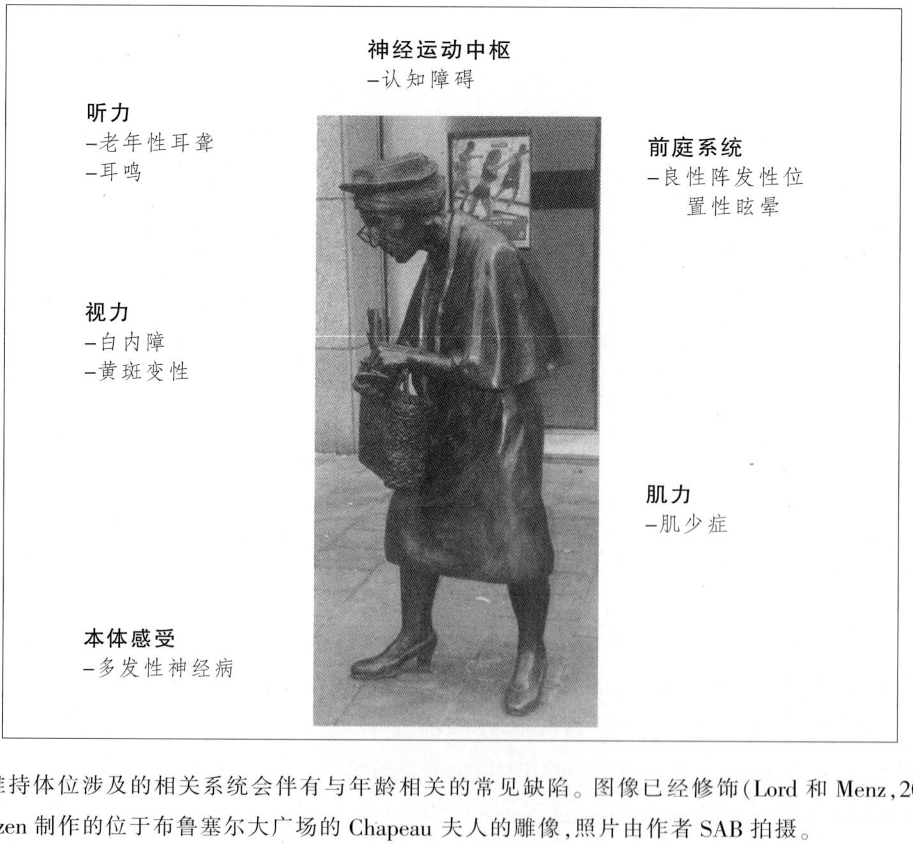

图9.1　维持体位涉及的相关系统会伴有与年龄相关的常见缺陷。图像已经修饰(Lord和Menz,2001)。由Tom Frantzen制作的位于布鲁塞尔大广场的Chapeau夫人的雕像,照片由作者SAB拍摄。

不再能保持在普通环境中安全活动的时候(Clegg 等,2013)。

大多数老年人跌倒具有由多种危险因素相互作用而导致的多方面病因。跌倒的风险随着危险因素的数量和年龄的增加而增加。表 9.1 列出了常见的跌倒危险因素。

居家对危险因素的修正能够改善功能独立性，但研究显示对减少跌倒的有效性结果并不一致。家庭的评估和修正最好由理疗师或职业治疗师实施;应为以往有跌倒史、有严重视力问题或出院患者提供;并将作为多方面干预的一部分(Panel,2011)。

9.3 多因素风险评估

因为跌倒的病因通常是多因素的,所以需要对跌倒进行多因素风险评估。你能够评估的内容和数量取决于你的患者、环境和资源。下面列出的内容不是一份全面的分类目录,而是要点和一些例子。

9.3.1 采集病史

- 患者通常认为步态或平衡的变化是增龄的正常结果,并不会主动提及。最重要的筛查测试之一是定期(至少每年复查和每次住院后)询问 65 岁及以上的老年人以下问题:
  - –在过去的一年里或是从我上次见到你以来,有没有跌倒或差点儿跌倒过?
  - –你会担心跌倒吗?
  - –你的行走或平衡状态有什么变化吗?
- 如果发生过跌倒,要询问跌倒发生的频率、场景、症状和受伤情况:手腕骨折通常是由

表 9.1 常见的跌倒危险因素

内在	外在
肌无力	多重用药
行走和(或)平衡困难	精神药物、抗心律失常药物、利尿剂
跌倒史	光线昏暗或耀眼
害怕跌倒	楼梯没有扶手
视力欠佳	楼梯设计不当
疾病状况,如骨关节炎、帕金森病、脑卒中瘫痪、尿失禁、抑郁症等	绊倒危险,例如突出的门槛、地毯,损坏的地板或地板上的障碍物
认知障碍	缺乏浴室栏杆或扶手杆
老年	光滑或不平整的表面
营养不良	不当使用助行器
维生素 D 缺乏	不合适的鞋袜
直立性低血压	多焦镜片的眼镜

于向前或向后跌倒时伸出手造成的，髋部骨折往往是由于侧身跌倒，面部损伤可能表明患者发生晕厥，站起时轻度头晕可能是由直立性低血压引起的。

- 询问患者在家中活动和做事情况(你行动时是否需要扶墙或家具来保持平衡？对你来说上下楼或进出浴缸是否有困难，是否需要栏杆或扶手？你是否会绊倒在门槛或地毯上？)家庭安全评估可以提示外在危险因素。
- 是否出于活动能力的考虑使日常行为有了变化，例如，晚上不离开家。
- 是否有视力改变(白内障、青光眼、黄斑变性)？是否更换了新眼镜(更换新型多焦点眼镜而增加跌倒风险)？
- 询问是否有位置性眩晕(直立性低血压？良性阵发性位置性眩晕？)或在黑暗环境中行走时是否有头晕感(多发性神经病)。
- 行走时发生非定向性眩晕、轻度头晕或不安全感，这在执行多项任务时往往表现出行走困难，并且可能是活动和(或)认知障碍的首发临床症状。
- 注意存在跌倒的危险因素，以及自上次访视以来这些因素是否发生了变化。
- 询问无意识的体重减轻、食欲、饮食和蛋白质摄入情况。

9.3.2 临床调查结果

除了一般的医学和神经系统体检外，某些临床发现特别有助于识别活动困难，这里选一部分列出：

- 观察并且听患者说其如何站起来走路。
- 如果患者使用助行器，请检查其调整和使用方法是否正确，如果不能确定正确性，可以咨询理疗师或专业的治疗师。
- 测视力。
- 如果患者否认曾跌倒，但在体检过程中可看到瘀伤、擦伤和结痂等，就要询问这些伤情是如何产生的。
- 检查下肢的本体感觉。
- 检查脚和鞋袜。
- 检查牙齿和装配的义齿。牙齿缺失与行走速度慢、功能减退及跌倒相关。

9.3.3 实验室化验值

除了要进行常规化学检测和全血细胞计数分析外，还需测定血清25-羟基维生素D水平。低血清25-羟基维生素D水平与行走速度慢、跌倒和骨折相关(Panel，2011)。

9.4 筛选仪器

- 使用包括检测执行功能的标准化筛查工具测试认知，例如MoCA(蒙特利尔认知评估)。如果使用 MMSE(简易精神状态检查量表),那么画钟测试作为执行功能的测量方法应该被包括在内(另见第 7 章)。

- 使用标准化仪器筛选营养状况,例如,
  -MNA(简易营养评估总表)或 MNA-SF(简易营养评估简表)。
  -NRS-2002(营养风险筛查)。
  -MUST(营养不良通用筛查工具)(另见第 24 章)。

9.5 评估工具

下面简要介绍的每种工具都适用于临床快速评估,可用于各种临床状况,以确定哪些老年患者可能有潜在的步态障碍,并需要更深入的步态功能评估(见第 9 章、第 20 章和第 26 章)。

9.5.1 计时行走试验(TUG)

实时(现行的)计时行走试验(TUGr)用来评估老年人的一般活动能力,按秒记录患者从椅子上起身,以正常的、自选的步伐走到地板上 3m 远的标记位置,再走回椅子处,然后坐下来所需的时间。测试结果超过 14 秒表示患者存在活动障碍。回顾性研究已经发现,TUG 试验测得的时间与患者跌倒史之间存在显著关联,但用 TUG 试验结果能否预测患者未来跌倒仍存在争议。

9.5.2 想象计时行走试验(TUGi)

在测试了 TUGr 之后,通常有助于估测 TUGi 试验时间。TUGi 试验是让老年人坐着,开始想象自己在进行 TUGr 测试,然后当其想象着重新坐回去了,自己喊“停”,这个试验时间也以秒计。

TUGr 和 TUGi 的时间有较大差异与认知功能较差以及双重任务状态下步速降低有关,并且可能表明存在更高水平的运动控制系统紊乱,这就可能导致不安全的步态(Bridenbaugh 等,2013)。

9.5.3 双重任务计时行走试验(TUG-DT)

TUG 测试也可以双重任务 (TUG-DT) 的形式来执行。可以是动态双重任务, 在执行 TUGr 时让受试者拿一杯水,或者做认知双重任务,即在执行 TUGr 时让受试者大声喊出连续减 2 或减 3 的数字。TUGr 和 TUG-DT 结果之间的显著时间差表明可能存在认知障碍,这是跌倒的危险因素。研究结果并未一致表明 TUG-DT 可用于预测体弱或有活力的成年人的跌倒。

9.5.4 步行速度

步行速度是健康和运动功能的重要指标。应使用秒表测量至少行走4m直线距离的稳态步速(无加速和减速阶段)。对于老年人来说,安全且正常的行走速度是至少1m/s。与步态正常的同龄人相比,行走缓慢的老人跌倒、住院、失能和自主行为受限的发生率会增加(Bridenbaugh和Kressig,2015)。在老年人中,步速每降低0.1m/s,死亡率就会增加12%。

9.5.5 5次坐立试验

在这种常见的下身力量和功能的跌倒风险临床评估试验中,让受试老人将手臂抱于胸前,尽可能快地从坐在椅子上变为站立姿态,连续重复5次。该试验结果超过15秒的老年人会有更高的跌倒风险。

9.5.6 卧立位试验

直立性低血压(OH),又称体位性低血压,也是跌倒的危险因素,其患病率随年龄增长而增加。它通常是由脱水、联合用药和(或)自主神经病变导致的(Panel,2011)。为鉴别OH,常用的卧立位试验(主动站立)优于倾斜试验(被动站立)。患者仰卧在安静的环境中至少5分钟后测量血压,而后立即站起,持续至少2分钟后再次测量血压。一般认为收缩压下降20mmHg(1mmHg=0.133kPa)或舒张压下降10mmHg即可诊断为OH。

9.5.7　评估老年患者跌倒的流程

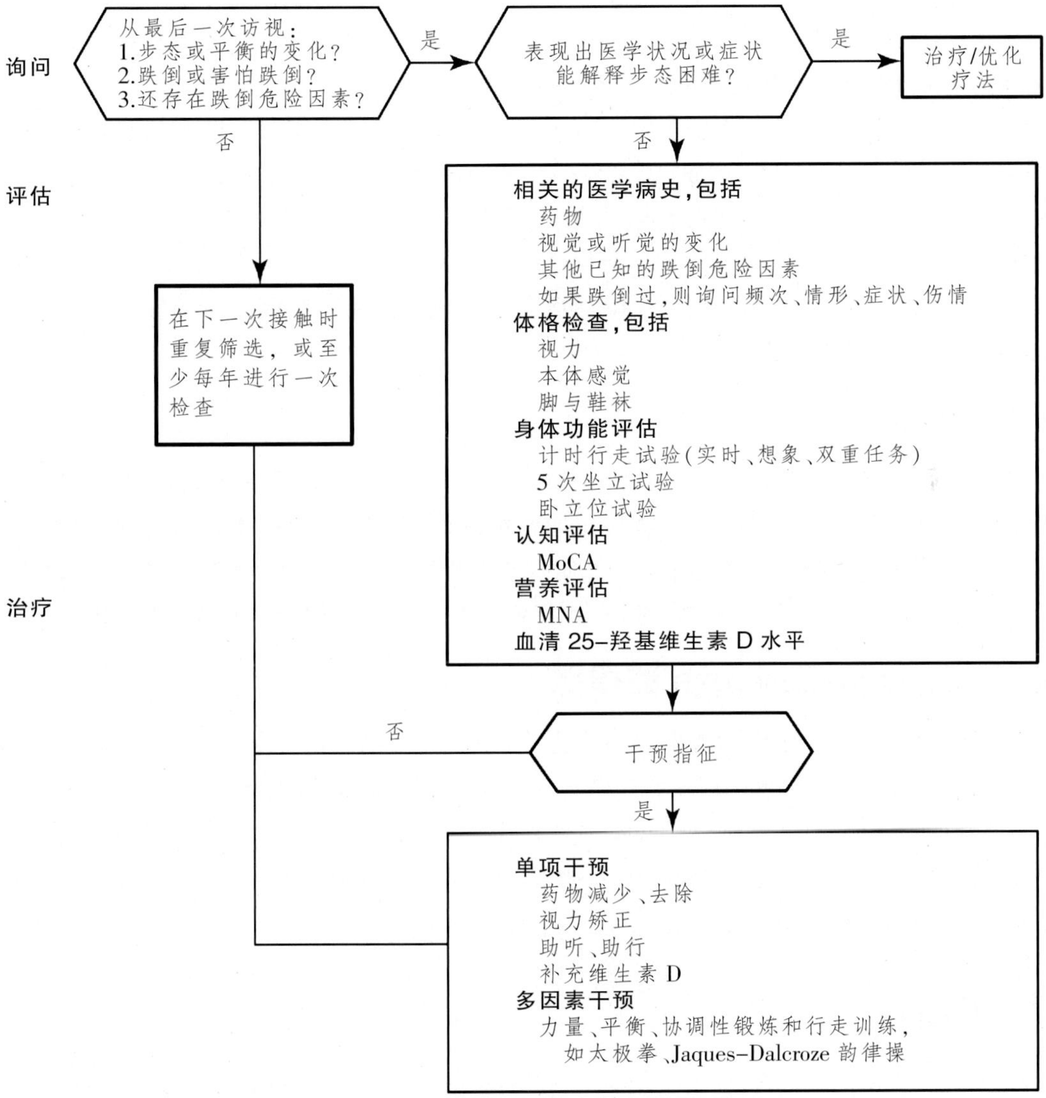

9.6　干预措施

正是因为跌倒的病因和风险评估通常是多因素的，因此跌倒治疗和预防也需要多重措施。尽管一些单项的干预措施,如视力矫正、补充维生素 D[每日 800 国际单位(IU)维生素 D,推荐用于预防老年人跌倒和骨折],逐步撤用精神药物以及家庭安全措施等对于减少跌倒的风险都是很重要的,但是强有力的证据表明,干预措施作为一种针对多因素的方法应用时效果最佳。多因素锻炼项目是提高运动能力和降低跌倒风险的最有效干预措施。多因素运动干预方法应该是强度渐进的,持续时间至少为12周(每周1~3次),并包括可以改善肌肉力量、提高平衡、协调能力和步速的训练(Panel,2011)。有监督的训练比无人监督的训练更有成效。即使是最好的干预措施也要有规律地实施才能有效,因此干预方法需要根据有跌倒风险的老年人各自的需求和生活方式施行。

应该指出的是,目前的数据主要支持多因素运动干预措施用于预防和治疗社区老年人的跌倒风险。影响因素很多,例如:居民残疾类型和严重程度的变化,护理架构和描述设施的术语的不同,缺乏参与者的认知或体能信息,以及对干预措施的描述不充分,使得解读在长期护理环境中所做的随机对照试验复杂化(Panel,2011)。

对于降低社区居住老年人跌倒风险和概率尤为成功的两个多因素干预方法是太极拳和Jaques-Dalcroze韵律操。

9.6.1 太极拳

太极拳强调缓慢的连续运动,而在动态重心移动过程中支撑面逐渐变窄。研究表明,对于健康的社区老年人(平均年龄76岁),每周参加太极拳运动并坚持15周,与参加教育节目或用计算机进行个体化平衡训练相比,可使发生跌倒延迟47.5%,并且显著减少对跌倒的恐惧。每周2次的太极拳锻炼,坚持48周,也提示减少了趋于衰弱的老年人对跌倒的恐惧。

9.6.2 Jaques-Dalcroze 韵律操

Jaques-Dalcroze韵律操涵盖多方面能力的锻炼,需要高度的注意力、记忆力以及对即兴的钢琴音乐节律做出反应的协调性,经常练习能使社区老年人的跌倒率下降54%(Trombetti等,2011)。参与该研究并持续这种操练3年以上的人(入组时平均年龄75岁),此后不仅跌倒的风险降低了,而且步速、平衡能力(单腿站立时间)、实时计时行走试验、5次坐立试验和握力的表现均明显优于对照组。

9.7 小结

总之,随着老年人口,特别是高龄老年人口的不断增加,发生跌倒、跌倒相关损害、住院及自主行为受限的数量将相应增加。这种趋势将伴随着对个人、家庭和社会负担不断增加,并且成为一个重大的公共卫生焦点。跌倒相关损害的直接成本占比达欧洲国家医疗保健费用的1.5%(这不包括间接成本,例如跌倒者及其护理人员的收入的损失)。至关重要的是,跌倒风险等认定并尽快实施治疗和预防跌倒的干预措施,在维持每个老年人尽可能高的生活质量和自理功能的同时,保持尽可能低的社会经济负担。

即使跌倒后躯体的损伤没有持续,重要的是记住跌倒总会产生后果。这种后果可能是害怕跌倒,而很少离开家了,从而增加了与社会的隔绝和孤独感。然后,这会导致活动减少的恶性循环,从而使老年人更加脆弱并增加再次跌倒的风险。

许多老年人不会主动提及跌倒、行走和平衡困难，他们可能把跌倒看作老年人的一种不可避免的事情，认为跌倒是一个随机发生的事件，或者认识不到自己可能处于危险之中。对跌倒风险进行自我评估的检测表（参见在线补充资料）可以提高老年人对自己跌倒风险的认识，并开始与保健服务人员、朋友和家人进行交流[疾病控制中心（CDC），2015]。

积极主动并且经常询问老年人行走和平衡状况的变化以及是否跌倒。每次跌倒和活动能力的恶化都是征兆，而不仅仅是个诊断，这些症状是危险信号，促使医生寻找潜在的病症。早期识别活动能力、体能和跌倒危险因素的变化使医生能及时地实施个体化干预，以维持或改善活动能力和自理能力并降低跌倒风险和跌倒发生率。

（李津津 译）

参考文献

Bridenbaugh SA, Beauchet O, Annweiler C, Allali G, Herrmann F, Kressig RW. Association between dual task-related decrease in walking speed and real versus imagined Timed Up and Go test performance. Aging Clin Exp Res. 2013;25:283–9.

Bridenbaugh SA, Kressig RW. Motor cognitive dual tasking: early detection of gait impairment, fall risk and cognitive decline. Z Gerontol Geriatr. 2015;48:15–21.

Centers for Disease Control and Prevention National Center for Injury Prevention and Control in collaboration with the VA Greater Los Angeles Healthcare System, the Geriatric Research Education & Clinical Center and the Fall Prevention Center of Excellence. Stay Independent. 2015. https://www.cdc.gov/steadi/pdf/stay_independent_brochure-a.pdf. Accessed 27 Feb 2017.

Clegg A, Young J, Iliffe S, Rikkert MO, Rockwood K. Frailty in elderly people. Lancet. 2013;381:752–62.

Lord SRSC, Menz HB. Falls in older people: risk factors and strategies for prevention. 1st ed. Cambridge: Cambridge University Press; 2001.

Panel on Prevention of Falls in Older Persons, American Geriatrics Society and British Geriatrics Society. Summary of the Updated American Geriatrics Society/British Geriatrics Society clinical practice guideline for prevention of falls in older persons. J Am Geriatr Soc. 2011;59:148–57.

Trombetti A, Hars M, Herrmann FR, Kressig RW, Ferrari S, Rizzoli R. Effect of music-based multitask training on gait, balance, and fall risk in elderly people: a randomized controlled trial. Arch Intern Med. 2011;171:525–33.

肌少症

第 10 章

Alfonso J. Cruz-Jentoft, Beatriz Montero-Errasquín

摘 要

肌少症(肌肉功能不全)是一种老年综合征,其特征在于骨骼肌量和功能的进行性和全面丢失,增加了包括身体失能、跌倒和死亡等不良后果的风险,可以表现为慢性或急性。

肌少症的病理生理学是复杂的,涉及肌肉及其神经和激素调节。

随着年龄的增长,肌少症发病率增加。临床实践中可以通过获得验证的筛查仪器或通过测量 65 岁以上者的步行速度来发现病例。肌少症的诊断依赖于低肌肉量加上低肌力和(或)低体能的测试记录。一旦诊断为肌少症,需要进行老年综合评估(CGA)以确定潜在原因。

肌少症的预防应该从成年后开始,并依赖于保持高水平的身体活动、抗阻锻炼和适当的营养。肌少症的治疗始于识别和管理潜在病因。适当的营养[特别是达到目标蛋白质需要 1.2~1.5g/(kg·d)]和抗阻锻炼是治疗的基石。目前尚无经批准的药物用来治疗肌少症。

学习目标

完成本章学习,读者将能够:

- 理解肌少症的概念;
- 选择在临床实践中诊断肌少症的最佳工具;
- 评估肌少症的根本原因;
- 实施干预以预防或改善肌少症。

10.1　肌少症的概念

肌少症(sarcopenia)一词源于希腊语词根肌肉(sarx)和丢失(penia),于 1988 年首次用于描述老年人的一个常见问题：一个众所周知但从未命名的年龄相关的肌肉质量和功能下降的症状,其影响行走、活动、营养状况和自主功能(Rosenberg,1997)。最初,肌少症仅是指肌肉质量的损失，但自 2010 年以来肌肉功能被包括在定义中。到 2016 年，国际疾病分类-10(ICD-10)将肌少症编码为特定的疾病。

肌少症更应当被理解为器官衰竭(肌肉功能不全)(Cruz-Jentoft,2016)。它通常作为缓慢进展的慢性疾病出现,但也可以急性发展或损害(即,在入院期间或静卧时候)。肌少症与身体虚弱密切相关(Morley 等,2014)(另见第 4 章)。肌少症是身体虚弱的主要原因,而一些患有肌少症的老年人也是虚弱的(图 10.1)。

肌少症被定义为老年综合征,其特征在于骨骼肌质量和功能的进行性和全面丢失,增加了不良后果的风险,例如身体失能、跌倒、生活质量差和死亡(Cruz-Jentoft 等,2010)。最近使用这个综合性定义的研究发现,社区中高达 30%的老年人存在肌少症,而在护理院中的老年人患病率更高。目前尚不清楚其患病率是男性更高还是女性更高。

10.2　肌少症的发展

肌少症的病理生理学是复杂的。它涉及肌肉及其神经和激素调节(Clark 和 Manini,2008)。

随着正常老龄化进程,肌纤维质量缓慢受损,表现出峰值力度、收缩速度和弹性下降。肌纤维无力可以通过几种年龄相关性改变的相互作用来解释,包括:由于睾酮和其他合成代谢激素浓度下降造成的刺激合成代谢的减弱、年龄相关的亚临床水平的炎症反应,以及分子收缩机制中的分子结构变化。

老年受试者中卫星细胞数量和活性降低与年龄有关，特别是那些与ⅡA 型纤维有关的细胞,这可能会降低再生能力及对损失的肌纤维的补偿。肌肉生长抑制素(一种下调肌肉质量的生长因子)的循环水平也随年龄增加。基因调控的一些变化可以解释年龄相关的骨骼肌

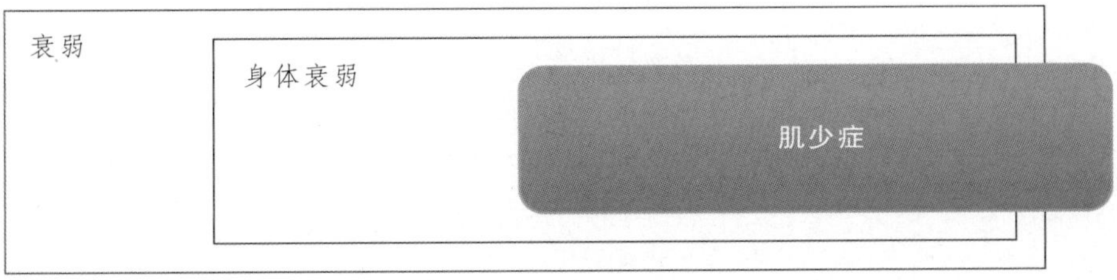

图 10.1　肌少症与衰弱之间的联系。

蛋白质谱变化。

运动的神经控制也可能因为肌少症受损,与运动终板的缺失特别相关。年龄相关的代谢和内分泌变化也可能涉及肌少症的发生。

10.3 肌少症患者的鉴别

随着年龄的增长,肌少症的发生率增高,因此年龄越大,患有肌少症的风险就越高。尽管筛查在改善临床相关结果方面的益处尚未得到证实,但是得知肌少症在老年时的高患病率很可能受益于筛查。筛查可以通过使用得到验证的筛查工具进行,如SARC-F问卷(SARC-F由力量、辅助行走、从椅子上站起、爬楼梯和跌倒几个词的首字母组成)(Malmstrom和Morley,2013)。此外,测量65岁以上患者的步速可以识别高风险的人群,即步速低于1m/s的人群。

在某些护理环境中,肌少症的患病率较高。那些住在疗养院或入住康复机构的人和就诊于老年诊所的人可能面临特殊风险。急性肌少症在老年人急性入院期间发生。或者对仅有已知的肌少症危险因素的老年人给予筛选(表10.1)(Morley等,2011)。

10.3.1 诊断

肌少症的诊断依赖于肌肉量降低且肌力降低或体能降低的检测数据(表10.2)。表10.2还列出了可用于临床实践的各种诊断工具各自的测量参数。通常,每种工具的界值都是与性

表10.1 肌少症:发现病例的方法

筛查方法	风险分组
问卷(SARC-F)	人群
步速(<1m/s)	• 小型私人医院
	• 康复环境
	• 急性住院
	• 老年门诊
	个体
	• 反复跌倒
	• 步速下降的感觉
	• 近期住院
	• 长时间卧床休息
	• 从椅子上站起的问题
	• 使用拐杖或辅助装置
	• 营养不良

注:SARC-F由力量、辅助行走、从椅子上站起、爬楼梯和跌倒几个词的首字母组成。

表 10.2　诊断肌少症的条件和工具

肌少症的诊断要符合条件 1 加上条件 2 或条件 3		
1.肌肉量减少		
2.肌力降低		
3.体能降低		
诊断肌少症的临床应用工具		
肌肉量	肌力	体能
√双能 X 线吸收法(DXA)	√握力	√步速
√生物阻抗法(BIA)	• 等张伸膝(股四头肌)	√简易体能状况量表(SPPB)
• 人体测量学		• 计时行走试验
		• 6 分钟步行试验
		• 400 米步行试验

注:√为最广泛使用的工具。

别相关的,并且在许多情况下,与种族和国籍相关(Mijnarends 等,2013;Studenski 等,2014)。

肌少症只是一系列与显著肌萎缩、营养不良和恶病质相关的状况中最常见的一种(另见第 24 章)。这些状况相互影响很深,以至于要将它们区分为不同的状况是一项复杂的任务,但仔细的鉴别诊断有助于选择适当的治疗手段(Morley 等,2011)。饥饿状态时由于摄入的蛋白质和能量不足,会导致体脂和非脂肪量的丢失,而在肌少症患者中,体脂会保持或增加(肌肉减少性肥胖)。恶病质是严重的肌萎缩(脂肪和非脂肪量)伴有一些疾病,如癌症的状态。恶病质的定义涵盖炎症是导致肌肉萎缩的主要机制的概念。因此,大多数恶病质患者也存在肌少症,但大多数肌少症患者不被视为恶病质。如上所述,肌少症也与衰弱相关(另见第 4 章)。

一旦诊断为肌少症,最好将其视为老年综合征(Cruz-Jentoft 等,2010)。CGA 有助于找出不同的潜在原因,通常也是复杂的肌少症病因(另见第 26 章)(表 10.3)。

10.4　预防和治疗

预防肌少症应该从成年开始,因为肌肉量和功能丧失在成年早期开始,并且在 50 岁后更加突出。预防依赖于保持高水平的体力活动、抗阻锻炼、适当的营养(坚持地中海式饮食,尤其是摄入大量蛋白质),以及避免有损健康的习惯(吸烟、酗酒)(另见第 24 章)。

肌少症一旦得到确诊,对患者的处理始于对老年综合评估中发现的任何潜在原因进行识别和管理(图 10.2)。营养和体力锻炼是治疗的基石(Forbes 等,2012)。目前还没有药物被批准用于此病症(Landi 等,2013)。

抗阻运动训练能增加肌肉量和功能,并增加骨骼肌中的蛋白质积聚。有氧运动训练也可能有益于增龄性骨骼肌和提高胰岛素敏感性。运动必须由医生进行适当地指导,而且在经过

表 10.3 按病因分类肌少症

类型	举例
原发性肌少症	
年龄相关肌少症	除增龄外,没有明显的其他原因
继发性肌少症	
活动相关肌少症	可能是由卧床休息、久坐的生活方式、去条件作用或失重状态造成的
疾病相关肌少症	与晚期器官衰竭(心、肺、肝、肾、脑)、炎症、恶性病或内分泌疾病相关
营养相关肌少症	饮食能量和(或)蛋白质摄入不足的结果,如吸收不良、胃肠道疾病或使用导致厌食症的药物

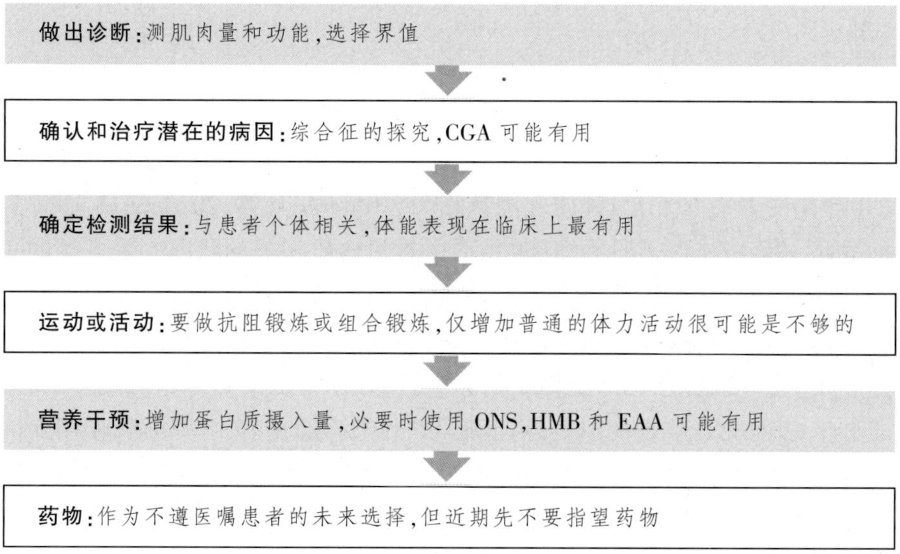

图 10.2 肌少症的处理。ONS,口服营养补充剂;HMB,β-羟基-β-甲基丁酸;EAA,必需氨基酸。

适当监督并长时间坚持时才最可能有益。

肌少症患者也需要纠正营养缺乏症。要增加热量摄入以满足由运动所带来的更高需求。蛋白质需求也有所增加,因此,推荐的蛋白质摄入量应为1.2~1.5g/(kg·d),唯一的例外是4期或5期肾衰竭的患者(Bauer等,2013)。包括约2.5g亮氨酸(Leenders和van Loon,2011)和β-羟基-β-甲基丁酸(HMB)(Fitschen等,2013)的必需氨基酸(EAA)补充剂可改善肌肉量和功能参数。良好的肌肉功能需要纠正维生素D缺乏症,维生素D血液水平正常时,其作用也是确定的。当通过改变常规饮食无法达到要求时,需要口服营养补充剂来满足这些需求。补充剂至少使用3个月最有效。

(李津津 译)

参考文献

Bauer J, Biolo G, Cederholm T, et al. Evidence-based recommendations for optimal dietary protein intake in older people: a position paper from the PROT-AGE Study Group. J Am Med Dir Assoc. 2013;14(8):542–59.

Clark BC, Manini TM. Sarcopenia =/= dynapenia. J Gerontol A Biol Sci Med Sci. 2008;63(8):829–34.

Cruz-Jentoft AJ. Sarcopenia, the last organ insufficiency. Eur Geriatr Med. 2016;7:195–6.

Cruz-Jentoft AJ, Landi F, Topinková E, Michel JP. Understanding sarcopenia as a geriatric syndrome. Curr Opin Clin Nutr Metab Care. 2010a;13(1):1–7.

Cruz-Jentoft AJ, Baeyens JP, Bauer JM, et al. Sarcopenia: European consensus on definition and diagnosis: report of the European Working Group on Sarcopenia in Older People. Age Ageing. 2010b;39(4):412–23.

Fitschen PJ, Wilson GJ, Wilson JM, Wilund KR. Efficacy of β-hydroxy-β-methylbutyrate supplementation in elderly and clinical populations. Nutrition. 2013;29(1):29–36.

Forbes SC, Little JP, Candow DG. Exercise and nutritional interventions for improving aging muscle health. Endocrine. 2012;42(1):29–38.

Landi F, Rolland Y, Onder G. The future of drug treatments. In: Cruz-Jentoft AJ, Morley JE, editors. Sarcopenia. Chichester: John Wiley & Sons; 2013. p. 296–323.

Leenders M, van Loon LJC. Leucine as a pharmaconutrient to prevent and treat sarcopenia and type 2 diabetes. Nutr Rev. 2011;69(11):675–89.

Malmstrom TK, Morley JE. SARC-F: a simple questionnaire to rapidly diagnose sarcopenia. J Am Med Dir Assoc. 2013;14(8):531–2.

Mijnarends DM, Meijers JM, Halfens RJ, et al. Validity and reliability of tools to measure muscle mass, strength, and physical performance in community-dwelling older people: a systematic review. J Am Med Dir Assoc. 2013;14(3):170–8.

Morley JE, Abbatecola AM, Argiles JM, et al. Sarcopenia with limited mobility: an international consensus. J Am Med Dir Assoc. 2011;12(6):403–9.

Morley JE, von Haehling S, Anker SD, Vellas B. From sarcopenia to frailty: a road less traveled. J Cachex Sarcopenia Muscle. 2014;5(1):5–8.

Rosenberg IH. Sarcopenia: origins and clinical relevance. J Nutr. 1997;127:990S–1S.

Studenski SA, Peters KW, Alley DE, et al. The FNIH sarcopenia project: rationale, study description, conference recommendations, and final estimates. J Gerontol Ser A Biol Med Sci. 2014;69(5):547–58.

失禁 第 11 章

Yvonne Hoffmann-Weltin

摘　要

失禁是老年医学中的“大问题”之一。它的病因是多因素的，包括生理性老龄化以及随之而来的合并症、活动障碍、衰弱、肌少症和多重用药等。

失禁会影响生活质量，因为它会导致社会隔离、抑郁、跌倒、骨折、皮肤并发症、感染、谵妄和行为受限。无论是尿失禁还是大便失禁，现已证明均与死亡率增加、照护问题和给人造成严重心理负担有关。因此，患者、护理人员和医生有必要提高对这一问题的认识并关注其复杂性。老年综合评估(CGA)，包括详细的病史和体格检查，对于确定潜在的可治疗疾病并开始有效和个体化的治疗至关重要。

学习目标

完成本章学习，读者将能够：

- 认识失禁的临床症状，并识别合并症及与多重用药相关的问题；
- 诊断不同类型的尿失禁；
- 进行个体化治疗。

11.1 尿失禁

尿失禁(UI)的患病率随着年龄的增长而增加，并增加高龄老人的依赖性，这影响到 30%~60%的老年人(Wagg，2013)。据估计，年龄超过 65 岁的女性中 1/3 患有膀胱过度活动症，这其中有 1/3 伴有 UI。在老年女性中，混合性 UI 更为常见(接近 50%的患者，表 11.1)。许多患者和医生认为 UI 是正常老龄化的部分表现，因此，在日常实践中认为管理社区居民 UI 的最常用方法是使用吸收性产品(Abrams 等,2013)。

11.1.1

UI 是基于膀胱储尿或排空失调。UI 的分类基于下尿路的潜在问题(表 11.1)。术语急迫性尿失禁(UUI)和膀胱过度活动症(OAB)在日常实践中可互换使用。然而,它们是描述病理生理学方面的两种不同状态。事实上,OAB 是一种包括尿频、尿急、遗尿症的症状综合征,(Cook 和 Sobeski,2013)。UUI 可能与此症状综合征相关,也可能不相关。

11.1.2 尿失禁的诊断

许多患者不会自发报告 UI。因此,定期筛查和评估失禁(接诊老年患者时)已成为良好临床实践的标志。使用的工具应包括以下方面,所有问卷都建立在症状评估的基础上,但很少有哪个问卷的敏感性、特异性和评定者间可变性已经得以验证。

目前有如下工具:

- 泌尿生殖量表(UDI)和 UDI-6 简表(Lemack 和 Zimmern,1999)。
- 莱斯特泌尿系统症状问卷(LUSQ)(Uebersax 等,1995)。

同时的一般健康相关的生活质量评估通常使用以下方法:

- 体格检查结论研究简表(MOS SF 36)。

表 11.1 UI 类型及其原因(引自 Cook 和 Sobeski,2013)

类型	定义	常见病因
压力性	腹压增加时(如咳嗽、大笑和跳等情况)无意识的尿液溢出(仅为小量)	盆底肌无力(分娩期或更年期状态) 膀胱出口或尿道括约肌无力 后尿道手术史
急迫性	有膀胱充盈感后不能延迟排空造成尿液漏出(漏出量很大)	逼尿肌过度活跃,下列孤立的或相关的一项或多项 局部泌尿生殖系统问题(如肿瘤、结石、憩室、流出梗阻) 中枢神经系统失调(如脑卒中、帕金森病、痴呆、脊髓损伤)
充盈性	尿液溢出(少量)是由于膀胱过度充盈的机械压(压力性漏出)或其他方面影响膀胱和括约肌功能(有助于尿液漏出)所致的尿潴留	解剖结构性阻塞由于前列腺、狭窄、膀胱膨出 收缩性膀胱与糖尿病或脊髓损伤有关 神经源性与多发性硬化症或其他脊髓病变有关 药物作用
功能性	泌尿系统意外与认知和(或)体能损害所致如厕不能、心理上不情愿或环境障碍有关	严重痴呆或其他中枢神经系统疾病 精神心理因素,如抑郁症和敌对状态

• Euro Quol EQ-5D。

这些工具的有效性已经在老年人群中得到验证，并于日常实践中评估多重疾病患者的生物社会心理方面和与健康相关的生活质量;学生和住院医生可以通过互联网获取问卷。无论选择何种工具，都应根据患者的需求和实际情况以及照顾老年患者的环境（另见第7部分)进行调整(表11.2)。

11.1.3 如何评估尿失禁

老年患者常常无法表达他们的具体问题;而有时UI就是复杂疾病的首发表现(另见第5章和第6章)。

非侵入性诊断评估先于尿动力学检测,包括:

• 病史、体格检查、治疗期望的评估和(或)共享的决策(表11.3)。
• UI的严重程度、困扰程度(汇集日记)。
• CGA(另见第26章)。
• 记录液体摄入量,膀胱日志(记录排尿时间和排尿量、失禁发作、尿垫使用、液体摄入、尿急程度和UI程度,至少数小时)。
• 尿液的化学和显微镜分析。
• 排尿后残余尿量的测量(超声、膀胱扫描)。
• 男性直肠指检、女性妇科检查。
• 用于评估UI的标准化问卷(可靠和可比较的数据)。

尿动力学检测通常在手术干预之前进行,而实施和决策将与泌尿科专家共同进行。

表11.2 发展为UI的病因和危险因素列于表11.1中(DuBeau等,2010)

不可逆因素(可予以优化联合治疗)	潜在的可逆性危险因素
慢性疾病:糖尿病、充血性心力衰竭、帕金森病、痴呆、抑郁症	体能不良、衰弱、活动受限
尿道改变:前列腺切除术、前列腺肥大	多重用药
	便秘
	维生素D缺乏
	急性疾病:尿路感染(UTI)、萎缩性阴道炎、谵妄
	尿道改变:阴道分娩、前列腺肥大
	环境危害:缺乏卫生间通道、没有扶手、马桶高度不合适、不够明亮、卫生间用具不足(如坐便椅或男用小便器)
	经常使用纸尿裤
	心理社会应激

表 11.3 UI 的临床诊断

病史	临床表现	实验室检测
持续性尿路感染	突然遗尿	血尿
持续性背痛	突然个人行为改变	肾功能不良
近期的骨盆骨折	急性意识模糊	
近期的腰背外伤		
前列腺增生		

11.1.4 如何治疗 UI

作为第一步，总是要寻找可能引发或有助于形成 UI 的混杂因素，并设法消除危险因素(表 11.2)。多学科整合与内部协作是成功治疗出现 UI 症状与体征老年患者的基石。由于患者的愿望和治疗目标以及整体的生物社会心理状况，通常选择多步骤的方法来帮助 UI 患者。设定个体的目标和定期评估认知和体能以及与健康相关的生活质量是老年病学专家日常实践中基本的常规工作。

行为干预需要时间，但在提供给老年患者时具有几乎没有副作用的优势。可以证明，这些干预措施对提高个人生活质量是非常有效的，也可以把护理者的负担减至最少。

培训方案的类型在很大程度上取决于老年人的认知状况。膀胱训练用于认知和体能正常的成年人，他们可以通过增加排尿的时间间隔来恢复节制能力。排尿方案或如厕培训方案，一般被用于机构环境中有认知和体能缺陷的人，在后者中，提示性排尿可能增加患者的如厕要求和主动如厕，每 2 小时询问 1 次是否需要去厕所，从而促进提示性排尿。另一方面，习惯再训练不能预知试图改变排尿模式的结果，但需要了解以往有关 UI 的信息，意在鼓励固定时间间隔如厕，比如每 2 小时 1 次(定时排尿)。这被认为是被动如厕方案，并非试图教育患者或重新建立排尿模式。

以上提到的干预措施必须是量身定制的，并且取决于患者的行为能力、动机和认知，以及专业上高度积极的护理，此外，这是非常耗时的。行为干预在 UI 的所有阶段都是可能的，而随着严重程度的增加，其功效受到限制。行为干预不适用于充盈性 UI 的患者。

体育锻炼可用于优化括约肌功能和尿潴留。这些干预取决于患者的依从性。盆底肌锻炼是可以选用的方法，推荐用于治疗压力性和混合性 UI——有赖于患者的积极性；治疗说明以及对治疗成功可能性和对心理、身体激活作用的评估是有益的。女性需要在治疗前进行妇科检查，以评估相应器官禁忌证。生物反馈训练和 Kegel 锻炼旨在加强耻尾肌和其他盆底肌，但需要使用额外的技术设备、良好的视觉和运动技巧。因此，这种方法在老年人中只作为次要的选择。盆底电刺激(通过放置在阴道和肛门附近皮肤上的黏合垫或放置在阴道内的棉塞)最终引发肛提肌、尿道括约肌收缩及抑制膀胱逼尿肌反射，对于不能做盆底肌锻炼的急迫性和压力性 UI 患者，这是一种可能的治疗，但它可能造成如 UTI 和疼痛的副作用。

在UI和大便失禁的患者中,考虑使用的有关物品包括吸水性的尿垫、纸尿裤、便盆和尿瓶,然而,除此之外,还要注意环境的适应和设备应用,如合适的扶手、助行器、坐便器以及充足的照明。

一旦其他治疗方案失败,如果替代策略不适宜,则应放置导尿管,例如,在急性尿潴留、膀胱出口梗阻、围术期使用、长期制动和临终关怀的情况下。在疗养院放置导尿管的患者中感染风险增加了3倍。

表11.4中列举的用于治疗UI的药物,由于不良反应和药物间和药物与疾病间的相互作用(另见第23章),应该非常小心地应用于老年患者(Bettez等,2012)。治疗UI的药物通常要与行为干预一起使用。对有认知障碍和那些没有预期个人获益的UI患者要放弃给予药物治疗。

有时UI是治疗其他疾病的药物导致的(表11.5)。一定要仔细评估所有用药,并尝试评判新出现UI的时间与治疗方案中新启用药物的时间是否相关。

最后,外科手术治疗被认为是治疗压力性UI(SUI)最有效的方法,且疗效持续,对年老女性与年轻的女性一样安全有效。目前有两种微创的尿道悬吊治疗方案,即无张力阴道悬吊术(TVT)和尿道下悬吊术(TOT)。这两种微创治疗方案已经在世界范围内广泛应用于SUI女性患者,使女性持续的可自制率达80%,罕见的并发症是膀胱穿孔和股部疼痛。对于患有前列腺增生的年老体弱男性,为解除急迫性UI所致梗阻,经尿道前列腺切除术(TURP)是一种

表11.4 治疗UI的药物选择

药物	UI类型	作用机制	副作用	禁忌证
抗胆碱能药(奥普布宁、托特罗定、索利那新、弗斯特罗定、达非那新、曲司氯胺氯化物)	膀胱过度活动症、药物引起的逼尿肌过度活跃	阻断胆碱能神经传导,减小膀胱神经支配,减少排尿频次	高剂量可通过血脑屏障而影响意识功能(曲司氯胺氯化物比其他药物更明显)	闭角型青光眼、重症肌无力
5-羟色胺、去甲肾上腺素再摄取抑制剂(度洛西汀等)	对前列腺切除术后的UI也已显示有效(包括在其他类型中)	减少UI和排尿频次	恶心、口干、疲乏、便秘、低钠血症、自杀风险、自杀意念、焦虑	
选择性β3-肾上腺素能受体激动剂(米拉贝隆、去氨加压素等)		减少夜尿次数和残余尿量	高血压、心动过速	去氨加压素可以导致液体潴留,可能引发失代偿充血性心力衰竭、低钠血症
UI的相关激素治疗	萎缩性阴道炎	作用影响阴道细胞学		

表 11.5　导致 UI 的药物

导致 UI 的药物	临床表现
α-受体激动剂	增加平滑肌张力，尿道括约肌+前列腺包膜
α-受体阻滞剂（多沙唑嗪、哌唑嗪、坦索罗辛）	松弛尿道括约肌和尿道口，可能造成压力性 UI，例如在咳嗽和提重物时
血管紧张素转换酶抑制剂	由于引发反复咳嗽，可能加重压力性 UI
抗胆碱能药	可以造成排空障碍、尿潴留、感染、便秘、降低有效的如厕能力、头晕、意识模糊、跌倒、眼干、口干以及液体摄入减少，效应为剂量依赖性
钙通道阻滞剂	平滑肌松弛，可以造成排空受损、尿潴留（充盈性 UI）和便秘
胆碱酯酶抑制剂	增强膀胱收缩性、急迫性 UI（剂量依赖性效应）
利尿剂（呋塞米、噻嗪类）	增加尿液生成（即，尿急症状增加）
加巴喷丁	水肿、夜尿增加
锂制剂	由于尿崩症而多尿
阿片类药物/吗啡	可以造成尿潴留、便秘、意识模糊、不活动，所有这些均可致 UI
镇静剂、催眠药、抗精神病药	抗胆碱能副作用：意识模糊、头晕、不活动、减弱逼尿肌收缩（尿潴留）
选择性 5-羟色胺再摄取抑制剂	增加胆碱能活性和膀胱收缩性

安全、成功的治疗方法。对某些亚型的 UI（如体位性 UI、持续性 UI、无知觉性 UI 和性交性 UI），如果保守治疗失败，在完成所有妇科或泌尿科检查后，可以咨询外科医生。

（李津津　译）

参考文献

Abrams P, Cardozo L, Khoury S, Wein A. Incontinence, 5th International consultation on incontinence, Paris February 2012. 5th ed. Paris: ICUD-EAU; 2013.

Bettez M, et al. 2012 update: guidelines for adult urinary incontinence, collaborative consensus document for the Canadian Urological Association. CUAJ. 2012;6(5):354–63.

Cook, K and Sobeski, LM. https://www.accp.com/docs/bookstore/psap/p13b2_m1ch.pdf. (2013). Accessed 19 May 2017.

DuBeau CE, et al. Incontinence in the frail elderly: report from the 4th International consultation on incontinence. Neurourol Urodyn. 2010;29(1):p165–78.

Lemack GE, Zimmern PE. Predictability of urodynamic findings based on the urogenital distress inventory-6 questionnaire. Urology. 1999;54(3):461–6.

Uebersax JS, Wyman JF, Shumaker SA, McClish DK, Fantl JA, The Continence Program for Women Research Group. Short forms to assess life quality and symptom distress for urinary incontinence in women: the incontinence impact questionnaire and the urogenital distress inventory. Neurourol Urodyn. 1995;14(2):131–9.

Wagg, Adrian S. Incontinence in the frail elderly, Committee 11, Incontinence. 5th ed; 2013.

推荐阅读

更多信息可查阅 International Continence society (ICS): www.ics.org.

第 4 部分

常见的年龄相关性疾病

糖尿病 第12章

Stefania Maggi, Nicola Veronese

摘 要

老年人的糖尿病发病率与年龄相关性最高，然而，对于老年糖尿病患者，特别是那些非常衰弱的老年糖尿病患者，却缺乏合适的治疗指南，在本章中，对于目前老年糖尿病的危险因素、诊断、并发症和治疗的证据进行了总结。

学习目标

完成本章学习，读者将能够：

- 量化老年人群中此问题的严重程度；
- 了解治疗方法对整体预后的影响；
- 认清在成人中应用指南的困难；
- 处理老年患者的特殊并发症，如痴呆。

12.1 引言和背景

- 糖尿病是老年人常见的患病率最高的疾病。
- 与中年人不同，老年人的糖尿病常伴有一些特殊情况，例如认知能力下降。
- 衰弱是糖尿病治疗目标的重要决定因素。
- 由于发生副作用的可能性较高，应谨慎使用药物（尤其是胰岛素）。

12.2 流行病学，糖尿病的类型

- 最近的研究表明，年龄>65岁的人群中超过25%患有糖尿病。
- 2型糖尿病是最常见的类型（表12.1）。

如何评估糖尿病及其继发性并发症。

- 糖尿病及继发性并发症的评估（病史、临床检查、进一步诊断）。
  - –老年人的糖尿病常被漏诊。
  - –糖尿病足、反复泌尿系统感染和体重减轻是老年人糖尿病的常见表现。
  - –继发性并发症：每年对视网膜病变、肾病、心血管和神经系统并发症进行筛查（图12.1）。

12.3 老年糖尿病患者的病史

在首次就诊时，如果怀疑患有糖尿病，医生应该询问下列情况（Kirkman等，2012）。

- 症状：
  - –你有多饮、多尿和乏力的症状吗？
  - –你的食欲最近有所增加吗？
  - –你的体重最近有增或减吗？
- 家族史和合并症：
  - –你的亲属是否有2型糖尿病病史？
  - –你在服用什么药物（特别注意糖皮质激素和利尿剂）？
  - –你是否被诊断有高血压、高胆固醇血症或两者兼有？
- 糖尿病的并发症：
  - –眼部问题。你有没有视物模糊、重影或看见闪光；看到大的、浮动的红色或黑色斑点；或者看到大片的类似漂浮的头发、棉纤维，或蜘蛛网样东西等情况？

表12.1 老年糖尿病的危险因素和一级预防措施

危险因素	老年相关性	危险因素评估	一级预防措施
超重和肥胖	重要	体重测量	减重干预
不健康饮食	重要	CGA、膳食问卷调查	营养学家的干预，提高对健康饮食模式的依从性
缺乏运动	相关	CGA、经过验证的问卷	加强身体锻炼
空腹血糖受损	2型糖尿病最强预测指标	空腹血糖 OGTT	生活方式干预可以延缓从IGT到2型糖尿病的进展；对比二甲双胍的数据

注：CGA，老年综合评估；OGTT，糖耐量试验；IGT，空腹血糖受损（另见第26章）。

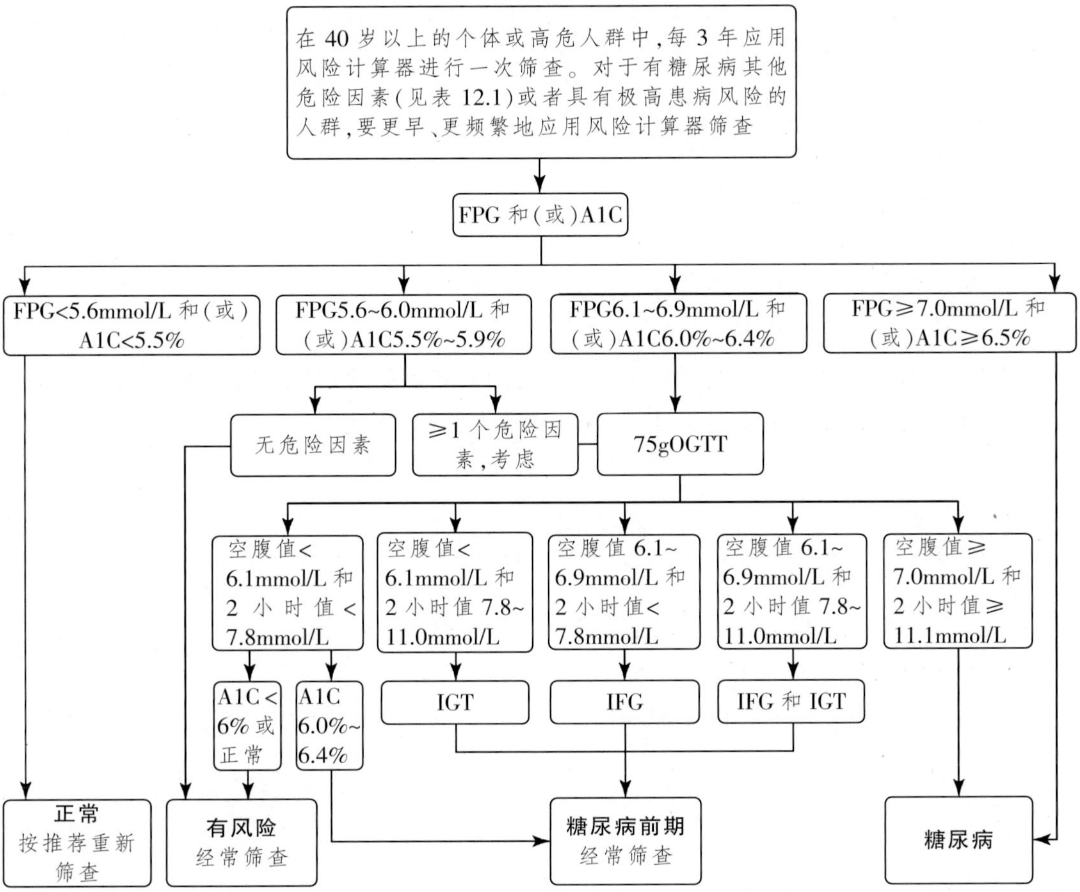

图 12.1 糖尿病诊断方法。在 Ekoé 等许可下，2013 年重新制订。可于下面网址进行风险计算：http://www.diabetes.org/are-you-at-risk/ diabetes-risk-test/

–神经损害。你的手、腿或脚有麻木、刺痛或疼痛感吗？记得检查脚。

–血管疾病。你有没有心脏或下肢血管的问题？你有过胸痛和气短吗？有没有过脑卒中？你有做过诊断心血管疾病的特殊检查吗？比如，超声心动图、主动脉干多普勒超声。

–持续感染。你最近有过任何皮肤、足部、阴道或泌尿系统感染吗？

认知情况（另见第 7 章）：你最近出现记忆力下降了吗？

实施有效的认知评估测试以早期发现糖尿病患者的认知障碍（另见第 26 章和第 33 章）（表 12.2）。

- 老年患者血糖稳态问题的鉴别诊断以及鉴别诊断方法：

–与其他内分泌疾病（例如库欣综合征）、应用糖皮质激素、胰腺疾病的鉴别诊断。

老年糖尿病患者的治疗（Huang 等，2015）：

–非药物治疗。

治疗选择	证据等级	晚年可能遇到的问题
体力活动	中等	残疾、骨性关节炎、认知障碍
饮食干预	中等	肌肉和骨骼流失、依从性差

–糖尿病的药物治疗(表 12.3 和表 12.4)。

老年综合征对糖尿病患者的影响(Moreno 等,2013):

- 糖尿病在老年患者中具有特殊的并发症,如失能或更高的压疮风险。
- 痴呆症被认为是一种 3 型糖尿病,糖尿病也是抑郁症的常见危险因素。
- 糖尿病与晚年认知衰退的发生密切相关(另见第 7 章)。

表 12.2 与年轻人相比,老年患者的临床治疗目标设定

	老年患者	年轻患者
HbA1c(糖化血红蛋白)	HbA1c≤7%:相对健康的成年人 HbA1c≤8%:衰弱或预期寿命少于 5 年者	<7%(理想状态<6.5%)
低血糖症	胰岛素或磺胺类药物治疗常见并发症或合并症	1 型糖尿病特有;在口服药物治疗的 2 型糖尿病中较少见
并发症	老年患者的筛查要个体化,应特别注意可能导致功能损害的并发症	至少每年一次并发症筛查

表 12.3 老年患者的口服药物治疗和肠促胰岛素类似物治疗

治疗选择	禁忌证	常见副作用	特殊注意事项
二甲双胍	GFR<30mL/min	胃肠道副作用	乳酸酸中毒
短效磺胺类药物	晚期的肝肾疾病	低血糖,体重增加	建议避免使用长效药物;此类药物被证实对二甲双胍不耐受的患者有效
格列奈类	肝脏疾病	低血糖(风险较服用磺胺类药物低),体重增加	虽然白天需要更频繁地服药,但对中度肾衰竭的患者有效
DPP–4 抑制剂	无	血管性水肿/荨麻疹及其他免疫介导的皮肤病,胰腺炎风险低	低血糖风险低,肾功能不全患者需减量

(待续)

表 12.3(续)

治疗选择	禁忌证	常见副作用	特殊注意事项
GLP-1 受体拮抗剂	胰腺炎病史	恶心、呕吐、腹泻、饱腹感增加，这些会影响老年人的营养状况	低血糖风险低，每周使用一次，对于老年人更有吸引力。在使用任何注射药物之前，都要考虑患者的认知能力、灵活性和视力
TZD	心功能Ⅲ级和Ⅳ级的慢性心力衰竭患者	体液潴留、骨质流失和骨折风险增加	具有适度的降糖作用，低血糖风险低
α-糖苷酶抑制剂	慢性肠道疾病和肝硬化	肠胃胀气和腹泻	低剂量开始，缓慢增加以减少胀气
SGLT-2 抑制剂	中-重度肾功能不全	泌尿生殖系统感染风险增加，可能导致脱水	为降低低血压和脱水风险，在使用前需调整降压药物(特别是利尿剂的使用)

注：GFR，肾小球滤过率；DPP-4，二肽基肽酶抑制剂-4；GLP-1，胰高血糖素样肽-1；TZD，噻唑烷二酮类；SGLT-2，钠/葡萄糖转运蛋白-2。

详见 Ekoé 等，2013

表 12.4　老年患者胰岛素治疗的不同模式

治疗选择	类型	起效(h)	达峰(h)	持续时间(h)	注意事项
速效胰岛素	赖脯胰岛素、门冬胰岛素、赖谷胰岛素	0.2~0.5	0.5~2	3~4	可以饭后给药
中效胰岛素类似物	地特胰岛素	1~3	9~不详	14~24	通常每天给药 2 次
长效胰岛素类似物	甘精胰岛素	1~3	理想情况下没有峰值	20~24	每天给药 1 次
	德谷胰岛素	0.5~1.5	理想情况下没有峰值	24~36	当甘精胰岛素治疗无效时使用

(王雪娜　译)

参考文献

Ekoé JM, Punthakee Z, Ransom T, et al. Screening for type 1 and type 2 diabetes. Can J Diabetes. 2013;37(Suppl 1):s12–5.

Huang ES, Davis AM. Glycemic control in older adults with diabetes mellitus. JAMA. 2015;314:1509–10.

Kirkman MS, Briscoe VJ, Clark N, et al. Diabetes in older adults. Diabetes Care. 2012;35:2650–64.

Moreno G, Mangione CM, Kimbro L, Vaisberg E. Guidelines abstracted from the American Geriatrics Society guidelines for improving the care of older adults with diabetes mellitus: 2013 update. J Am Geriatr Soc. 2013;61:2020–6.

心血管疾病　第 13 章

Timo E. Strandberg, Tuomo Nieminen

摘　要

心血管疾病（CVD）是老年人住院和死亡的首要原因。从病理生理学角度可以将CVD分为两部分：血管和心脏的异常；其临床表现主要为高血压、冠心病(CAD)、脑卒中、外周血管疾病(PAD)、心肌病、心力衰竭、肺动脉高压、各种心律失常、心脏瓣膜病和心肌炎等。虽然一些研究主要聚焦高龄老人和非常虚弱的患者，但是老年患者CVD的预防、诊断和优化治疗可能与年轻人相似。促进对老年人身体状况和智力的评估以利于个体化治疗。对于心力衰竭患者的临终关怀也是一个重要的问题。

学习目标

完成本章学习，读者将能够：

- 了解高血压和高脂血症的优化治疗在预防心血管疾病中的重要性；
- 认识老年患者急性冠状动脉综合征经常出现的不典型的临床表现；
- 针对房颤恰当的抗凝治疗的应用；
- 心力衰竭的预防和临终关怀之间的关系。

13.1　老年心血管疾病(CVD)的流行病学特征

CVD是老年人住院和死亡的首要原因。CVD的病理生理学可以分为两大部分：①血管异常，如动脉粥样硬化、血栓形成、栓塞导致血管闭塞所引起的缺血；②心脏异常，如心力衰竭和心律失常。

CVD包括以下几种重要的疾病。

- 高血压；
- 冠心病(CAD)；
- 脑卒中；
- 外周血管疾病(PAD)；
- 心肌病；
- 心力衰竭(HF)；
- 肺动脉高压；
- 各种心律失常；
- 心脏瓣膜病；
- 心内膜炎；
- 静脉疾病(深静脉血栓形成、肺栓塞)。

此外，小血管的病变伴随血管的老化在CVD所致的各种老年综合征中扮演重要角色。

由于动脉粥样硬化危险因素的累积，在衰老的过程中CVD越来越多，危险因素包括以下几种。

- 胆固醇；
- 高血压；
- 糖尿病；
- 吸烟。

危险因素还包括逐渐的老龄改变。

- 纤维化；
- 血管壁脂肪玻璃样变；
- 淀粉样变血管病。

以上因素共同作用损害心脏和血管的功能和结构。

13.2 老年CVD患者的评估

通常而言，在CVD的预防、诊断和治疗方面，老年人和年轻人没有什么不同，差异的出现主要是由于生物年龄的变化而不是时序年龄。

- 生物年龄受虚弱状态的影响。
- 老年人智力评估(CGA)(另见第26章)也推荐用于虚弱复杂的老年患者、共病患者和同时服用多种药物的患者。
- 稳定和不稳定患者的综合评估和测试见表13.1。
- 本章着重介绍老年病临床上最重要的几种CVD：高血压、CAD、心律失常[心房颤动(AF)]、瓣膜病[主动脉瓣狭窄(AS)、二尖瓣反流(MI)]和心力衰竭(HF)。
- 重点强调老年患者的特征(表13.2)。

表 13.1 老年 CVD 患者的总体评估

	稳定的	急性的
病史	CVD 的危险因素贯穿于生命的全过程。既往 CVD、既往认知功能和身体功能(心绞痛、跛行)。体重变化、用药情况、合并症	既往 CVD 病史和现在用药情况
症状	胸痛(典型或不典型)、跛行、呼吸困难、不适、感染	胸痛(典型或不典型)、跛行、呼吸困难、不适、感染、谵妄体征
体征	血压(BP)、心率、心脏杂音、第三心音(S3)、血管杂音、颈静脉波动、外周水肿、肺部啰音、虚弱、认知	BP、心率、心脏杂音、S3、血管杂音、颈静脉波动、外周水肿、肺部啰音、虚弱、认知
初步检查	ECG、胸部 X 线、利钠肽	ECG、胸部 X 线、心脏的肌钙蛋白、利钠肽
进一步检查	动态心电检测(Holter)、运动试验、超声心动图、颈动脉和股动脉超声、踝-臂指数、血管造影、电生理检查	超声心动图、颈动脉和股动脉超声、血管造影

13.3 高血压

13.3.1 概论

高血压是老年人的常见疾病,其病理生理学特征(大动脉僵硬)导致老年人常常出现收缩压升高、舒张压下降。

- 大型对照研究表明老年人抗高血压治疗同样可以获益。高龄老人高血压研究(HYVET)(Warcik 等,2015)证实了超过 80 岁的老年人开始治疗高血压的获益,而且其获益者包括了很大一部分居家老年人。
- 但是针对养老院里非常虚弱和失能患者高血压治疗的研究和数据很少, 对于他们的高血压治疗是矛盾的,而且可能有副作用。

13.3.2 老年患者的诊断

- 通常与年轻人相同。
- “白大衣”性高血压相对常见。
- 为了排除直立性低血压,测量立位血压很重要。

表 13.2 一些重要 CVD 的基本特征及在老年人中的特殊表现

疾病	老年人群患病率	年轻人群的共同症状	老年人不典型表现	与老年相关的情况	治疗目的	老年特殊性补充说明
高血压	50%	通常无症状	“白大衣”效应多见，收缩压可以 >200mmHg 而没有“危象”，假性高血压少见但难以诊断	直立性低血压；检查立位血压非常重要	一般情况下收缩压<150mmHg；更低的标准(<130mmHg)，应个体化	评估虚弱水平
CAD	20%	胸痛	可以表现为呼吸困难、谵妄或心力衰竭	心力衰竭、谵妄	通常与年轻人群相似，冠状动脉造影不是必要的	感染经常是疾病加重因素；预防和治疗谵妄
房颤	10%	通常有症状	常无症状	心力衰竭	抗凝(不是阿司匹林)是基础，可以尝试节律控制，但是室率控制通常就足够了	跌倒倾向通常不是抗凝的禁忌证
主动脉瓣狭窄	2%~7%	严重的狭窄通常有症状	常无症状或不典型症状	心力衰竭、头晕和(或)晕厥	TAVI 的使用在增加	有创治疗前行 CGA
心力衰竭	>10%	典型类型：HFrEF(“收缩型”HF)	典型类型：HFpEF(“舒张型”HF)	心脏恶病质	总体目标与年轻患者一样；舒张型心力衰竭仍然缺乏有效的治疗方法	预防和舒缓治疗通常紧密相连；进展期病例中生命末期的照护很重要

13.3.3　治疗

- 虽然获益有限,生活方式的改变(盐的摄入、运动)仍然有一定的意义,但在老年人中要避免节食。一旦被确诊为高血压,通常需要药物治疗。
- 优化总的心血管危险因素的管控(血脂异常、吸烟、糖尿病)是非常重要的。
- 80 岁以上的老年人一旦收缩压>160mmHg 就需要进行虚弱程度的评估,以决定治疗方案(图 13.1)。
- 通常建议起始进行单药治疗,如果血压控制不佳低剂量联合治疗优于加到最大剂量的单药治疗。
- 降压药物的选择是基于伴发病和医疗状况而定,通常推荐利尿剂、血管紧张素转换酶(ACE)抑制剂和血管紧张素受体阻滞剂(ARB)、钙拮抗剂或者它们的联合应用。
- 因为药物不良反应(直立性低血压、跌倒),β–受体阻滞剂不推荐作为一线降压药。
- 如果没有出现"高血压危象"(没有脑部症状或心力衰竭),即使血压升高到很高水平(>200mmHg),也通常推荐观察和平缓降压。

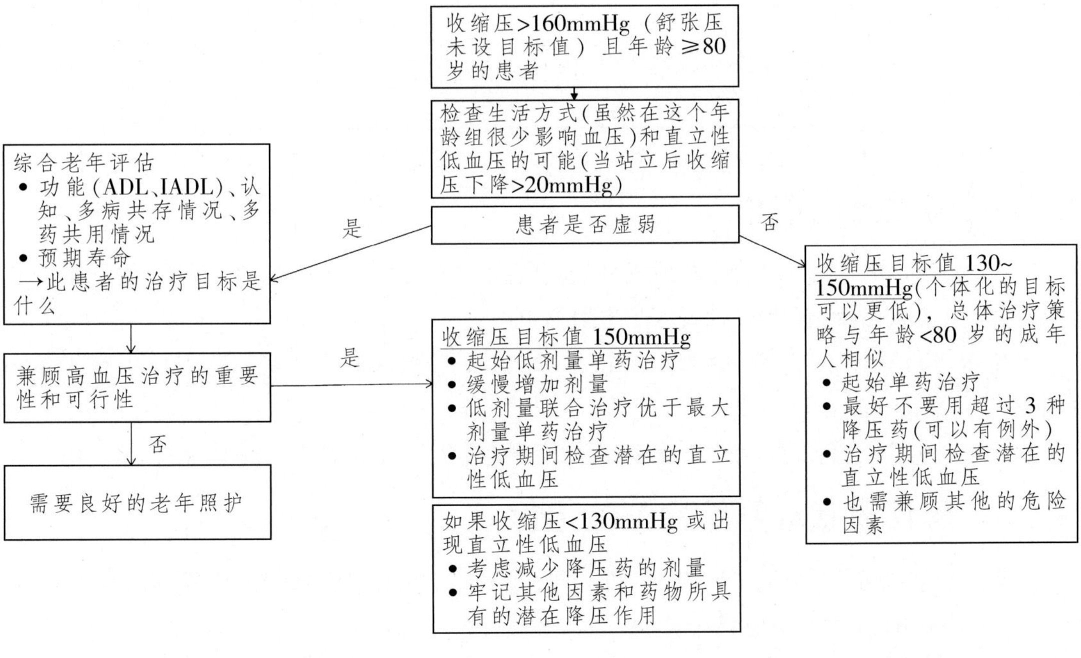

图 13.1　80 岁及以上患者高血压治疗流程。ADL,日常生活活动量;IADL,仪器测量的 ADL。

13.4 冠心病(CAD)

13.4.1 概论

- 症状性 CAD 可以表现为慢性形式(稳定型心绞痛)和急性冠状动脉综合征,急性冠状动脉综合征又分为不稳定型心绞痛和非 ST 段抬高心肌梗死(NSTEMI)及 ST 段抬高心肌梗死(STEMI)。
- CAD 的原因是血管壁的动脉粥样硬化,其预防与年轻人相似,强调控制血脂异常、高血压和戒烟。
- 近几十年来,急性冠状动脉综合征的流行病学发生了很大变化,目前有 50%以上的患者年龄>75 岁,2/3 是女性。
- 老年人的急性表现通常不典型(表 13.3)(另见第 5 章)。

表 13.3 老年急性冠状动脉综合征的特点

仅有 1/3 的患者表现为典型的胸骨后疼痛
心力衰竭的体征(呼吸困难)和心律失常
谵妄
总体健康状况急剧恶化
并发感染

13.4.2 慢性期的治疗

- 慢性、稳定性 CAD 的治疗与常规的指南要求无异,强调预防(生活习惯、他汀类药物、阿司匹林)和症状治疗(硝酸甘油、β-受体阻滞剂)。
- 是否进行有创治疗(介入治疗、搭桥手术)主要依据患者的症状和特点而不是年龄,很少能改善预后。
- 介入治疗对于有症状的虚弱老年人是安全的,并且可以改善心脏功能。

13.4.3 急性冠状动脉综合征的治疗

- 不论患者的年龄如何,STEMI 通常给予急诊介入治疗,因为老年人溶栓的出血风险高。
- NSTEMI 的治疗策略应该个体化(表 13.4)。

13.5 心律失常

13.5.1 概述

引起心动过缓(<50 次/分)的最常见的内在原因是病态窦房结综合征(SSS),是窦房结的

表 13.4 老年 NSTEMI 患者的管理

治疗	建议
有创性治疗策略	基于症状、获益和风险、虚弱程度和共病、生活质量、预期寿命,以及患者意愿的个体化评估
抗血小板治疗	根据体重和肾功能调整剂量,通常需要双联抗血小板治疗
药物治疗	调整所需他汀类、ACE 抑制剂/ARB 和 β-受体阻滞剂的剂量

退行性改变所致。房室(AV)阻滞(Ⅱ度或Ⅲ度)是心动过缓的另一个常见原因。

- 老年人最重要的慢性心律失常是 AF。
- AF 主要的诱发因素是高血压和 HF。
- AF 可以是阵发、持续或永久性的,都与一些重要的临床终点相关(表 13.5)。

13.5.2 SSS 和 AV 阻滞的治疗

- 停用干扰窦房结和 AV 传导的药物。如果以心动过缓为主,则有植入起搏器的指征。
- 有症状的 SSS 患者应该植入永久起搏器,极个别需要植入临时起搏器。
- 原则上,Ⅱ度Ⅱ型和Ⅲ度 AV 阻滞是植入起搏器的指征,只在有症状时,Ⅱ度Ⅰ型 AV 阻滞才有植入起搏器的指征。

13.5.3 AF 的治疗

- 初发性 AF 通常要尝试转复。
- 转复之前如高血压、心力衰竭和甲状腺功能亢进(也包括亚临床型)等诱发因素需优化治疗。
- 老年患者中细致的口服抗凝治疗(不是阿司匹林)也是基础。
- 根据 CHA_2DS_2-VASc 评分,AF/房扑患者符合年龄 75 岁这一项就是脑卒中高风险,就存在抗凝指征。

表 13.5 AF 与临床终点的关系

事件	与 AF 的相关性
死亡	特别是增加心血管疾病死亡
脑卒中	20%~30% 脑卒中与 AF 相关,这种相关性同样存在于"无症状"阵发性 AF 和房扑
认知减退和血管性痴呆	大脑白质病变 AF 患者比非 AF 患者更多见
左心室(LV)功能和心力衰竭	20%~30%的 AF 患者中观察到 LV 功能异常,LV 功能异常导致心率快
住院	10%~40%的 AF 患者每年都需要住院治疗
健康相关的生活质量	不管有无其他 CVD 的 AF 患者生活质量都会受到影响,AF 通常有共病

- 即使有多次跌倒经历也不是抗凝的禁忌证。
- 磁共振成像(MRI)中的微出血对抗凝的影响需要具体分析。<5个的皮质下出血不会增加抗凝的风险,但是>5个的皮质下出血或皮质微出血会增加出血风险,应个体化评估抗凝风险。
- 非维生素K拮抗剂口服抗凝药(NOAC)更受欢迎,但是正在进行且成功的华法林治疗无须更换。
- 虽然抗心律失常药物和电生理射频治疗可以应用于AF,如果转复失败,心室率控制(通常用β-受体阻滞剂)通常优于节律控制。

13.6 心脏瓣膜病

13.6.1 概述

老年人最重要的瓣膜异常是AS和MI。

由于存在动脉粥样硬化的危险因素,AS通常是由于瓣膜退行性钙化造成的。

AS的典型症状是心绞痛、气短、心力衰竭和晕厥,但是AS应该在出现症状之前做出诊断。

收缩期杂音是AS的诊断线索,进而行超声心动图的检查并请心脏专家评估。

由于射血分数(EF)降低所致的低流速、低跨瓣压的AS患者的诊断和治疗是难点。

13.6.2 AS的治疗

- 针对老年患者,特别是常规手术高风险的患者,一旦存在有创治疗的指征,经导管主动脉瓣置换术(TAVI)应用得更加普遍。
- CGA应作为术前评估的一部分以确定总体预后和长期获益情况(另见26章)。

13.6.3 二尖瓣反流(MI)的治疗

- MI是第二常见的需要手术治疗的瓣膜损害。
- 针对不能外科手术或手术高风险的患者,经导管治疗也正在开展中。

13.7 心力衰竭(HF)

13.7.1 概述

HF是一种临床综合征,HF时心脏的泵功能不足以维持充分的循环。

HF可以由各种CVD和身体状况引发,但是估计90%的原因是高血压、CAD或瓣膜的异常。

HF的发生率随着年龄的增加而增加,而且成为主要的住院原因。

• 包括控制 CVD 危险因素的预防要贯穿一生，特别是高血压、血脂异常和糖尿病。

13.7.2　HF 的诊断

• 通过病史和临床体征就可以考虑 HF，但是确诊还需要影像（超声心动图）检查。

• 正常的心电图（ECG）或正常水平的脑钠肽[BNP<35pg/mL 和（或）NT-proBNP<125pg/mL]可以排除 HF，但是脑钠肽的升高也可有其他的原因。

• 正常的胸部 X 线不能排除 HF。

• HF 可以分为急性和慢性，根据 EF 的不同分为三种类型：EF 保留（HFpEF）、中间值（HFmrEF）和减低（HFrEF）型心力衰竭。

• 之前，HFrEF 和 HFpEF 分别被称为收缩性心力衰竭和舒张性心力衰竭，但是两种类型有所重叠，故以 EF 为基础的标准更加精确。

• 相关标准和一些临床特征参见表 13.6。

13.7.3　HF 的治疗

• 虽然入选临床研究的患者大多没有老年人，但是这些数据通常也应用于老年患者。

• 针对 HFrEF 患者，ACE 抑制剂/ARB、β-受体阻滞剂和醛固酮受体拮抗剂可以降低死亡率，利尿剂和地高辛（如果是 AF 患者）只能缓解症状。

• HFpEF 仍然缺乏特异治疗，多是对症治疗高血压和其他共病的优化治疗。

表 13.6　HFpEF、HFmrEF 和 HFrEF 型心力衰竭的定义和特征

	HFrEF（"收缩性"HF）	HFmrEF	HFpEF（"舒张性"HF）
诊断标准	HF 的症状和体征 左室射血分数（LVEF）<40%	HF 的症状和体征 LVEF 为 40%~49%	HF 的症状和体征 LVEF≥50%
		利钠肽水平升高 至少符合以下一项 • 结构性心脏病[左室肥厚和（或）左房扩大] • 舒张功能异常	利钠肽水平升高 至少符合以下一项 • 结构性心脏病[左室肥厚和（或）左房扩大] • 舒张功能异常
典型的病理生理学特征	心肌梗死、主动脉瓣狭窄或心肌病造成的左室损害	两者兼备	各种原因导致的室壁僵硬：老龄、纤维化、高血压、糖尿病、心肌缺血、主动脉瓣狭窄
典型患者	陈旧性心肌梗死		高血压和 AF 的老年女性，临床诊断冠心病不是必要的

- 对于心电图表现为宽的左束支传导阻滞的 HFrEF 患者,心脏再同步化治疗可以改善泵功能,其同时可以具有植入式心脏除颤器的功能。
- 老年患者也可以行有创治疗,但是除颤功能不适用于临终关怀患者。
- 对于老年 HF 患者的治疗推荐可参考表 13.7。

13.7.4 HF 的姑息疗法

老年 HF 患者治疗的一个重要方面是姑息疗法和临终关怀。适应证见表 13.8。

13.8 CVD 的药物治疗

治疗 CVD 的常规药物类型和老年患者的特别注意事项见表 13.9。

表 13.7 老年 HF 患者治疗的一般建议

虚弱	检查虚弱情况和优化治疗以保证患者足够的营养和适当的运动
梳理日常用药	优化 HF 的药物治疗并经常监测临床状况和实验室结果,缓慢调整剂量。在不影响治疗的前提下,尽可能减少多重用药。根据预后情况,减少预防措施,强调缓解症状和生活质量
利尿治疗	重要的改善症状的治疗。注意给药时间和剂量,避免无节制使用。定期进行体重检查和实验室电解质的检验以帮助调整剂量
多学科团队	老年 HF 通常有多方面问题,优化的整体治疗必须以全面的老年病评估为基础。照护者的负担也必须加以评估

表 13.8 HF 患者姑息疗法和临终关怀的适应证

虽然进行了优化的药物治疗,但仍因心力衰竭复发、恶化需注意治疗
不适合机械支持
症状达到纽约心脏病协会(NYHA)心功能Ⅳ级,且生活质量差
在日常生活活动中需要辅助支持
临床预后差
心脏恶病质或低人血白蛋白

表 13.9　常规口服药物分类和老年患者特别需要关注的问题

药物类别	常用药物	CVD 的常见适应证	老年患者的适应性：A=适应，B=有保留的适应	老年患者特别需要关注的问题
ACE 抑制剂	卡托普利、依那普利、赖诺普利、培哚普利、雷米普利、群哚普利	CAD、高血压、HF	B	通常老年人也能很好地耐受，需要时检测肾功能并低剂量使用
抗心律失常药	胺碘酮、决奈达龙、氟卡尼、索他洛尔	特殊病例中的心律失常	B	需要心脏专家会诊
抗血小板药	阿司匹林、氯吡格雷、替格瑞洛	ASCVD 的二级预防	B	警惕出血并发症，考虑胃肠道保护
ARB	坎地沙坦、依普沙坦、氯沙坦、奥美沙坦、替米沙坦、缬沙坦	CAD、高血压、HF	B	通常老年人也能很好地耐受，需要时检测肾功能并低剂量使用
ARB 和脑啡肽酶复合物	沙库巴曲加缬沙坦	HF	B	可以替代 ACE 抑制剂/ARB
β-受体阻滞剂	阿替洛尔、倍他洛尔、比索洛尔、卡维地洛、美托洛尔、奈比洛尔	心律失常、心绞痛、CAD、HF、高血压	A	警惕心动过缓、低血压、跌倒
钙通道阻滞剂（二氢吡啶）	氨氯地平、非洛地平、乐卡地平	高血压	A	警惕低血压，可引起外周水肿
钙通道阻滞剂（非二氢吡啶）	地尔硫卓、维拉帕米	心动过速	A	警惕收缩性 HF、心动过缓
洋地黄	地高辛	房颤伴心率快，特殊病例的 HF	B	低剂量使用，检测肾功能，检测血浆浓度
利尿剂				
• 噻嗪类	氢氯噻嗪、吲达帕胺	HF、高血压	A	警惕脱水
• 襻利尿剂	呋塞米	HF	A	警惕脱水
• 保钾利尿剂	依普利酮、螺内酯	HF、高血压	B	警惕脱水和高钾血症
硝酸酯类	硝酸异山梨酯	心绞痛	A	警惕低血压
口服抗凝剂	华法林、阿哌沙班、达比加群、依度沙班、利伐沙班	房颤	B	警惕出血并发症，检测肾/肝功能并做好应对准备，实验室检测华法林

（待续）

表 13.9(续)

药物类别	常用药物	CVD 的常见适应证	老年患者的适应性：A=适应，B=有保留的适应	老年患者特别需要关注的问题
窦房结抑制剂	依伐布雷定	HF、心绞痛	B	适用于在其他优化治疗的情况下患者的窦性心律仍然>70 次/分的特殊病例
他汀类	阿托伐他汀、洛伐他汀、匹伐他汀、普伐他汀、瑞舒伐他汀、辛伐他汀	血脂异常预防 ASCVD	B	通常老年人也能很好地耐受，肌肉症状和新发糖尿病的潜在风险，观察药物间相互作用并做好应对

注：ASCVD，冠状动脉粥样硬化性心血管疾病；CAD，冠心病；CVD，心血管疾病；HF，心力衰竭。

（王小飞 译）

参考文献

Benetos A, Rossignol P, Cherubini A, et al. Polypharmacy in the aging patient. Management of hypertension in octogenarians. JAMA. 2015;314:170–80.

Brignole M, Auricchio A, Baron-Esquivias G, et al. 2013 ESC guidelines on cardiac pacing and cardiac resynchronization therapy: the Task Force on cardiac pacing and resynchronization therapy of the European Society of Cardiology (ESC). Developed in collaboration with the European Heart Rhythm Association (EHRA). Eur Heart J. 2013;34:2281–329.

Kirchhof P, Benussi S, Kotecha D, et al. 2016 ESC guidelines for the management of atrial fibrillation developed in collaboration with EACTS. Eur Heart J. 2016;37:2893–962.

Ponikowski P, Voors AA, Cleland JGF, et al. 2016 ESC guidelines for the diagnosis and treatment of acute and chronic heart failure: the Task Force for the diagnosis and treatment of acute and chronic heart failure of the European Society of Cardiology (ESC). Developed with the special contribution of the Heart Failure Association (HFA) of the ESC. Eur Heart J. 2016;37:2129–200.

Roffi M, Patrono C, Collet JP, et al. 2015 ESC guidelines for the management of acute coronary syndromes in patients presenting without persistent ST-segment elevation: Task Force for the Management of Acute Coronary Syndromes in patients presenting without persistent ST-segment elevation of the European Society of Cardiology (ESC). Eur Heart J. 2016;37:267–315.

Steg PG, James SK, Atar D, et al. ESC guidelines for the management of acute myocardial infarction in patients presenting with ST-segment elevation: the Task Force on the management of ST-segment elevation acute myocardial infarction of the European Society of Cardiology (ESC). Eur Heart J. 2012;33:2569–619.

Strandberg TE, Kolehmainen L, Vuorio A. Evaluation and treatment of older patients with hypercholesterolemia: a clinical review. JAMA. 2014;312(11):1136–44.

Vahanian A, Alfieri O, Andreotti F. Guidelines on the Management of Valvular Heart Disease (version 2012): the joint Task Force on the management of Valvular heart disease of the European Society of Cardiology (ESC) and the European Association for Cardio-Thoracic Surgery (EACTS). Eur Heart J. 2012;33:2451–96.

Warwick J, Falaschetti E, Rockwood K, Mitnitski A, Thijs L, Beckett N, Bulpitt C, Peters R. No evidence that frailty modifies the positive impact of antihypertensive treatment in very elderly people: an investigation of the impact of frailty upon treatment effect in the HYpertension in the Very Elderly Trial (HYVET) study, a double-blind, placebo-controlled study of antihypertensives in people with hypertension aged 80 and over. BMC Med. 2015;13:78.

推荐阅读

其他参考资料可以在线查询 https://doi.org/10.1007/978-3-319-61997-2_13.

脑卒中和脑血管疾病 第14章

Donal Fitzpatrick, Desmond O' Neill

摘 要

脑卒中可以发生于所有年龄组,但其又是与年龄相关的综合征,在多病共存和虚弱的老年人中多发。很多人会出现失能,更多的人长期受慢性脑卒中的影响,这种状态是老年医学治疗的重点。脑卒中患者的正确诊断需要熟练的病史采集和物理检查。脑卒中病房、溶栓和血栓切除可以帮助患者减少重要的失能和死亡。脑卒中之后患者会有明显的失能。我们必须识别这些失能,然后通过康复和多学科团队的支持尽可能达到功能恢复的目标。虽然脑卒中通常被看作一种急性疾病,但它是一种伴有急性事件的慢性疾病。慢性脑卒中经常导致步态、吞咽和认知障碍。

学习目标

完成本章学习,读者将能够:

- 认识脑卒中主要发生于老年人群且常常多病共存;
- 脑卒中是伴有急性事件的慢性疾病;
- 认识脑卒中治疗的基础在脑卒中病房,少数患者需要溶栓和取栓的支持;
- 临床上诊断脑卒中我们更推荐进行细致的临床和老年病相结合的评估,它是评估的关键。

14.1 流行病学和定义

脑卒中是常见且具有潜在导致严重临床后果的疾病。它可发生于任何年龄,但是在老年人中更常见,2/3的患者年龄≥65岁。

脑卒中是一个临床诊断,它的定义为血管原因引起的局部或整个脑神经功能缺失,持续超过 24 小时或 24 小时内导致死亡。大多数脑卒中是缺血导致的,1/6 是出血引起的。缺血性脑卒中是指缺血所致的中枢神经系统(CNS)(大脑、视网膜、脊髓)的梗死。一过性缺血发作(TIA)是由于 CNS 缺血所致的一过性神经功能异常,通常没有急性梗死。其潜在的疾病过程是相同的,都需要到急诊进行紧急处理。

14.2　缺血性脑卒中的病因学

急性缺血性脑卒中是由血栓形成或栓塞导致的脑动脉闭塞所致(表 14.1 和表 14.2)。

14.3　临床评估

病史:详细的病史可以帮助明确诊断。少数情况下某些临床表现(包括占位病变、硬膜下出血、偏头痛和多发性硬化)与脑卒中或 TIA 相近,将它们与真正的脑卒中区分开是关键。脑卒中可以口吃为首发表现,典型的表现是突发且在开始时最严重。缓慢地从身体的一个部位扩散到另一个部位的症状多提示会出现癫痫或偏头痛。颈部疼痛应该马上考虑有无颈动脉/椎动脉的夹层。对于语言或认知有障碍的患者相关病史的采集是基础。

检查应该包括:①从床尾观察患者机敏度、体位,如果可以活动还要观察步态,并且注

表 14.1　缺血性脑卒中的原因

大动脉疾病(20%)	其他原因
原位动脉粥样硬化血栓形成	颈动脉/椎动脉夹层
动脉–动脉栓塞	血流动力学原因:低灌注
心源性栓塞(20%)	血管炎
房颤/房扑(目前最常见的心源性栓塞的原因)	医源性,如经皮介入治疗(PCI)
左房/心耳血栓(常与房颤相关)	具有血栓形成倾向的毒品:可卡因
心室血栓	遗传性甲基苯丙胺疾病,如法布瑞病
风湿性心脏病	
人工瓣膜	
卵圆孔未闭的反常性血栓	
感染性心内膜炎	
腔隙性脑卒中(25%)	
小穿支动脉的微粥样硬化斑块和管壁脂肪玻璃样变导致的脑深部结构(皮质下)小梗死(<20mm),可以无症状	
原因不明的脑卒中(30%)(原因无法确定)	

表 14.2 缺血性脑卒中的类型(引自 Bamford 分类)(Bamford 等,1991)

	血管梗死	脑梗死区域	临床表现
前循环	颈内动脉、大脑中动脉、大脑前动脉	额叶、顶叶、颞叶	偏瘫 更高位大脑功能障碍(如失语、失认、失用) 偏盲 2/3 支=部分前循环 全部 3 支=全部前循环
后循环	基底动脉、椎动脉、大脑后动脉	脑干、小脑、枕叶皮质	脑神经麻痹和对侧运动/感觉障碍 双侧运动或感觉障碍 眩晕、眼球震颤 小脑功能异常 同向偏盲
腔隙梗死	深部穿支	深部脑结构	单纯运动 单纯感觉 感觉运动失调 偏瘫

意两侧的情况;②语言和认知;③脑神经,注意瞳孔异常、共轭凝视麻痹、偏盲、面瘫和假性延髓性麻痹;④周围神经系统的检查包括肌力、肌张力、反射、感觉和共济;⑤评估失认、失用和吞咽功能。

其语言、感觉和认知的障碍没有偏瘫表现得那么明显,但是几乎都对患者的预后有较大的影响。

14.3.1 语言

构音困难是发音的清晰度出现了问题所造成的口齿不清，它与假性延髓性麻痹的程度相关,即脑神经Ⅸ~Ⅻ的上运动神经元损伤,经常伴有吞咽困难。

失语是生成和理解语言出现了问题。它通常是由于优势大脑皮层(左中大脑动脉支配区域)梗死所致。两种最常见的失语类型是表达和接受障碍。患者不能找到合适的词汇、说话困难伴有挫败感。接受障碍失语的患者不能理解书面或口头的语言,可以轻松说话,但是他们的语言没有意义,同时包含很多错误,如错误的单词、音节和无意义的语句。

14.3.2 感知障碍

14.3.2.1 失认症

对从环境和自身得到的感觉数据理解困难。其亚型包括如下。

注意力不良/偏侧失认(以前也称忽视):这是对病灶对侧躯体或环境的关注和知觉缺损。在非优势顶叶皮层梗死时表现得更严重。注意力不良对康复是一种巨大的挑战。

实体感觉失认:通过触觉刺激感知物体(如一把钥匙)困难。

疾病失认:患者意识到他们神经系统功能障碍的能力下降,这使康复更具挑战。

14.3.2.2 失用

在运动通路保存的情况下不能完成已学会的或有目的的动作,如穿衣失用、语言失用和步态失用。

14.3.3 认知

脑卒中后谵妄(另见第 8 章)和痴呆(另见第 7 章)很常见。例如,可以应用 MMSE 这样的认知测试。如果有明显的语言障碍结合 OT/SLT(Occupational Therapy/Speech Language Therapy)评估更有帮助。

14.4 检查

脑卒中是一种临床诊断(早期的头部 CT 通常不能显示梗死灶);最初的检查重点在于找出脑卒中原因,同时还包括基础的血液化验、影像学检查和心电监护。检查包括头部 CT 和(或)MRI、颈动脉多普勒、心电监护和经食管心脏超声。

14.5 治疗

14.5.1 脑卒中单元与再灌注治疗

在一些欧洲国家老年医学医生负责脑卒中治疗的各个方面,从超急性期治疗(包括溶栓和动脉取栓)到社区的康复和支持,各个方面的详细情况可通过以下网址查询 https://www.rcplondon.ac.uk/guidelines-policy/stroke-guidelines。老年医学医生通常参与包括预防、康复以及这种年龄相关的综合征的支持(表 14.3)。

14.5.2 康复

药物和放射介入治疗只是脑卒中治疗的一部分。很多脑卒中患者需要长时间的康复。脑神经的可塑性可以允许生成替代的神经通路,康复治疗可以恢复一些丧失的功能。即使是有严重功能缺陷的患者,康复治疗也可以使部分功能恢复,从而显著提高他们的生活质量。在脑卒中的急性期很难预测患者的最终功能状态。在多学科团队的支持下,在脑卒中后应立即开始康复治疗。

表 14.3 缺血性脑卒中的二级预防

干预/治疗		老年人中特别关注点
生活方式改变	戒烟和运动可以显著降低再次发生脑卒中的风险	年龄歧视者的态度可能会阻碍医生鼓励老年人生活方式改变的做法，虽然其益处在所有年龄组均被证实(Mons 等,2015)
抗血小板药物	一旦 CT 排除了出血或溶栓 24 小时后应该尽早服用 300mg 阿司匹林(Intercollegiate Stroke Working Party,2016)。2 周后减量，然后持续服用。可以用氯吡格雷替代	老年人有更大的出血风险
抗凝	继发于房颤的心源性脑卒中通常需要使用直接作用的口服抗凝药物或华法林抗凝(Intercollegiate Stroke Working Party,2016)。此种情况无须同时服用阿司匹林。如果梗死灶很小要立即抗凝，否则抗凝要推迟数天至 2 周，以将出血风险降至最低	更高的出血风险。有以下一项或多项情况是老年人常见的相对禁忌证：明显的认知障碍、有跌倒倾向的步态不稳和中度至重度的肾病
血压	脑卒中急性期允许血压在高位以使侧支血流最大化(Intercollegiate Stroke Working Party,2016)。脑卒中急性期结束后控制血压是二级预防的最有效手段	伴随高血压老年人的直立性低血压常见。过度的血压控制弊大于利
血脂	应该应用他汀类药物治疗，但是对于二级预防的益处小于以上方法	他汀相关肌病在老年人中更常见
颈动脉内膜剥脱术	超过 70%的患者有颈动脉狭窄症状，脑卒中/TIA 病灶是病变颈动脉分布区域，最理想的是 2 周内考虑行内膜剥脱术	不推荐用于有用的功能不能被保留的严重失能的脑卒中患者。与较年轻的患者不同，虚弱的老年患者可能无法耐受手术/麻醉，同时他们还有极高的复发风险

14.6 慢性脑卒中

脑卒中通常只被看作急性疾病。像 COPD 或心力衰竭一样，脑卒中更应该被看作慢性病伴急性恶化。伴随着小血管的病理改变(Briggs 和 O'Neill,2016)，慢性脑卒中可以隐匿性发展。疾病的过程可以伴或不伴有由于大血管的病理变化引发的大的脑卒中事件。最常见的慢性脑卒中的表现如下。

- **血管性行走障碍**：血管性行走障碍是不能用锥体、锥体外系、感觉或小脑系统缺陷解释的步态紊乱。它的特点是犹豫、短、慢步态和不平衡。物理治疗中的步态和平衡训练可以有效地改善步态异常。
- **吞咽障碍**：口咽部的吞咽困难可以同时伴有整个进食过程中的咳嗽和吸气，还可能伴有因为入量不足导致的体重减轻或反复发作的肺炎。纠正吞咽困难的方法包括缩颏术、食用较黏稠的食物或使用容量控制杯(Briggs 和 O'Neill，2016)。
- **认知障碍**：血管性痴呆的典型特征为认知障碍成阶梯样发展，与复发的血管事件相关。判断、计划和情感障碍是其最突出的表现。脑血管病、心血管病与认知障碍通常共存而且其间存在密切联系。

以上 3 种类型相结合就是 Stravinsky 综合征，得名于患此病的作曲家(O'Neill 等，2014)。

(王小飞　译)

参考文献

Bamford J, Sandercock P, Dennis M, Burn J, Warlow C. Classification and natural history of clinically identifiable subtypes of cerebral infarction. Lancet. 1991;337:1521–6.

Briggs R, O'Neill D. Chronic stroke disease. Br J Hosp Med. 2016;77:C66–9.

Goyal M, Menon BK, van Zwam WH, et al. Endovascular thrombectomy after large-vessel ischaemic stroke: a meta-analysis of individual patient data from five randomised trials. Lancet. 2016;387:1723–31.

Intercollegiate Stroke Working Party. National clinical guideline for stroke. London: Royal College of Physicians; 2016.

Mons U, Müezzinler A, Gellert C, et al. Impact of smoking and smoking cessation on cardiovascular events and mortality among older adults: meta-analysis of individual participant data from prospective cohort studies of the CHANCES consortium. BMJ. 2015;350:h1551.

O'Neill D, Macsweeney CA, Cornell IA, Moss H. Stravinsky syndrome: giving a voice to chronic stroke disease. QJM. 2014;107:489–93.

抑郁症

第 15 章

Sylvie Bonin-Guillaume, Michel Benoit

摘 要

抑郁症是老年人最常见的一类精神疾病。抑郁症是一种需要特殊技能诊断的临床综合征,因此,由于认知的偏差和症状的不典型,老年人的抑郁症常被漏诊。虽然可以医治,但是常得不到充分治疗。抑郁症导致老年人诸多不良结局:如衰弱,残疾,认知障碍,功能下降,死亡率、患病率和健康成本增加。特别需要注意的是,抑郁症是老年人自杀的主要危险因素。

学习目标

完成本章学习,读者将能够:

- 改进临床诊断技能,从而提高抑郁症诊断水平;
- 为患者选择合适的抑郁评定量表;
- 优化治疗效果,改善患者对治疗的依从性;
- 识别可导致抑郁症预后不良的因素。

"世界卫生组织预测,到 2020 年,在已建立的市场经济体中,抑郁症将成为继心脏病之后导致失能和过早死亡的第二个主要原因"(Charney,2003)。

15.1 定义、流行病学和诊断

抑郁症是一种情感障碍,其特征表现为心情低落、兴趣和愉悦感丧失、精力不济导致活动减少等。

抑郁症是一种临床综合征，这就意味着诊断通常依靠临床技能，而不是依靠生物学或影像学检查。

生活在社区的老年人中有 10%患有抑郁症，在医院(25%)和养老院(高达 40%)的老年人患病率更高。

抑郁症好发于以下几种情况：女性、睡眠障碍、失能、近期亲人去世以及既往有抑郁症病史。

如何诊断抑郁症：逐步诊断流程

第一步：避免错误的认知。

- 渐老即会渐悲。
- 愉悦感缺失即为明智。
- 绝望是老龄化的部分正常表现。
- 兴趣缺失是老龄化的部分正常表现。
- 不明确的身体不适是合并症伴发。

第二步：抑郁症的临床诊断。

(1)报告抑郁症和(或)其他精神疾病史；抗抑郁药物和(或)其他精神药物用药史。

(2)寻找抑郁症状(参见知觉错误)。

- 成人和老年人常见的症状。
- 老年人抑郁症的特殊症状。

(3)询问自杀想法并评估自杀风险。

第三步：确定抑郁症的具体类型。

(1)重度抑郁症(Alamo 等，2014)。

(2)伴有类似精神症状的抑郁症(罪恶感、破坏、伤害、迫害)。

(3)忧郁症(由于具有高度依赖风险，症状严重且预后差)。

(4)无悲伤感的抑郁症，其特点是否认任何悲伤或抑郁情绪，但存在属于抑郁的不同症状：无望和无助、愉悦感缺乏、精神运动性抑制、易怒、记忆力减退、淡漠、治疗依从性差。

(5)隐匿性抑郁，精神痛苦被躯体痛苦所取代(例如，使用镇痛药无效或效果欠佳的疼痛、呼吸困难、心动过速或心悸、头晕或眩晕、便秘和健忘)。

第四步：选择合适的评估工具(表 15.1)。

常规筛查和抑郁症检测请参考老年抑郁量表(GDS)15 项。需要注意的是，在中度至重度痴呆和(或)简易精神状态检查(MMSE)<15 分情况下，GDS 是无效的。GDS 不足以作为诊断标准。

关于抑郁症诊断或治疗后变化的敏感性评估，请参考 Montgomery 和 Asberg 抑郁量表(MADRS)。

对于痴呆患者,请参考 Cornell 痴呆抑郁量表(CSDD)。
第五步:有以下情况必须考虑住院治疗。
(1)自杀风险高(请参考 Pocket Card 的 RED 评估)。
(2)严重且发展迅速的功能减退和高死亡风险所致的抑郁症。
(3)重度抑郁症发作。
(4)严重的躁动或衰弱。
(5)重要的失能和(或)严重的慢性疾病。
(6)孤立、缺乏社交或状态不稳定。

表 15.1 评估老年人抑郁症的主要工具(Bonin-Guillaume,2010;Engedal 等,2012)

推荐工具	GDS 15 项	MADRS	CSDD
类型	自我评定量表	观察者量表	观察者量表
目的	筛查	诊断 评估治疗后敏感性变化	诊断 评估治疗后敏感性变化
目标人群	无认知障碍或轻度认知障碍(简易精神状态量表 >15 分)	所有患者	中度至重度痴呆患者
项目与评分	15 项 是或否 总分 15	10 项 6 点 Likert 量表 总分 60	17 项
临界分数	5/6	20/60	5/6
优点	主观评估(患者的感受) 简短,易于使用	客观评分:观察者根据患者的言行进行评分	专为痴呆患者设计
缺点	过度强调患者的依从性,完成项目和指令需要患者的理解(社会教育水平)	观察者训练需要正确完成量表 耗时(20~60 分钟) 有些行为可能与其他疾病或标准重叠	需要随时进行监控 需要他人提供信息

注:GDS,老年抑郁量表;MADRS,Montgomery 和 Asberg 抑郁量表;CSDD,Cornell 痴呆抑郁量表。

15.2 治疗

15.2.1 治疗的基本原则

抗抑郁药物对于晚期抑郁症患者的治疗有效,各类药物在疗效方面没有明显差异(Kok 等,2012)。

对于男性、老年人和抑郁发作时间长的患者,疗效较差。

15.2.2 提高疗效的建议

1. 与患者讨论抗抑郁药物的选择(表 15.2)。
- 首选:选择性 5-羟色胺再摄取抑制剂(SSRI)。
- 了解既往服用任何抗抑郁药的有效性和耐受情况。

2. 告知患者以下情况。
- 药物是逐步发挥到充分抗抑郁效果的。
- 按医嘱服药的重要性以及症状缓解后继续服药的必要性。
- 药物潜在的副作用和药物之间相互作用。

3. 定期认真监测抗抑郁药物的效果及副作用。
- 不要开具亚治疗剂量的抗抑郁药物。
- 评估症状改善或缓解(在老年患者中,疗效显现通常延迟至 12 周)。
- 严密监测药物副作用。

4. 检查治疗过程和依从性。
- 第一次发作完全缓解后 6 个月为治疗周期(完全缓解后 1 年最佳),既往有抑郁发作史的患者时间应更长。
- 逐步撤药(至少 1 个月,最佳 3 个月)。

5. 避免同时应用精神药物,除非有下列情况。
- 存在相应的精神病症状(应推荐抗精神病药物)。

表 15.2 抗抑郁药物(美国精神病学协会,2013;Bonin-Guillaume,2010)

药物种类	禁忌	常见副作用	注释说明
选择性 5-羟色胺能再摄取抑制剂	与其他 5-羟色胺能药物联用(如曲马多)	低钠血症、帕金森综合征、5-羟色胺综合征	首选药物 监测药物之间相互作用
选择性 5-羟色胺去甲肾上腺素再摄取抑制剂(SNRI)	与其他 5-羟色胺能药物联用	低血压、恶心、呕吐、一些药物的抗胆碱能作用	次选药物 监测药物之间相互作用
选择性单胺氧化酶 A 抑制剂	高血压、其他单胺氧化酶抑制剂和抗抑郁药物	高血压或低血压、震颤、口干	仅偶尔应用,需要特定的饮食,监测肝酶
传统三环类抗抑郁药	青光眼、前列腺肥大、心力衰竭、与单胺氧化酶抑制剂联用	尿潴留、视觉障碍、心动过速、便秘、口干、妄想、镇静作用	绝不作为首选药物 严密监测副作用,当存在认知障碍时避免使用
其他抗抑郁药物(如米安色林、米氮平、噻奈普汀)	根据所用药物	根据所用药物	不作为首选

- 严重焦虑(短期联合苯二氮䓬类药物,最多12周)。

15.2.3 非药物治疗

- 由训练有素的医生施予的认知行为疗法对于减少复发是有效的。
- 对于重度抑郁症、抑郁症合并精神病或耐药的老年患者电休克疗法有较高的疗效(高达75%),但需要与精神科医生讨论其适应证。
- 以患者为中心的管理(即IMPACT项目)。

抑郁症的负担(Bonin-Guillaume,2010;Bonin-Guillaume 和 Fajula,2011)

- 抑郁症导致老年人诸多不良结局:衰弱、失能、认知障碍、功能下降,死亡率和患病率升高以及健康成本增加。
- 抑郁症虽然是可以医治的,但治疗仍不充分。

1.抑郁症预后不良。

- 近1/2的老年抑郁症患者未接受治疗。
- 转为慢性风险高(高达30%)。
- 复发风险高(高达30%):失能、认知障碍、看护和精神运动性抑制是老年患者复发的独立预测因素。
- 抗抑郁药物治疗依从性低(20%~30%的患者在服药1个月后、50%的患者在服药6个月后停止治疗)。

2.抑郁症使患者的预后更加恶化。

- 2年的随访发现,抑郁症与医疗服务的高成本使用是独立相关的;相对风险(RR)=2.04 [95%置信区间(CI):1.43~2.9]。
- 抑郁症是营养不良的独立危险因素:比值比(OR)=4.38(95% CI:2.23~8.64)。
- 抑郁症[国际疾病分类(ICD)10标准]是功能障碍的一个预测因素;PR:3.0(95% CI:2.1~4.3)。
- 抑郁症是痴呆风险比(HR)的早期危险因素,HR=2.90(95% CI:1.61~5.21),特别是当存在忧郁特征时,HR=3.64(95% CI:1.78~11.26)。

3.抑郁症是自杀的主要危险因素。

- 老年人的自杀率较年轻人高6~10倍(如在法国,2010年居民中85~94岁的老年人自杀率为39.5/10万,而年龄在15~24岁的年轻人自杀率为6.5/10万)。
- 75岁及以上的男性比例较高。
- 90%自杀的患者之前都处于抑郁状态。
- 有自杀想法的老人更倾向于选择致死率高的自杀手段(如上吊、使用枪械、服毒等)。

(王雪娜 译)

参考文献

Alamo C, Lopez-Munoz F, Garcia-Garcia P, Garcia-Ramoz S. Risk–benefit analysis of antidepressant drug treatment in the elderly. Psychogeriatrics. 2014;14:261–8.

American Psychiatric Association. Diagnostic and statistical manual of mental disorders. 5th ed. Washington DC: American Psychiatric Association; 2013.

Bonin-Guillaume S. Depression. In: Textbook of geriatric medicine international. Korea: Argos; 2010. p. 215–30.

Bonin-Guillaume S, Fajula C. Dépression. In: Boddaert J, Rey P, editors. Traité de médecine d'urgence de la personne âgée. France: Wolters Kluwer; 2011. p. 1045–52.

Engedal K, Kvaal K, Korsnes M, et al. The validity of the Montgomery–Aasberg depression rating scale as a screening tool for depression in later life. J Affect Disord. 2012;141:227–32.

Kok RM, Nolen WA, Heeren TJ. Efficacy of treatment in older depressed patients: a systematic review and meta-analysis of double-blind randomized controlled trials with antidepressants. J Affect Disord. 2012;141:103–15.

National Institute for health & Care Excellence. Depression in adults: recognition and management. 2009. www.nice.org.uk.

推荐阅读

其他参考资料可以在线查询 https://doi.org/10.1007/978-3-319-61997-2_15.

老年肾脏疾病

第 16 章

Gerhard Wirnsberger

摘 要

老年人中,引起慢性肾脏疾病(CKD)的主要原因是糖尿病和高血压,其占比高达2/3。其他危险因素是泌尿系统感染、止痛药物(NSAID)滥用、不同类型的原发性肾小球肾炎以及一些遗传性疾病。急性肾衰竭(ARF)通常是由突然导致肾功能不全的事件引起,例如脱水、肾毒性药物(如 NSAID 和对比剂)或肾后性梗阻。肾脏超声检查有助于确定肾脏问题是急性还是慢性。急性肾损伤(AKI)的治疗包括纠正病因和补液维持肾脏灌注。只有在某些情况下,如严重的高钾血症、代谢性酸中毒或容量超负荷无法控制时,才需要透析。进展至终末期肾病(ESRD)的典型特征是许多生物学方面的异常,包括体液和电解质平衡以及内分泌、神经系统、血液系统和心血管系统功能障碍。老年患者往往很早就出现贫血、营养不良和神经损伤等并发症,慢性钙平衡失调也会增加动脉和全身钙化的风险。基于这些原因,CKD 患者的识别和管理对于实施旨在减缓肾病进展和延缓其并发症发作的干预措施至关重要。

学习目标

完成本章学习,读者将能够:

- 讨论慢性和急性肾衰竭的危险因素,包括肾前性、实质性和肾后性原因;
- 了解用于评估慢性和急性肾衰竭诊断方法的应用价值,包括超声检查和肾脏扫描;
- 了解尿钠排泄分数在 ARF 鉴别诊断中的应用价值;
- 将诊断和治疗的流程合理地用于老年急慢性肾衰竭的管理中。

要　点

- CKD 在老年人中非常普遍,并且与多种疾病相关。
- 用血清肌酐检测方法评估肾功能,对老年人缺乏特异性。
- ARF 通常是由突然导致肾功能不全的事件引起的,如脱水、肾毒性药物(例如非甾体抗炎药、抗生素和 X 线检查中使用的对比剂)或肾后性梗阻。
- 肾功能下降的症状(如液体潴留或电解质紊乱),通常随着 AKI 的进展而加重。
- 肾脏超声检查也可能有助于确定肾脏问题是急性还是慢性:当两个肾脏都小于正常大小时,通常是 CKD。
- AKI 的治疗包括纠正病因和补液维持肾灌注。仅在某些情况下需要进行透析,如严重的高钾血症、代谢性酸中毒或容量负荷过重无法控制时。

16.1　急性肾衰竭

根据定义,ARF 是肾脏排泄含氮废物的能力突然丧失(数小时或数天内),导致尿量减少和(或)氮质血症。它可能是肾前性、肾实质性或肾后性的(Goldberg 和 Dennen,2008;Liangos 等,2006)。

16.1.1　急性肾衰竭的病因

1.肾前性(表 16.1)

肾前性氮质血症代表由肾灌注不足引起的快速和有潜在可逆性肾小球滤过率(GFR)的下降。在住院老年患者中,大多数 ARF 病例是由它引起的(Lindeman 和 Goldman,1986;Ronco 等,2008)。

2.实质性(即急性肾小管坏死,ATN)

急性(实质性)肾衰竭是由于肾内低灌注、直接肾毒性损伤或严重肾小管间质肾炎而引起的 GFR 突然下降。肾低灌注导致肾内缺血占所有 ATN 病例的 50%,其次是外源性(25%)或内源性(20%)毒素所致的肾毒性损伤(表 16.2)。在某些情况下,严重的变态反应性肾小管间质肾炎可能导致 ATN[例如,非甾体抗炎药、磺胺类、青霉素和头孢菌素、氟喹诺酮类、别嘌呤醇、质子泵抑制剂(PPI)、利福平]。

ATN 的特点是急性发作常伴有少尿(尿量<500mL/d),停用导致 ATN 的药物或补液后不能立即逆转(Pannu 等,2011)。

3.肾后性

肾后性 ARF 是急性梗阻影响了两个肾脏正常尿排泄(表 16.3)。肾衰竭程度与梗阻程度直接相关。肾后性 ARF 最常见于前列腺增大阻碍正常尿排泄的老年男性(Feest 等,1993;Schrier 等,2004)。

表 16.1 肾前性氮血症的常见原因

血管内容量耗尽
• 出血
• 未控制的肾或胃肠道液体丢失(腹泻)
• 液体局限在第三间隙,如烧伤、肝硬化
• 液体补充不足
全身血管扩张
• 变态反应
• 高血压药物过量
• 脓毒症
心排血量减少
• 心源性休克/心包压塞
• 充血性心力衰竭
• 肺栓塞
高黏滞综合征
• 巨球蛋白血症
• 多发性骨髓瘤
血管性疾病
• 栓塞(血栓、胆固醇)
• 肾静脉血栓形成
• 肾动脉夹层(创伤、血管成形术后)

表 16.2 ATN 的一些毒性原因

外源性
• 抗生素(如氨基糖苷、四环素、两性霉素 B)
• 造影用对比剂
• 化疗药物(如顺铂、氨甲蝶呤、丝裂霉素)
• 免疫抑制剂(如钙调神经磷酸酶抑制剂)
• 其他(如非甾体抗炎药、血管紧张素转化酶抑制剂)
内源性
• 肌红蛋白/血红蛋白
• 尿酸
• 磷酸钙沉淀

表 16.3　肾后性(梗阻性)ARF 最显著的原因

• 膀胱流出道梗阻(如神经源性膀胱)
• 尿路梗阻[如反流肾病、良性前列腺增生(BPH)]
• 双输尿管结石或单肾患者输尿管结石
• 盆腔或腹膜后疾病

16.1.2　临床表现

症状取决于造成 ARF 的原因,可以包括如下:

- 尿量减少(在某些情况下尿量可以保持正常);
- 站立时头晕;
- 肿胀,尤其是腿和脚;
- 食欲不振、恶心、呕吐;
- 感到困惑、焦虑、不安或困乏;
- 腰痛,在背部的胸部以下、腰部以上单侧或双侧。

一些患者可能没有症状,至少在早期阶段是这样。症状可能非常轻微。

16.1.3　评估

一旦排除了慢性肾衰竭,下一步就是确定肾损伤的可能原因。诊断步骤包括:液体丢失的病史(呕吐、腹泻、多尿、烧伤),询问用药史(例如,非甾体抗炎药、抑制剂),肾脏超声检查,以及对少尿患者行膀胱导尿及排尿后残余尿量的测定。在选定的病例中,可以进行肾活检(Ali 等,2007)。

16.1.4　实验室调查

大多数患者会出现严重的电解质紊乱,包括严重的氮血症、高钾血症、高阴离子间隙、代谢性酸中毒和高钠血症。血清肌酐的更快速增加表明高分解代谢状态或大量肌肉破坏(Bellomo 等,2004)。

16.1.5　实验室检测

- 血清尿素氮(BUN)/肌酐(Cr)>20(在激素治疗、脓毒症、手术或胃肠道出血的情况下,蛋白质分解代谢增加)。
- 尿比重>1.030。
- 尿渗透压<500mOsm/kg H_2O。
- 尿钠<20mmol/L。
- 钠排泄(FE_{Na})<1%。

如果患者没有服用利尿剂，可以按以下公式确定 FE_{Na}：

$$FE_{Na}=\frac{尿_{Na}/血浆_{Na}}{尿_{Cr}/血浆_{Cr}}\times100$$

少尿和急性氮质血症，并且在最近没有使用利尿剂的情况下，FE_{Na}>2%、尿渗透压低于50mOsm/kg H_2O、尿钠浓度>40mmol/L 可以诊断 ATN。FE_{Na}<1%表示肾前性原因，FE_{Na} 为 1%~2%没有诊断价值。

如果患者正在服用利尿剂，你应该按以下公式计算尿素的排泄率(FE_{Urea})：

$$FE_{Urea}=\frac{尿_{urea\ nitrogen}/BUN}{尿_{Cr}/血浆_{Cr}}\times100$$

FE_{Urea}≤35%是肾前性氮质血症，FE_{Urea} 为 36%~50%无诊断价值，FE_{Urea}>50%提示 ATN。

16.1.6　尿细胞学

ATN 时，细致的尿细胞学检查可以帮助发现尿沉渣中有无活性成分（如肾小管上皮细胞、上皮细胞和颗粒管型以及细胞碎片）。棘细胞和红细胞管型很少见。白细胞(尤其淋巴细胞和嗜酸性粒细胞)提示急性间质性肾炎。

16.1.7　管理和(或)治疗

- 避免使用对比剂的 X 线检查和使用肾毒性药物。
- 如果是肾前型，快速和积极的容量补充是预防 AKI 的基础。在密切监测尿量和心肺状态的情况下可以每间隔 1 小时重复 1 次或 2 次快速补液。你可以在开始时先以最快的速度补液 500mL、1 小时后补液 1000mL。心肺状态稳定的情况下，每小时再逐渐增加 100~150mL。如果对补液没有反应那么容量补充以为的病因也应该纠正(Chertow 等，2005)。
- 如果是肾实质性的，每天监测体重优于记录出入量，同时要监测血清和尿液中的电解质。最重要的是补液量应等于尿量加其他液体丢失量加每天 500mL 隐性失水量。使用袢利尿剂如呋塞米 80~400mg 静脉注射可以实现少尿到非少尿的转变。通过密切监测液体和电解质平衡可以防止并发症的发生。急性肾小管间质性肾炎时，可以给予高剂量的糖皮质激素[如泼尼松 1mg/(kg·d)]2~3 周，逐渐减量，总共持续 2~3 个月。
- 如果是梗阻，留置导尿管并咨询泌尿科医生。
- 透析治疗仅适用于当严重高钾血症、代谢性酸中毒或不能被纠正的容量负荷过重，或当尿毒症症状出现时。

16.2　慢性肾脏疾病

老年人群存在 CKD 相关的公共卫生负担，可导致 ESRD、发病率和死亡率的风险增加(Stevens 等，2007)。在发达国家，导致老年人 CKD 的两个主要原因是糖尿病和高血压，它们占高达 2/3 的病例。糖尿病发生在血糖过高时,会引起许多器官受损(包括肾小球),肾脏滤过单位是心血管系统的重要组成部分。未被控制或控制不佳的高血压可能是心脏病发作、卒中和 CKD 的首要原因。其他影响肾脏的疾病还有不同类型的原发性肾小球肾炎,一组引起肾小球炎症和损害的疾病以及一些遗传性疾病(如多囊肾病),它们会在肾脏中形成大的囊肿并损害周围组织。CKD 还包括由肾结石、肿瘤或男性前列腺肥大等梗阻问题破坏肾脏的情况。最后,反复的尿路感染和过度使用止痛药(NSAID)是重要的危险因素。

考虑到诸多肾脏的功能会逐渐受损,目前还没有在老年人中筛查 CKD 的综合方法。目前可用的基于肌酐的肾功能测量方法由于存在一定程度的不准确性并且可能造成估计上的差异而困扰着我们(Foley 等,2007)。一些研究显示在体弱和老年人中,基于肌酐估测的肾小球滤过率(eGFR)与死亡率之间存在 U 形关系(Shlipak 等,2004)。因此,较高的 eGFR 在一定程度上反映了炎症、虚弱和(或)肌肉损失而不是正常的肾功能(Astor 等,2011)。此外,基于肌酐的 eGFR 可能系统地低估了肾功能水平较高时所测得的 GFR 值,导致 CKD 过度诊断的风险增加(Levey 等,2009)。这一证据表明有一个更加准确反映预测结果的筛选方法的重要性(Schaeffner 等,2012)。目前的证据表明,不受肌肉丢失影响的其他滤过标志物(即胱抑素 C、β-微量蛋白和 β2 微球蛋白)具有更好的阴性预测结果(Foster 等,2013)。然而,这些滤过标志物在筛查老年人 CKD 方面的有效性和成本效益尚未得到研究(Lattanzio 等,2012)。

除了增加 ESRD、发病率和死亡率的风险外,CKD 还会影响与老年人相关的结果。实际上,人们发现 eGFR 降低与主观身体功能和身体活动量表评分降低相关(Levey 等,2011)。如图 16.1 所示,颜色反映了调整后的相对风险的排序。在 GFR 和白蛋白尿阶段的所有五个结果中,所分配的等级是平均的(国际肾病学会,2013)。

早期识别和管理 CKD 患者对于实施旨在减缓肾脏疾病进展并延缓其并发症的发生干预措施至关重要(Stevens 等,2007)。ESRD 的进展通常以丧失多种生物学功能为特征,包括液体和电解质平衡以及内分泌、神经、血液和心血管功能障碍。患者可能很早就会出现高血压、贫血、骨骼脆弱、营养不良和神经损伤等并发症(Walker 等,2013)。由于钙稳态的紊乱,CKD 增加了心脏和血管疾病的风险, 如动脉粥样硬化和动脉或全身钙化(Disthabanchong,2012)。

CKD 增加了药物不良反应(ADR)的风险。当肾功能下降时,许多依赖于肾脏排泄的药物或其活性代谢产物可能会蓄积。因此,存在 CKD 的患者可能更容易受到某种药物的影响,并且可能暴露于更高的中毒潜在风险(Doogue 和 Polasek,2011)。为了预防 ADR,需要进行剂量调整,这对于老年人尤为重要,由于合并症和使用多种药物,他们更容易受到药物不良反应的影响。最后,值得注意的是,即使血清肌酐水平在正常范围内,eGFR 的降低也会增加水溶性药物产生不良反应的风险(Naranjo 等,1981)。因此,早期发现 CKD 也是降低 ADR 风险和提高多病共存和同时服用多种药物的复杂老年患者安全性的重要一步。

按照GFR和蛋白尿相关风险的综合排序(KDIGO,2009)				蛋白尿分期、特征和范围(mg/g)				
				A1		A2	A3	
				正常和正常高值		升高	极高肾病	
				<10	10~29	30~299	300~1999	≥2000
GFR分期、特征和范围[mL/(min·1.73m²)]	G1	升高或正常	≥105					
			90~104					
	G2	轻度	75~89					
			60~74					
	G3a	轻-中度	45~59					
	G3b	中-重度	30~44					
	G4	重度	15~29					
	G5	肾衰竭	<15					

图16.1 根据KDIGO,通过GFR和蛋白尿对相对风险进行综合排序(肾脏疾病:改善全球结果指南)2009年。绿色表示低风险类别,黄色和橙色表示中等风险类别,红色表示高风险类别。蛋白尿的最高水平被称为"肾病",与肾病范围蛋白尿相对应,在此表示为≥2000mg/g(根据Levey等,2011)。

(张依然 译)

参考文献

Ali T, Khan I, Simpson W, et al. Incidence and outcomes in acute kidney injury: a comprehensive population-based study. J Am Soc Nephrol. 2007;18:1292–8.

Astor BC, Matsushita K, Gansevoort RT, et al. Lower estimated glomerular filtration rate and higher albuminuria are associated with mortality and end-stage renal disease. A collaborative meta-analysis of kidney disease population cohorts. Kidney Int. 2011;79:1331–40.

Bellomo R, Ronco C, Kellum JA, Mehta RL, Palevsky P. Acute renal failure - definition, outcome measures, animal models, fluid therapy and information technology needs: the second International consensus conference of the acute dialysis quality initiative (ADQI) group. Crit Care. 2004;8:R204–12.

Chertow GM, Burdick E, Honour M, Bonventre JV, Bates DW. Acute kidney injury, mortality, length of stay, and costs in hospitalized patients. J Am Soc Nephrol. 2005;16:3365–70.

Disthabanchong S. Vascular calcification in chronic kidney disease: pathogenesis and clinical implication. World J Nephrol. 2012;1:43–53.

Doogue MP, Polasek TM. Drug dosing in renal disease. Clin Biochem Rev. 2011;32:69–73.

Feest TG, Round A, Hamad S. Incidence of severe acute renal failure in adults: results of a community based study. BMJ. 1993;306:481–3.

Foley RN, Wang C, Ishani A, Collins AJ, Murray AM. Kidney function and sarcopenia in the United States general population: NHANES III. Am J Nephrol. 2007;27:279–86.

Foster MC, Inker LA, Levey AS, et al. Novel filtration markers as predictors of all-cause and cardiovascular mortality in US adults. Am J Kidney Dis. 2013;62:42–51.

Goldberg R, Dennen P. Long-term outcomes of acute kidney injury. Adv Chronic Kidney Dis. 2008;15:297–307.

International Society of Nephrology. Chapter 1: definition and classification of CKD. Kidney Int Suppl (2011). 2013;3:19–62.

Lattanzio F, Abbatecola AM, Volpato S, Pedone C, Pranno L, Laino I, Garasto S, Corica F, Passarino G, Antonelli Incalzi R. Relationship between renal function and physical performance in elderly hospitalized patients. Rejuvenation Res. 2012;15:545–52.

Levey AS, de Jong PE, Coresh J, Nahas MEI, Astor BC, Matsushita K, Gansevoort RT, Kasiske BL, Eckardt KU. The definition, classification, and prognosis of chronic kidney disease: a KDIGO controversies conference report. Kidney Int. 2011;80(1):17–28.

Levey AS, Stevens LA, Schmid CH, et al. A new equation to estimate glomerular filtration rate. Ann Intern Med. 2009;150:604–12.

Liangos O, Wald R, O'Bell JW, Price L, Pereira BJ, Jaber BL. Epidemiology and outcomes of acute renal failure in hospitalized patients: a national survey. Clin J Am Soc Nephrol. 2006;1:43–51.

Lindeman RD, Goldman R. Anatomic and physiologic age changes in the kidney. Exp Gerontol. 1986;21:379–406.

Naranjo CA, Busto U, Sellers EM, et al. A method for estimating the probability of adverse drug reactions. Clin Pharmacol Ther. 1981;30:239–45.

Pannu N, James M, Hemmelgarn BR, Dong J, Tonelli M, Klarenbach S. Modification of outcomes after acute kidney injury by the presence of CKD. Am J Kidney Dis. 2011;58:206–13.

Ronco C, Haapio M, House AA, Anavekar N, Bellomo R. Cardiorenal syndrome. J Am Coll Cardiol. 2008;52:1527–39.

Schaeffner ES, Ebert N, Delanaye P, et al. Two novel equations to estimate kidney function in persons aged 70 years or older. Ann Intern Med. 2012;157:471–81.

Schrier RW, Wang W, Poole B, Mitra A. Acute renal failure: definitions, diagnosis, pathogenesis, and therapy. J Clin Invest. 2004;114:5–14.

Shlipak MG, Stehman-Breen C, Fried LF, et al. The presence of frailty in elderly persons with chronic renal insufficiency. Am J Kidney Dis. 2004;43:861–7.

Stevens LA, Coresh J, Feldman HI, et al. Evaluation of the modification of diet in renal disease study equation in a large diverse population. J Am Soc Nephrol. 2007b;18:2749–57.

Stevens PE, O'Donoghue DJ, de Lusignan S, et al. Chronic kidney disease management in the United Kingdom: NEOERICA project results. Kidney Int. 2007a;72:92–9.

Walker SR, Gill K, Macdonald K, et al. Association of frailty and physical function in patients with non-dialysis CKD: a systematic review. BMC Nephrol. 2013;14:228.

体液平衡紊乱　第 17 章

Gerhard Wirnsberger

摘　要

正常衰老过程的特征是许多身体调节系统的生理储备下降，包括那些涉及维持体液平衡的系统。涉及老年人护理的临床医生应该了解，在这个年龄组中，水和电解质平衡的紊乱是常见的，特别是当老年人受到疾病、药物或外在因素(如补液途径或控制饮食成分)困难的影响时。

学习目标

完成本章学习，读者将能够：

- 了解老年人肾脏随年龄增长的功能变化及其在老年人群中对体液紊乱和电解质异常的作用；
- 能够描述体液平衡和血脂异常的紊乱及其产生的临床后果；
- 了解这些异常的严重程度取决于许多因素，包括潜在的疾病、认知能力、药物和肾功能；
- 熟悉电解质紊乱的常见治疗干预措施。

要　点

- 脱水被定义为钠和水的丢失，可能是等渗或低渗的。
- 血清钠紊乱是住院患者中最常见的电解质紊乱。
- 关键是发现老年人在各种情况下可能出现的电解质异常，以防止不良后果。

17.1 引言

水和电解质平衡的正常调节涉及许多稳态系统的相互作用，通过这些系统的运行来保障水和电解质的组成维持在一个有限的范围内(Halperin 等,2009)。体液平衡的主要调节成分包括如下。

- 口渴感觉,其控制液体摄入。
- 肾脏,其受血流动力学的支配。
- 精氨酸加压素(AVP)、抗利尿激素(ADH)和肾素-血管紧张素-醛固酮系统(RAAS)等激素的影响,其控制肾脏水和电解质的排泄(Bauer,1993)。

老年人更容易发生脱水(Weiss 等,1998)。这种脱水是由三个因素共同造成的(Miller,1999)。当摄入不足或其他组织的过度丢失时,肾脏不能保存钠。当同样受到液体丢失的影响时,不能浓缩尿液,最重要的是老年人丧失了正常的口渴感觉。年轻人在脱水时会感觉非常口渴并且通过饮水来纠正失水,而老年人往往不能激发类似的口渴感觉。如果病情严重,特别是脑血管病患者,每天摄入一定量的水(一般为 1~2 夸脱,1 英制夸脱≈1.1365L)是必要的,以防止反复脱水。

17.2 脱水

细胞外液量不足(ECFVD)通常被称为脱水,是血管内和组织间液的减少,如果发生的突然或严重可导致细胞内液体丢失。感染或急诊手术等急性疾病入院的患者补液往往不足,此时最易发生脱水(表 17.1)。

表 17.1 脱水的危险因素与病因

- 剧烈呕吐
- 外伤
- 发热
- 胃肠减压
- 回肠造口术
- 瘘管
- 烧伤
- 过度换气
- 抗利尿激素(ADH)分泌减少
- 尿崩症
- 艾迪生病或肾上腺危象
- 急性肾衰竭的多尿期
- 利尿剂的使用

有以下3种类型:①高渗性脱水,液体丢失大于电解质丢失;②等渗性脱水,液体和电解质损失的比例相等;③低渗性脱水,电解质丢失大于液体丢失(表17.2和表17.3)。

表17.2 ECFVD的临床表现

- 口渴
- 肌肉无力
- 干燥的黏膜;干裂的嘴唇或有皱褶的舌
- 眼球柔软和下陷(严重脱水)
- 忧虑,不安,头痛,困惑,严重时昏迷
- 体温升高
- 心动过速,脉搏细弱
- 外周静脉充盈>5s
- 立位收缩压(BP)下降>25mmHg,舒张压下降>20mmHg,脉搏增加>30bpm
- 仰卧位颈静脉扁平
- 体重减轻
- 少尿(每小时<30mL)
- 大便次数减少或水分减少

表17.3 ECFVD重要的实验室结果

- 渗透压增加(>295mOsm/kg)
- 血清钠水平升高或正常(>145mmol/L)
- 血清尿素氮(BUN)升高(>25mg/L)
- 高血糖(>120mg/dL)
- 血细胞比容升高(>55%)
- 尿比重增加(>1.030)

17.2.1 治疗

可通过口服补液纠正轻度的液体损失。如果患者能够进食固体食物，则摄入1200~1500mL的液体,如果患者只能进食液体,则在24小时内将总摄入量增加至2500mL。在发生高渗液体容量不足的情况下,采用低渗静脉(IV)补液,如0.2%生理盐水中加入5%葡萄糖溶液。如果脱水超过24小时,应避免快速补充液体/钠溶液,补液速度应为0.1~0.5mmol/(L·h)。

如果出血是ECFVD的原因,则静脉给予浓缩红细胞,然后低渗液体。在失血量<1L的情况下,可以使用生理盐水或乳酸林格液。患有严重心脏、肝脏或肾脏疾病的严重ECFVD患者不能耐受大量的液体或钠。

17.3　水中毒

细胞外液量过多(ECFVE)或水中毒是血管内和组织间隙中液体潴留增加的结果(表 17.4)。当个体潴留过多的钠和水时,就会发生水过多的现象。这会导致水肿,可以通过在胫骨上施加压力并产生不会快速恢复正常的压痕来识别。通常钠和水按比例潴留,因此血清钠浓度保持正常(表 17.5)。

表 17.4　ECFVE(即水中毒)的病因和危险因素

- 心力衰竭
- 肾脏疾病
- 肝硬化
- 高钠食物的摄取量增加
- 含有钠的静脉输液过多
- 无电解质静脉输液
- 血管升压素分泌异常综合征,脓毒症
- 胶体渗透压降低
- 淋巴和静脉回流受阻
- 库欣综合征和糖皮质激素

表 17.5　水中毒的临床表现

- 持续性刺激性咳嗽
- 呼吸困难和肺部湿啰音
- 发绀,胸腔积液
- 颈静脉梗阻
- 脉搏波动增强和血压升高
- 第三心音奔马律
- 指凹性和骶骨水肿
- 体重增加
- 意识的改变

17.3.1　治疗

最初患者应该服用利尿剂(保钾和排钾的利尿剂联合使用)。有充血性心力衰竭(CHF)的患者应使用血管紧张素转换酶(ACE)抑制剂和低剂量的β-受体阻滞剂。严格的低钠饮食也很重要。

17.4 低钠血症

血钠的紊乱是住院老年患者中最常见的电解质紊乱(Lien 和 Shapiro,2007)。根据低钠血症的定义,通常是指血钠浓度低于 135 mmol/L,该病患病率差异很大,在 5%~40%之间。高钠血症通常与高渗性有关,与高钠血症不同,低钠血症可以是低渗、等渗、甚至高渗状态(Rose,2001)。低钠血症被证明是心力衰竭患者和 ST 段抬高心肌梗死后患者,以及肝硬化患者死亡的独立预测因子(Kovesdy 等,2012)。

17.4.1 低钠血症的病因

17.4.1.1 有效循环容量减少

有效循环容量被定义为灌注组织的液体。有效循环容量的减少可以伴随细胞外液的减少,也可以伴随细胞外液的增加(Milioni 等,2002)。真正的容量减少可能是由肾外或肾脏途径引起的。肾外损失可以通过胃肠道(如腹泻或呕吐)或皮肤(如烧伤)。肾脏损失可能是由利尿剂治疗、渗透性利尿(例如葡萄糖和尿素)、失盐性肾病或尿液浓缩能力受损引起。心力衰竭和肝硬化是低钠血症的其他主要原因,由有效循环容量减少触发。

17.4.1.2 抗利尿激素分泌失调综合征(SIADH)

SIADH 是低钠血症的常见原因,其与多种潜在病症和药物有关,其中大多数仅在少数质疑这些关联的有效性的病例报告中描述。SIADH 的特征是血管升压素的非生理性释放导致游离水的排泄减少而钠的排泄正常(Ouslander 等,1998;Miller,2000)。

17.4.1.3 脑性耗盐综合征

脑性耗盐综合征通常发生在头部损伤或神经外科手术后。其特征是由尿钠排泄和利尿引起的低血容量性低钠血症。

17.4.1.4 肾上腺功能降低

虽然因胃肠道丢失引起的容量不足在肾上腺功能减低时低钠血症的发生中起一定的作用,但主要机制可能是皮质醇的缺乏,因为皮质醇替代后水排泄增加。

17.4.1.5 重置渗透压稳态

具有重置渗透压稳态的患者被描述为对渗透压的变化具有正常反应;只有血管升压素释放的阈值降低,因此导致较低但稳定的血钠浓度。

17.4.1.6 假性低钠血症

假性低钠血症是一种应与低钠血症明确区分的病症,其是由游离水从细胞内移动到细胞外引起的,就像高血糖时的情况一样。假性低钠血症是一种实验室现象,发生在严重的高脂血症或高蛋白血症患者中。

17.4.2 低钠血症的症状

缓慢发生低钠血症的患者可能无症状,但低钠血症的急性发作可能导致严重的症状,甚至死亡。当低钠血症发展缓慢时,脑细胞能够运用适应性机制,例如释放细胞内钾和其他溶质以维持其细胞体积。在运动相关性低钠血症的情况下,血清钠值<129 mmol/L 时,会出现恶心、呕吐和意识模糊等非特异性症状(Waikar 等,2009)。随着低钠血症的进展,其可能会出现更严重的症状,如局灶性神经功能障碍、癫痫发作、嗜睡或昏迷以及由于严重的脑水肿导致的最终的小脑幕裂孔疝。慢性低钠血症患者更容易患骨质疏松症(Wald 等,2010)。

17.4.3 低钠血症的治疗

基于上文讨论的细胞补偿机制(渗透物从细胞内转移到细胞外),急性(记录的低钠血症发作<48h)和慢性(低钠血症发作>48h 或未知)低钠血症纠正速度不同。急性低钠血症纠正速度应>4mmol/(L·24h),尽管这只是基于很少量的证据(Barsoum 和 Levine,2002)。对于慢性低钠血症,建议以<10mmol/(L·24h)或<18mmol/(L·48h)为限(Verbalis 等,2007)。

17.4.3.1 低血容量性低钠血症

纠正低血容量性低钠血症的关键是液体复苏。一旦发生这种情况,相对过量的游离水将通过抑制血管升压素释放来自我纠正。初始液体复苏应从等渗晶体液开始, 优选平衡溶液(例如乳酸林格液)。

17.4.3.2 等容量性低钠血症

如果患者有症状,应该立即升高血清钠,因为这些患者有发生神经系统并发症的风险。无症状的患者和有记录的低钠血症发病>48h 的患者应该缓慢纠正,因为他们的渗透性脱髓鞘风险增加。

17.4.3.3 SIADH

对于因低钠血症而出现症状的所有患者,应以 4~5mmol/L 快速纠正血钠浓度为目标。高渗盐水是首选的输注液, 因为 SIADH 患者对等渗盐水没有反应。液体限制可能是慢性 SIADH 最常推荐的治疗选择, 可能因为其毒性低。在液体限制开始时, 应停用已知会导致 SIADH 的药物。然而,液体限制会导致口渴、患者缺乏依从性从而使血清钠缓慢增加。用于治疗 SIADH 的经典的可选择药物包括地美环素和锂剂。尿素是 SIADH 的另一种治疗选择,其随着血管升压素拮抗剂的即将出现而越来越受到关注(Schrier 等,2006)。尿素可以口服或静脉给药。

17.4.3.4 高血容量性低钠血症

对于所有水肿的患者，治疗的主要方法是饮食钠限制和应用利尿剂。在低钠血症的情况下，应该进行液体限制，尽管在大多数情况下由于口渴和口干难以实现。

17.5 高钠血症

高钠血症（血清钠水平>145mmol/L）是65岁及以上的住院患者的常见问题（Snyder等，1987）。大多数研究报道显示老年高钠血症患者的死亡率超过50%（Adrogue 和 Madias，2000）。一些研究人员已经注意到死亡率随着补液率的增加而增加，而其他研究者则强调需要提高对易感患者中积极维持水化重要性的认识（Bhatnagar 和 Weinkove，1988）。高钠血症患者高死亡率的确切原因尚未完全明确（Kovesdy 等，2012）。关于临床表现的严重程度（症状和体征）与高钠血症患者的高死亡率之间的关系，可获得的信息很少。

17.5.1 高钠血症的病因

高钠血症可以很容易地根据全身钠含量和水合状态进行分类。

1.全身总钠减少[低渗性体液丢失导致细胞外液体积（ECV）消耗和高钠血症]

- 肾外途径（皮肤或胃肠道损失，例如呕吐、胃肠减压、渗透性腹泻）。
- 肾途径=低渗性多尿（例如利尿剂、由葡萄糖引起的渗透性利尿或非少尿期ATN）。

2.全身总钠正常（游离水损失导致高钠血症）

- 肾外性水损失（例如皮肤或肺部损失）。
- 肾性水损失（例如脑或肾性尿崩症）。

3.全身总钠增加

通常是一种医源性并发症，原因是使用含钠溶液或不适当地用0.9%的盐水纠正低渗性隐性失水。

17.5.2 临床表现

高钠血症的症状或体征包括嗜睡、躁动、反射亢进、痉挛和抽搐，可以发展至昏迷甚至死亡。中枢性或肾性尿崩症患者也可以进展为昏迷至死亡。大脑脱水可导致毛细血管和静脉瘀血、静脉窦血栓形成和典型的皮层下出血。老年人高钠血症死亡率高达60%~80%。

17.5.3 治疗

全身总钠减少的患者应首先接受等渗NaCl溶液，直至ECV恢复。此后可以使用低渗溶液。在全身总钠正常单纯水损失的患者中，应该以静脉补充无钠液纠正。如果体内总钠量增加，应停止使用高渗含钠液，并给予利尿剂以促进过量盐和水的排泄。

（张依然 译）

参考文献

Adrogue HJ, Madias NE. Hypernatremia. N Engl J Med. 2000;342:1493–9.

Barsoum NR, Levine BS. Current prescriptions for the correction of hyponatraemia and hypernatraemia: are they too simple? Nephrol Dial Transplant. 2002;17:1176–80.

Bauer JH. Age-related changes in the renin-aldosterone system: physiological effects and clinical implications. Drugs Ageing. 1993;3:238–45.

Bhatnagar D, Weinkove C. Serious hypernatremia in a hospital population. Postgrad Med J. 1988;64:441–3.

Halperin ML, Kamel KS, Goldstein MB. Fluid, electrolyte, and acid-base physiology: a problem based approach. 4th ed. Philadelphia: Saunders Elsevier; 2009.

Kovesdy CP, Lott EH, JL L, et al. Hyponatremia, hypernatremia, and mortality in patients with chronic kidney disease with and without congestive heart failure. Circulation. 2012;125:677–84.

Lien YH, Shapiro JI. Hyponatremia: clinical diagnosis and management. Am J Med. 2007;120:653–8.

Milionis HJ, Liamis GL, Elisaf MS. The hyponatremic patient: a systematic approach to laboratory diagnosis. CMAJ. 2002;166:1056–62.

Miller M. Water balance in older persons. In: Morley JE, van den Berg L, Totowa NJ, editors. Contemporary endocrinology: endocrinology of aging. New York: Humana Press; 1999. p. 31–41.

Miller M. Nocturnal polyuria in the elderly: pathophysiology and clinical implications. J Am Geriatr Soc. 2000;48:1321–9.

Ouslander JG, Nasr SZ, Miller M, Withington W, Lee CS, Wiltshire-Clement M, Cruise P, Schnelle JF. Arginine vasopressin levels in nursing home residents with nighttime urinary incontinence. J Am Geriatr Soc. 1998;46:1274–9.

Rose BD. Clinical physiology of acid-base and electrolyte disorders. 5th ed. New York: Mcgraw-Hill; 2001.

Schrier RW, Gross P, Gheorghiade M, et al. Tolvaptan, a selective oral vasopressin V2-receptor antagonist, for hyponatremia. N Engl J Med. 2006;355:2099–112.

Snyder NA, Feigal DW, Al A. Hypernatremia in elderly patients. Ann Intern Med. 1987;107:309–19.

Verbalis JG, Goldsmith SR, Greenberg A, Schrier RW, Sterns RH. Hyponatremia treatment guidelines 2007: expert panel recommendations. Am J Med. 2007;120:S1–21.

Waikar SS, Mount DB, Curhan GC. Mortality after hospitalization with mild, moderate, and severe hyponatremia. Am J Med. 2009;122:857–65.

Wald R, Jaber BL, Price LL, Upadhyay A, Madias NE. Impact of hospital-associated hyponatremia on selected outcomes. Arch Intern Med. 2010;170:294–302.

Weiss JP, Blaivas JG, Stember DS, Brooks MM. Nocturia in adults: etiology and classification. Neurourol Urodyn. 1998;17:467–72.

听力和视力障碍　第 18 章

Karen Andersen-Ranberg

摘　要

老龄化的重要特征是听力和视力损害。这些未检出的损害通过干扰沟通、日常活动和社会参与，对老年人的生活产生不利影响，还增加了严重的、可能致命的伤害危险，并且可能在紧急状况时引起谵妄。在临床检查中经常评估视听能力是至关重要的。听力和视力障碍是可以治疗的，治疗目的可以是治愈或缓解。多方帮助可以增加患者的幸福感和自理生活能力，从而减少医疗保健设施的使用和成本。

学习目标

完成本章学习，读者将能够：

- 了解识别视力和听力损害的重要性；
- 应用简单的临床测试进行视力和听力评估；
- 认识未矫正的听力和视力损害对健康的影响；
- 认识治疗和矫正辅助设备可以缓解损害和改善幸福感。

18.1　听力障碍

世界卫生组织(WHO)将成人致残性听力障碍的听力阈值(听力较好的耳朵)界定为 41dB 或更高(听力测试；频率 500~4000Hz)(WHO，2013)。自我报告的听力障碍影响 20%的 65 岁以上老年人和 72%的 85 岁以上老年人(Roth 等，2011；Pacala 和 Yueh，2012)。

最常见的是老龄化相关性听力损失(ARHL)(老年性耳聋)，其特征在于内耳的双侧高频感觉神经听力逐渐丧失。听力障碍也可以与外耳或中耳相关(见表 18.1)。

表 18.1　老龄化相关听力障碍

状况	诊断	治疗
老龄化相关性听力损失	听力测试	助听器
助听器不起作用	电池电量不足或耗尽	换新电池
老年人最常见的耳部和听力疾病：外耳炎 • 感染 –细菌 –真菌 • 接触过敏	• 发作快（通常<48h） • 耳镜检查 • 炎症表现 • 耳漏 • 有碎屑	完整的鼓膜 • 镇痛 • 清理碎屑 • 局部用药 –抗生素 –抗真菌药 –糖皮质激素（Kaushik 等，2010） 破裂的鼓膜 • 镇痛 • 专科治疗
异物	耳镜检查	去除异物
耳垢	耳镜检查	仅在引起症状时通过以下方法去除 • 冲洗（有穿孔、疼痛、眩晕的风险） • 手法去除（需要专业技能） • 局部用药（有中耳炎的风险，Schwartz 等，2017）
（中耳） • 鼓膜穿孔 • 胆脂瘤	耳镜检查	专科治疗
（内耳） • 噪声暴露 • 耳硬化症 • 梅尼埃病 • 听神经瘤	耳镜检查 • 排除其他可治疗的病症	专科治疗

18.2　老年患者听力障碍筛查的影响

- 筛查：自我报告
  - –听力有困难吗？
  - –听力突然或逐渐丧失？
  - –对称？在嘈杂的环境中更糟糕？
  - –耳鸣？

–认知障碍？

–职业噪声暴露？

–遗传？（Walling 和 Dickson，2012）

- 筛查：家庭报告（患者否认听力问题时）

–患者说话的声音大吗？

–需要对方重复吗？

- 筛查：临床

–患者每只耳朵都可以听到摩擦手指的声音吗？

- 筛查：耳语测试

–医生站在患者身后（60cm），完全呼气时耳语声说出 3 个数字或 3 个字母的至少 2 种不同组合。患者说出 6 个字中的 3 个就算通过了测试。

- 耳镜：检查外耳和中耳

–耵聍。

–异物。

–中耳炎。

–碎屑。

–压痛。

–炎症。

–鼓膜缺陷。

- 手持纯音测听设备

–评估听力缺陷（在清洁的耳道中）。

参考图 18.1（另见第 26 章）。

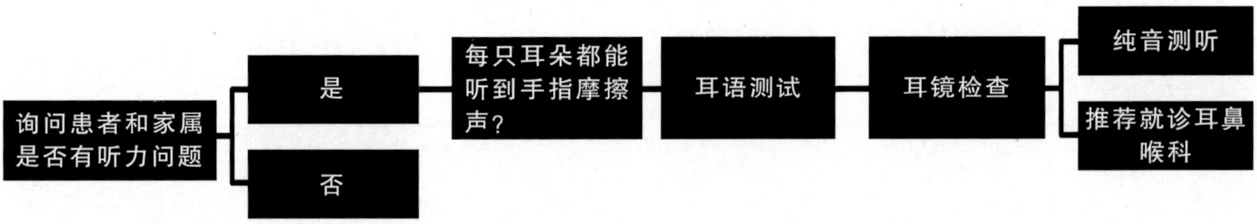

图 18.1　听力评估方法。

18.3　听力障碍患者的管理

- 最常见的鉴别诊断是其他听力损伤情况。
- 在所有听力损伤病例中，患者应转诊至耳鼻喉科（ENT）专家。

- 评估听力受损非常重要，听力受损可能会得到纠正和治疗，并且可以防止进一步的不良后果。
- 听力不佳会产生多重后果，例如抑郁、孤立、孤独、假性痴呆、增加护理人员负担和增加使用医疗保健设施。
- 急性谵妄可能是在急性情况下由听力不佳和其他感觉障碍而显现(另见第 8 章)。
- 在患者面前标准清晰地说话，不要喊。使用带耳机的手持放大器。

18.4 视力障碍

根据 Snellen 图表，视力障碍是按视敏度确定的。WHO 要求当场测量视敏度以确定视力障碍(当场即通过可用的屈光矫正手段获得)(Resnikoff 等，2008；WHO，2013)。

- 失明：视力较好的眼睛差于 3/60。
- 严重视力损害：差于 6/60 至优于或等于 3/60。
- 中度视力损害：差于 6/18 至优于或等于 6/60。

世界范围内 70 岁以上老人失明的患病率分别为男性 5.3%和女性 4.2%。中度和重度视力损害的患病率分别为 20.9%和 18.8%(Stevens 等，2013)。老龄化相关的视力障碍可能与老龄化相关的眼病叠加(表 18.2)。

18.5 老年患者视力障碍筛查的影响

- 筛查：自我报告
  - 在阅读报纸、看电视、识别面孔时，视力有困难吗？
  - 阅读时需要更多强光吗？
  - 是否经历过对灯光和阳光过敏？
  - 是突然发生的还是逐渐发生的?
  - 视野中有斑点(视网膜脱落)吗？
  - 眼睛有闪光感(视网膜脱落)吗?
- 临床检查
  - Snellen 视力表：6m 距离处，看编号的行，至最低可读行数。
  - 读出靠近患者面部的检查者手指的数量。
  - 光源的方向？
  - 眼底镜检查。

参考图 18.2(另见第 26 章)。

表 18.2　老龄化相关视力障碍

状况	症状	治疗
镜片的屈光力下降(即老花眼)	难以聚焦到耳朵听到的目标;阅读困难	用眼镜矫正
空间信息的对比灵敏度降低	感知灰色石头困难,如路边的石头	
暗适应减弱(Gopinath 等,2016)	在黑暗中瞳孔扩张延迟;开夜车困难	
眼干	眼睛灼痛、流泪	润滑眼药水
眼睑张力损失	上睑下垂、睑内翻、睑外翻	手术
老年人最常见的视力和眼部疾病		
白内障	强光相关的视力损失 对比敏感度降低 视敏度下降 色觉改变	专科治疗(白内障手术)
年龄相关性黄斑变性(AMD) • 干性 AMD(最常见) • 湿性 AMD	与中心视力丧失有关:视力模糊,无法阅读、驾驶、识别人脸,周边视力通常尚好	所有 AMD 专家治疗干性 AMD:无湿性 AMD(血管抑制治疗)
糖尿病性视网膜病变	对比敏感度降低 视敏度下降 暗适应减弱 蓝黄色感	专科治疗
青光眼 • 原发性开角型青光眼(POAG)(90%) • 原发性闭角型青光眼(PCAG)(10%)	视力模糊 POAG (在发生严重的视神经损伤前症状不会出现): 出现光晕、暗适应减弱 PCAG:头痛、恶心、呕吐、角膜水肿	专科治疗无法治愈或逆转病情,但可能会减慢进展。使用滴眼液,注意副作用
视网膜脱离	在眼睛里有视野中的斑点闪烁	专科治疗
眼神经带状疱疹	单侧三叉神经第一分支的影响;疼痛、发红、眼睑痉挛、视物模糊、流泪	专科治疗,抗病毒滴眼液
巨细胞动脉炎影响颞肌动脉	头痛、复视、视力模糊	口服大剂量皮质类固醇和急性期专科治疗

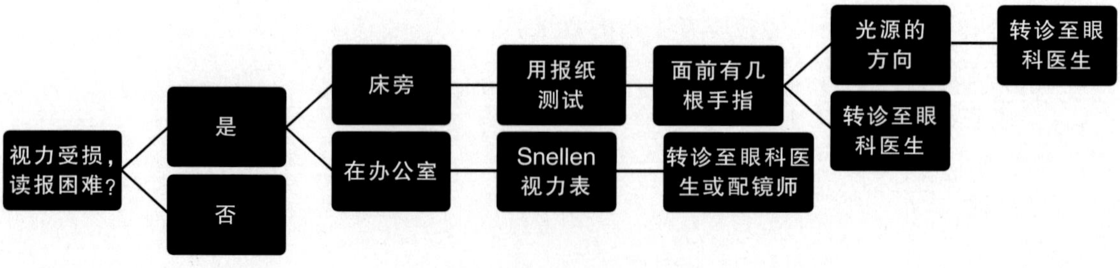

图 18.2　视力评估法。

18.6　视力障碍患者的管理

- 最常见的鉴别诊断是其他眼部疾病。
- 对所有视力障碍病例,都应让患者去眼科就诊。
- 评估视力丧失非常重要,因为它可能得到矫治,并且防止进一步恶化、致盲。
- 视力不佳会产生多重后果,例如:跌倒并使骨折风险增加、抑郁、功能受限、增加看护者负担和使用医疗保健设施(Horowitz,2004)。
- 急性谵妄状态可能是在急性情况下由视力不佳和其他感觉障碍引发。
- 理想的矫正眼镜、明亮的光线和环境中的对比颜色可提高视觉能力。

(马雪娇　译)

参考文献

Gopinath B, McMahon CM, Burlutsky G, Mitchell P. Hearing and vision impairment and the 5-year incidence of falls in older adults. Age Ageing. 2016;45(3):409–14.

Horowitz A. The prevalence and consequences of vision impairment in later life. Top Geriatr Rehabil. 2004;20(3):185–95.

Kaushik V, Malik T, Saeed SR. Interventions for acute otitis externa. Cochrane Database Syst Rev. 2010;1:CD004740.

Pacala JT, Yueh B. Hearing deficits in the older patient: "I didn't notice anything". JAMA. 2012;307(11):1185–94.

Resnikoff S, Pascolini D, Mariotti SP, Pokharel GP. Global magnitude of visual impairment caused by uncorrected refractive errors in 2004. Geneva: WHO; 2008. Contract No.: 1

Roth TN, Hanebuth D, Probst R. Prevalence of age-related hearing loss in Europe: a review. Eur Arch Otorhinolaryngol. 2011;268(8):1101–7.

Schwartz SR, Magit AE, Rosenfeld RM, Ballachanda BB, Hackell JM, Krouse HJ, et al. Clinical practice guideline (update): earwax (Cerumen impaction) executive summary. Otolaryngol Head Neck Surg. 2017;156(1):14–29.

Stevens GA, White RA, Flaxman SR, Price H, Jonas JB, Keeffe J, et al. Global prevalence of vision impairment and blindness: magnitude and temporal trends, 1990–2010. Ophthalmology. 2013;120(12):2377–84.

Walling AD, Dickson GM. Hearing loss in older adults. Am Fam Physician. 2012;85(12):1150–6.

WHO. Hearing loss in persons 65 years and older based on WHO global estimates on prevalence of hearing loss. Geneva: WHO; 2013a.

WHO. Universal eye health: a global action plan 2014-2019. Geneva: WHO; 2013b.

压疮

第 19 章

Dimitri Beeckman, Nele Van Damme, Dorien De Meyer, Karen Van den Bussche

摘 要

压疮是国际公认的重要指标,被认为是可预防的不良事件。浅表的压疮发生在皮肤上,并且可以向深处发展,而深度压疮可深及覆盖于骨骼突出部分的肌肉层,主要是由于压力和(或)切变力引起的持续压迫造成的。规范的风险评估方法应包括应用风险评估量表、结合全面的皮肤评估和临床判断(基于关键危险因素的知识)。压疮的预防包括使用尽量大的支撑表面(床和椅子)、预防性皮肤护理,以及考虑患者具体状况进行的整体体位调整。

学习目标

完成本章学习,读者将能够:

- 描述压疮发展的病因和病理生理学;
- 解释压疮对患者、护理人员和社会的影响;
- 对压疮进行诊断和分类;
- 推荐有效的干预措施预防压疮,并使其适应特定的患者群。

19.1 定义、病因和影响

压疮是皮肤和(或)皮下组织的局部损伤,通常发生在骨骼突出部位,是压迫或压迫与切变力相结合所致(图 19.1)。压疮与许多促成因素或混合因素相关,这些因素的重要性已经阐明,压疮的发生与多种因素复杂的相互作用有关。

压力和切变力长时间作用于骨骼突出部位、皮肤和软组织，引发压疮

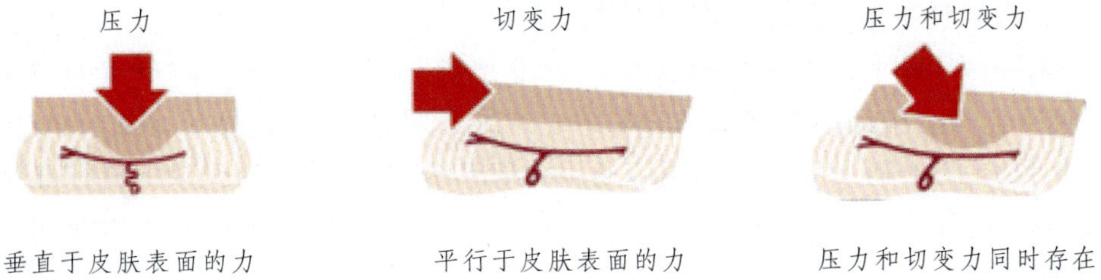

压力和切变力导致

- 缺血
- 组织再灌注损伤
- 直接的细胞和组织毁损
- 淋巴引流受损

应进一步探究微环境的作用

图 19.1 压疮的发生。

患者的活动程度、组织灌注以及皮肤状态是压疮的独立危险因素，此外，皮肤湿度、年龄、血液状态、营养、一般健康状况、体温和免疫状况也是重要因素。

不同类型压疮的病因尚未完全明确。当患者卧床不起或只能坐轮椅时，覆盖骨骼突出部分的软组织长时间受到机械压迫，导致骨骼肌组织退化，这种外部机械负荷可以是垂直于皮肤表面的力(压力)、平行于皮肤表面的力(切变力)或压力和切变力同时存在。

- 压力被认为是一个重要病因，在骨骼突起处与接触的表皮之间软组织长时间受压就产生压疮。
- 切变力是由两个相对的表面滑动并相互移位而产生的。

还包括其他损伤途径，例如受损的淋巴引流、缺血/再灌注损伤和持续的组织变形。Stekelenburg 等(2007)证实，2 小时的压力负荷会导致肌肉组织的不可逆损伤，而缺血负荷导致的组织改变是可逆的。这就意味着严重形变伴有缺血是肌肉不可逆损伤的主要触发因素。

压疮是国际公认的入住医疗机构的不良后果，也被国际公认为护理质量的关键临床指标，并认为是可预防的不良事件。压疮对患者、家属、护理人员和医疗保健组织都会产生重大影响(Gorecki 等，2009)。压疮的进展与疼痛、感染、长期和昂贵的住院治疗、增加死亡风险以及降低与健康相关的生活质量有关(Demarre 等，2015；Gorecki 等，2009)。

19.2 分期和鉴别诊断

压疮可以始于组织表面或深处，这取决于表面负荷的性质和组织的完整性。皮肤表面的压疮在皮肤内形成并且可以向深处发展，而深层压疮出现在覆盖骨骼突出处的肌肉层中，主要是由对组织的持续压迫引起。压疮的严重程度从完整皮肤的不可褪色的红斑到包括皮肤、皮下脂肪、肌肉和骨骼在内的组织破坏不等。

在美国，国家压疮咨询小组（NPUAP）于 1989 年研发了一个四个阶段的分期系统。在欧洲，1999 年欧洲压疮咨询小组（EPUAP）采纳了这种分期，仅对原文做了少量修改。自 2009 年，NPUAP 和 EPUAP 研发了压疮的国际通用分期系统，其目的是使纪录保持标准化并提供压疮严重性的通用描述，以用于临床实践、核查和研究。表 19.1 列出了 2014 版 NPUAP/EPUAP 分期系统。

压疮的患病率数据因环境、压疮严重程度和随访时间长短而异。各国压疮患病率调查显

表 19.1 压疮分期（NPUAP 等，2014）

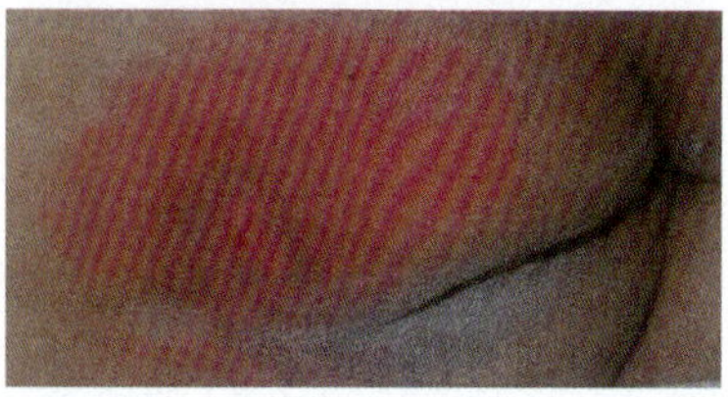	Ⅰ期 不褪色的红斑	完整的皮肤上局部区域通常有超过骨骼突出范围的不褪色红斑*。深色皮肤可能没有明显的白变反应，压疮处可能只是颜色与周围区域不同，与邻近组织相比，该区域可能有痛感、硬、软、温热或发凉。Ⅰ期可能难以在肤色深的患者中检出。可以提示为“有风险”患者（预示风险的征象） *用玻片压诊法可以检出不褪色的红斑（见表 19.3）
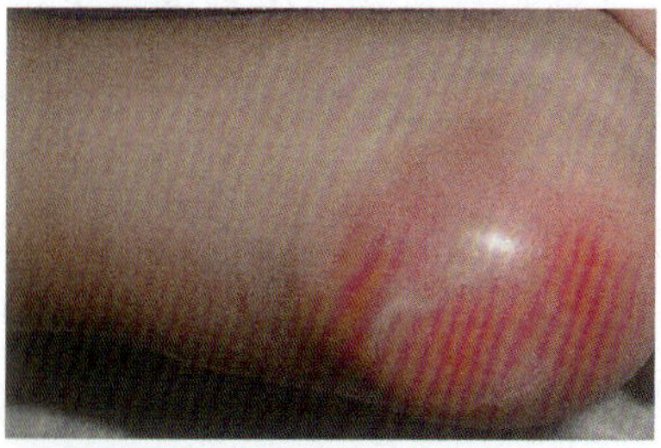	Ⅱ期 部分皮肤厚度变薄	真皮部分厚度减少，表现为有粉红色创面的浅开口溃疡，无脱皮，也可以是完整或开放/破裂的内含血清的水疱。表现为有光泽或干燥的浅溃疡，没有腐肉或瘀伤*。此期描述不应用于皮肤裂伤、烧伤、失禁相关性皮炎、浸泡或剥脱 *瘀伤提示可疑的深部组织损伤
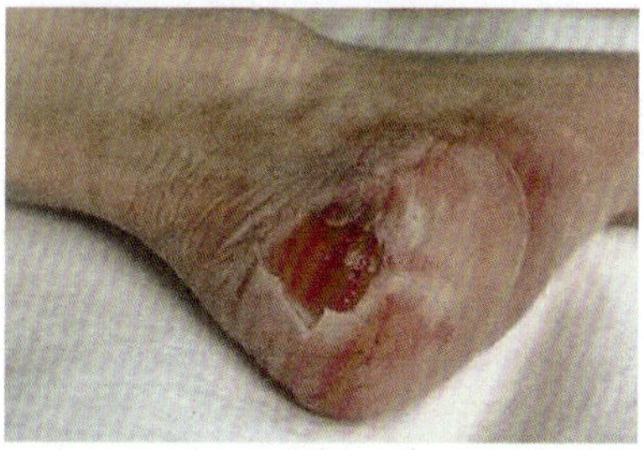	Ⅲ期 全层皮肤缺失	全层皮肤缺失，皮下脂肪可见，但骨、肌腱或肌肉未暴露。可能存在腐肉，但不掩盖组织损失的深处。可能包含深层坏死和窦道。Ⅲ期压疮的深度因解剖位置而异，鼻梁、耳、枕骨和踝部没有皮下组织，溃疡可以是浅的，相反，脂肪丰富的区域可以形成极深的Ⅲ期压疮，骨/肌腱不可见或直接触及

（待续）

表 19.1(续)

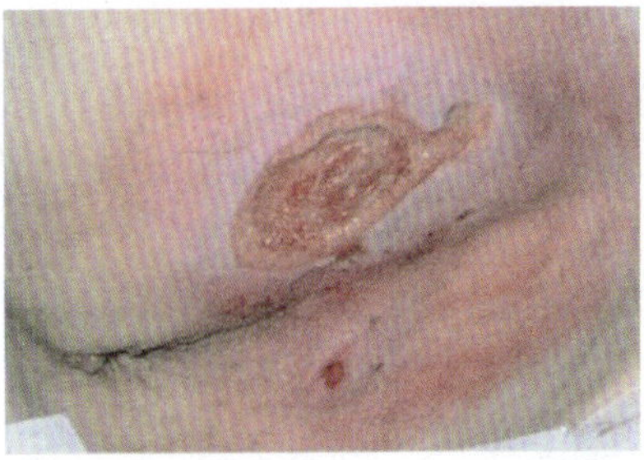	Ⅳ期 全层皮肤组织缺失	全层皮肤组织缺失，暴露骨骼、肌腱或肌肉，创面内某些部分可能存在腐肉或焦痂，通常包含深层坏死和窦道。Ⅳ期压疮的深度因解剖位置而异，鼻梁、耳、枕骨和踝部没有皮下组织，这些部位的溃疡可能是浅的。Ⅳ期的溃疡可以延伸到肌肉和(或)支撑结构(例如筋膜、肌腱或关节囊)中，从而可能发生骨髓炎，暴露的骨骼/肌肉可见或可直接触及
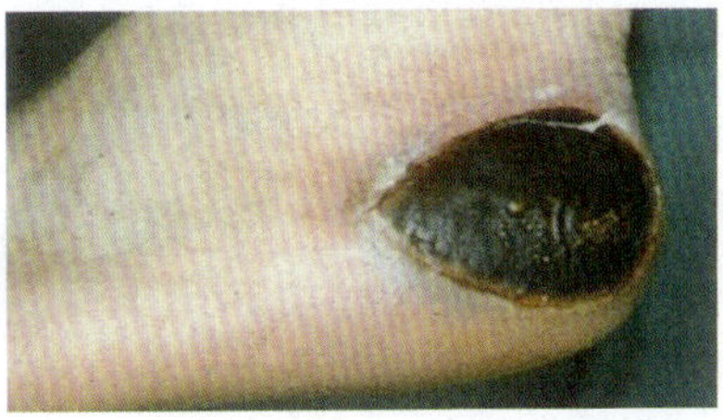	不定分期： 深度未知	全层皮肤组织缺失，其中溃疡的基部被腐肉(黄色、棕褐色、灰色、绿色或棕色)和(或)焦痂(棕褐色、棕色或黑色)所覆盖。去除足够的腐肉和(或)焦痂至能暴露创面的基底，才能确定真实的深度，因而不能确定分期。足跟处稳定的焦痂(干燥的、附着良好、完整无红斑或波动感的)可充当"肌体"自身的(生物学上的)覆盖物，不应被移除
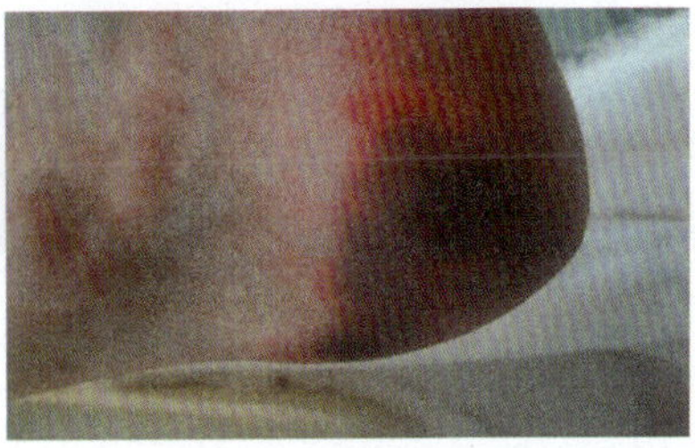	疑似深部组织损伤： 深度未知	由于压力和(或)切变力对深层软组织的损坏，相应部位失去色泽的完整皮肤上出现紫褐色或血疱，这种局部变化会在受压部位与其邻近组织相比表现出痛、硬、溃、烂、温热或发凉之前发生。肤色深的患者可能难以检测到深部组织损伤，进一步发展变深暗的创面可能出现薄水疱，进而形成薄的焦痂覆盖。即使采用最积极的治疗，病灶还是可能很快发展至暴露出皮下的组织层

示，比利时医院的患病率(包括Ⅰ~Ⅳ期)为 12.1%，法国医院为 8.9%。在荷兰和德国，养老机构的患病率分别为 31.4%和 6.4%，医院的患病率分别为 18.1%和 9%。老年保健机构中的患病率数据表示，在西班牙内科住院的相对年轻的老年患者中占 2.8%~5%，在爱尔兰长期护理院老年人中占 9%(Moore 和 Cowman，2012)，在瑞典医院和疗养院中占 6%~14.5%，在美国长期照护和护理院中占 4.1%~32.2%(Pieper，2012)。

压疮可能与失禁相关性皮炎(IAD)相关，因为它们的临床表现相似。错误分类对预防、治疗、报告和确定护理质量标准有严重的误导，因此，正确诊断压疮并将其与皮肤上相同区域中发生的其他皮肤病变区分开是非常重要的。

19.3 如何预防压疮

预防压疮是要减少压力和切变力的持续时间和(或)强度。由于预防措施费用昂贵且劳动强度大,因此应通过有组织的风险评估确定患者是否有明确的压疮风险。

预防压疮包括:

(1)使用恰当的支撑表面(床和椅子),让压力/切变力重新分布并调整组织受力强度和微环境(NICE,2014)。

(2)预防性皮肤护理,包括清洁皮肤并防止皮肤常处于潮湿状态。

(3)考虑患者个体情况,重新调整其整体体位(NICE,2014)。

支撑表面应是使皮肤压力再分布的专用装置,其设计用于管理组织压力负荷、微环境和(或)其他治疗功能,如床垫、综合功能床、床垫更换、床罩、软坐垫或坐垫罩。重新调整患者体位必须考虑患者的状况和过去所用的支撑表面(NICE,2014),应放置特定的装置抬高脚跟(去除对其压力),以便沿着腓肠肌分散腿的重量,而不在跟腱处着力,膝盖应该保持轻微弯曲。压疮风险评估和预防干预的概述见表19.2和表19.4。

表19.2 卧床和坐位时的压疮风险评估和预防概述

风险评估

- 应在所有医疗保健机构中使用规范的皮肤评估方法作为风险评估策略的一部分
- 风险评估的规范方法应涵盖结合皮肤的综合评估和临床判断(基于关键危险因素的知识)进行风险评估计分
- 使用玻片压诊法评估不褪色的红斑比指压法更好
- 对专业人员的培训应包括识别皮肤白变反应、局部发热、水肿和硬结的技术

卧床的预防策略

- 床上预防应侧重于减少皮肤承受压力和切变力的强度和(或)持续时间
- 床上压疮预防包括应用适当的支撑表面并经常变换体位
- 应考虑患者的状况和支撑表面的性状,以确定变换体位的频率和技术
- 如果患者能够耐受并且医疗条件允许,则应使用(向左或右)30°倾斜侧卧位(交替地右侧、背侧、左侧)或俯卧位来变换体位
- 应避免增加压力的姿势(例如90°侧卧位或半卧位)
- 足跟应该始终避免受压

(待续)

表 19.2(续)

坐位的预防策略

- 坐位时的预防应侧重于减少压力和切变力的强度和(或)持续时间
- 应限制坐在没有减压装置的椅子上的时间
- 如果坐在扶手椅上,下肢应放在脚凳或脚踏板上
- 应选择可接受的坐姿,并使施加在皮肤和软组织上的压力和切变力最小化

表 19.3 用于检测不褪色的红斑的玻片压诊法

疑似不可褪色的红斑

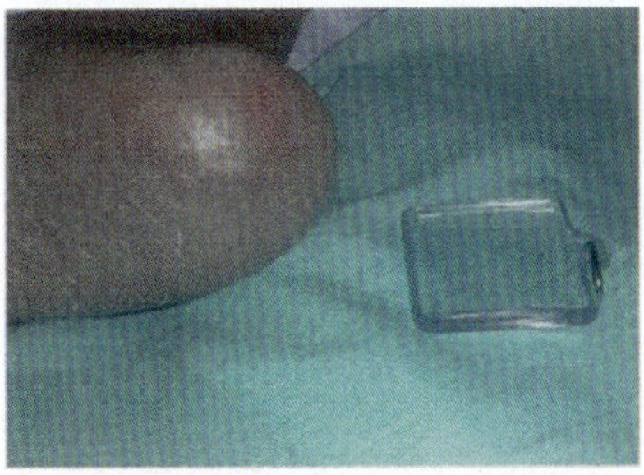

玻片压诊法使用透明的玻片

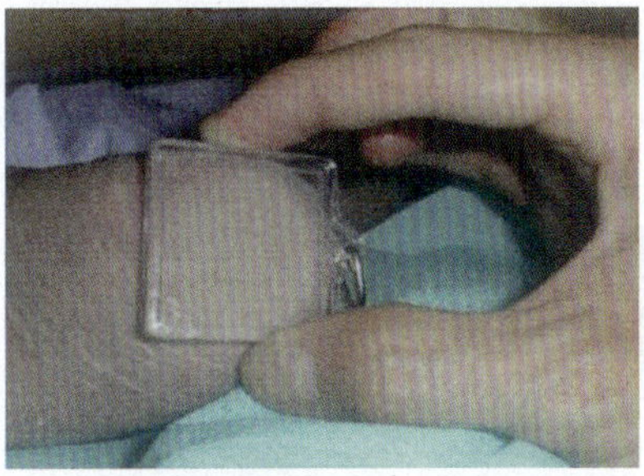

表 19.4 缓冲压力/切变力的装置

缓冲足跟受力

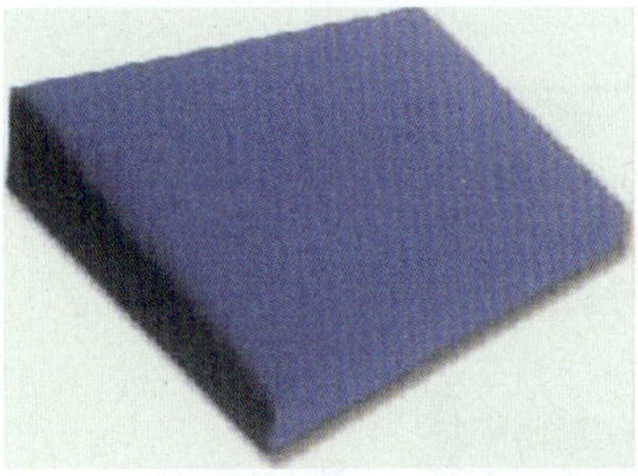

楔形的垫子用于缓冲足跟受力,可沿着腓肠肌重新分配腿部的重量而不会对跟腱施压

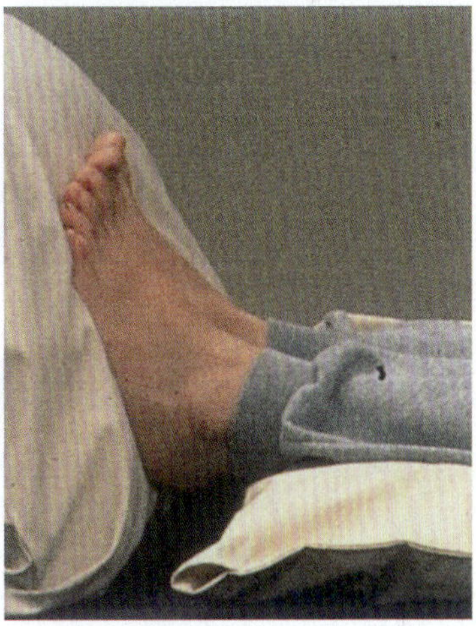

枕头用于缓冲足跟受力

(待续)

表 19.4(续)

支撑表面

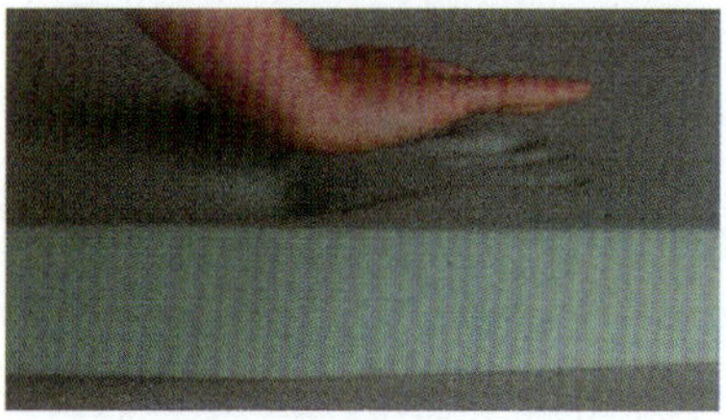

黏弹性泡沫床垫有较大的接触面,可使压力/切变力重新分布。这是一种非动力(非电动)支撑表面,可对体重/体温做出反应,改变其形状而使压力重新分布

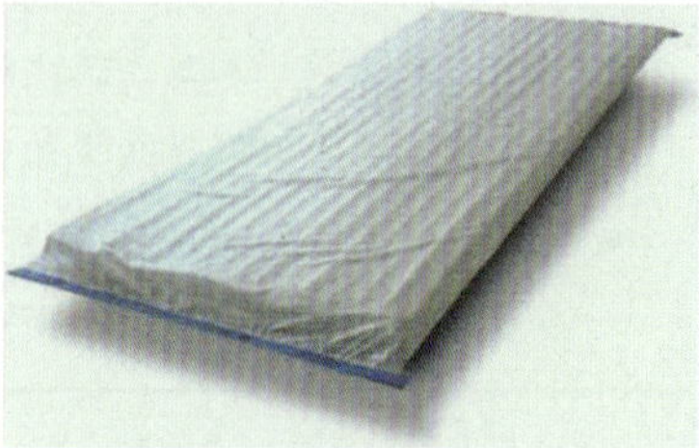

静态空气床垫有较大的接触面，可使压力/切变力重新分布。这是一种非动力(非电动)支撑表面,可对体重和重量移动做出反应,改变其形状而使压力重新分布

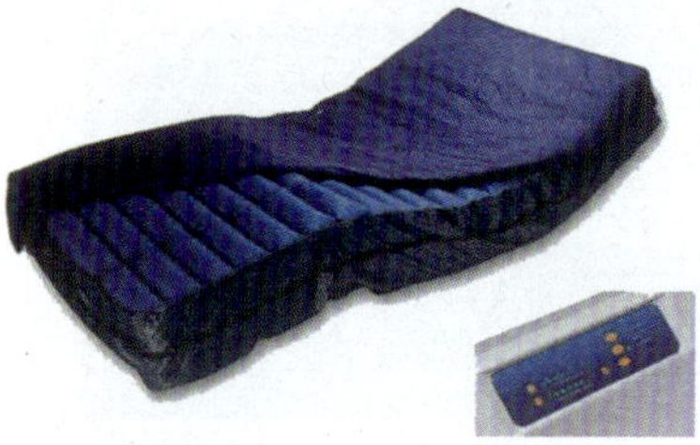

交替气压床垫,可以缓解骨骼突出处的压力。这是一个动力(电动)支撑表面,使气腔交替充气/放气来减轻骨骼突出处的压力

调整体位

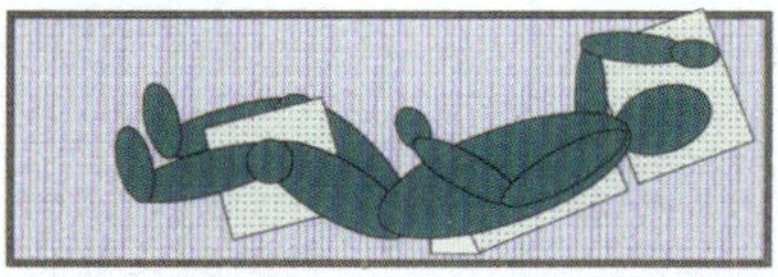

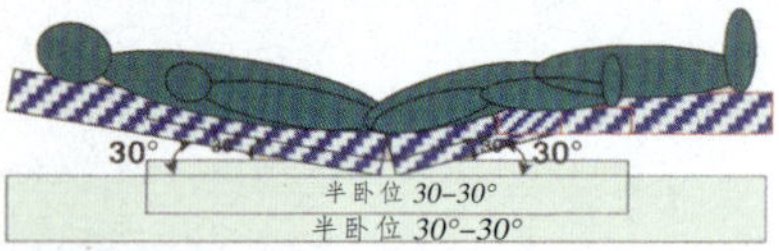

用 30°倾斜侧卧位(交替地右侧、背侧、左侧)或半卧位 30°–30°变换体位

(马雪娇 译)

参考文献

Gorecki C, Brown JM, Nelson EA, Briggs M, Schoonhoven L, Dealey C, et al. Impact of pressure ulcers on quality of life in older patients: a systematic review. J Am Geriatr Soc. 2009;57(7):1175–83.

Demarre L, Verhaeghe S, Annemans L, Van Hecke A, Grypdonck M, Beeckman D. The cost of pressure ulcer prevention and treatment in hospitals and nursing homes in Flanders: a cost-of-illness study. Int J Nurs Stud. 2015;52(7):1166–79.

Moore Z, Cowman S. Pressure ulcer prevalence and prevention practices in care of the older person in the Republic of Ireland. J Clin Nurs. 2012;21(3–4):362–71.

NICE. Pressure ulcers: prevention and management. 2014. nice.org.uk/guidance/cg179.

NPUAP, EPUAP, PPPIA. Prevention and treatment of pressure ulcers: clinical practice guideline. Perth, Australia: Cambridge Media; 2014.

Pieper B. Long term care/nursing home. In: Pieper B, The National Pressure Ulcer Advisory Panel, editors. Pressure ulcers: prevalence, incidence and implications for the future. 2nd ed. Washington, DC: National Pressure Ulcer Advisory Panel; 2012. p. 65–96.

Stekelenburg A., Strijkers G., Parusel H., Bader D., Nicolay K., Oomens C. (2007). Role of ischemia and deformation in the onset of compression-induced deep tissue injury: MRI-based studies in a rat model. Journal of Applied Physiology, 102(5), 2002–11.

推荐阅读

其他参考资料可以在线查询 https://doi.org/10.1007/978-3-319-61997-2_19.

运动障碍性疾病　　第 20 章

Stephanie A. Bridenbaugh, Reto W. Kressig

摘　要

运动障碍性疾病是一组由基底节病变引起的自主运动功能受损的疾病。本章简要介绍运动障碍性疾病，并着重介绍常见的运动增多的运动障碍性疾病，包括常见的震颤、帕金森病和不宁腿综合征。共济失调和小脑疾病不在本章介绍的范围。

学习目标

完成本章学习，读者将能够：

- 对常见的运动障碍进行描述和分类；
- 对常见的震颤进行描述和分类；
- 列出帕金森病的基本特征和共同特征；
- 描述不宁腿综合征的临床表现和治疗方法。

20.1　运动障碍性疾病（MoDi）

运动障碍性疾病是一类肌肉力量或感觉不直接受损的自主运动受损的疾病。“锥体外系症状”一词是在 1912 年提出的，以区分该类疾病与锥体系统疾病。虽然涉及多个系统和解剖区域，运动障碍和锥体外系症状习惯上被认为均与基底节功能障碍相关（Deuschl 等，1998；Abdo 等，2010）。

对于大部分 MoDi，生物标志物的诊断测试结果是不明确的。因此，MoDi 常常是由临床诊断的。表象分类是诊断的重要步骤。

运动障碍性疾病可以分为运动减少(运动少于正常)或运动增强(运动超出正常)两大类。

运动减少的 MoDi 临床表现包括:

- 缺乏表情(面具脸、面部表情减少);
- 写字过小症(书写时字越写越小);
- 运动迟缓(运动速度、频率或幅度减小);
- 瞬目频率下降;
- 行走时手臂摆动减少。

表 20.1 列举了常见的运动增强的 MoDi。我们可以根据运动的节律性、速度和可抑制性对运动增强的 MoDi 进行分类(图 20.1),对于大部分 MoDi,症状可于紧张或随意运动时加重,在睡眠中消失。抽动可以暂时被抑制,却会导致焦虑紧张感的增强,而当患者放任抽动发生时,焦虑紧张感便会消减(IPMDS,2017)。

20.1.1 震颤

震颤通常可以根据发生时的情景进行分类(表 20.2)(Louis,1997)。

需要患者在以下情景中进行震颤的检查:

- 休息时;
- 注意力分散时(如倒着数数);
- 双手向前平伸时;
- 运动期间(如指鼻运动、书写、行走过程中)。

20.2 评估运动障碍性疾病

除了病史和体格检查之外,在进一步诊断过程之前,我们应该对 MoDi 进行详细的观察、描述和分类(Simon 等,1999)。

- **观察**:如果可能的话,陪同患者从候诊室到检查室。观察患者是如何转向你(头颈部和上半身转动)、拿取他(她)的随身物品(动作是否平顺、流畅、对称、适当)、站起来(用椅子扶手?用一只手还是两只手?站起后能立即稳定?在开始行走前短暂停顿?)、转身(小步?停顿?)、走路(稳定还是不稳定?规则的、对称的运动?)以及停步(立即停止还是步伐减小、步速加快而难以停止)。
- **聆听**:由于震颤而产生的沙沙声或摩擦声;抽动导致的重复声、鼻息或清喉声;不规则、颤抖地讲话;拖曳步态导致的摩擦声;轻微地震颤时,用听诊器放置在受影响的身体部位可以听到类似像直升机桨叶的轰动声。
- **描述**:描述观察到的任何现象,例如一分钟一次的左肩快速耸动动作。
- **分类**:有节律的或无节律的;持续的、缓慢的或快速的;可抑制的或不可抑制的;运动

表20.1 常见的运动增强的运动障碍性疾病

运动障碍[a]	症状	临床实例[a]
扑翼样震颤	肌肉收缩的突然丧失引起的负性肌阵挛；较长的停顿看起来类似拍动，较短的停顿看起来像不规则的颤动	肝性脑病/肾性脑病
手足徐动	缓慢的、扭动的、扭曲的、蛇形的运动，通常发生在远端肌肉	脑缺氧所致的威尔逊病
投掷运动	突然的、爆发性的、摆动的动作，通常发生在近端肢体肌肉。可能造成受伤和(或)跌倒。常单侧肢体发生(偏身投掷运动)	对侧丘脑底核脑卒中
舞蹈症	不可预测的身体不同部位肌肉的持续、快速、不规则的抽搐；口咽区("变色龙舌头")和远端肢体最常受累。随意运动可能会被叠加的不自主运动扭曲，可能导致"舞蹈样步态"突然倾斜或摇晃到一边	亨廷顿病，药物诱导的相关疾病(抗精神病药、多巴胺能药物、抗惊厥药)，威尔逊病，系统性红斑狼疮，克-雅病，甲状腺功能亢进，甲状旁腺功能减退
异动症	通常是指医源性的重复运动，面部、颊、口腔和颈部肌肉最常受累。如做鬼脸、咂嘴、吐舌、快速眨眼，也可能影响躯干或四肢	一些镇静类药物或抗精神病药物的副作用；戒毒后可能出现的持续症状
肌张力障碍	持续异常的姿势，如眼睑痉挛(间歇性的挤眼)；下颌及舌肌张力障碍伴颚、舌、口部肌肉的"痉挛"；颈部肌张力障碍，如斜颈。可以是局部的、节段的或泛化的	止吐药物或镇静药物的不良反应
肌阵挛	突然、快速、电击样的痉挛。可以是局部的、节段的或泛化的	生理情况下(呃逆、入睡时腿痉挛)、帕金森病、亨廷顿病、路易体病、进行性核上性麻痹、代谢性或缺氧性脑病、副肿瘤性、药物毒性
抽动	常在面部、颈部和上臂出现的突然、快速、协调、重复的动作；表现较为刻板，易被模仿；可表现为简单的(如眨眼、耸肩)或复杂的(如手腕抖动、发出声音)动作	原发性抽动秽语综合征(秽语不是主要特征)；继发性包括：亨廷顿病、感染、脑卒中、药物反应
震颤	一个或多个身体部位的有节奏的摆动运动；通常具有固定的频率和可变的振幅	生理学、帕金森病、小脑功能障碍、威尔逊病、药物反应或药物毒性

[a] 未包括全部。

减少的或是增强的，有些患者可同时存在运动减少与增强的MoDi，例如，帕金森病(PD)中的震颤和运动迟缓。

- **诊断**：对所观察并检查分类的MoDi做出诊断。

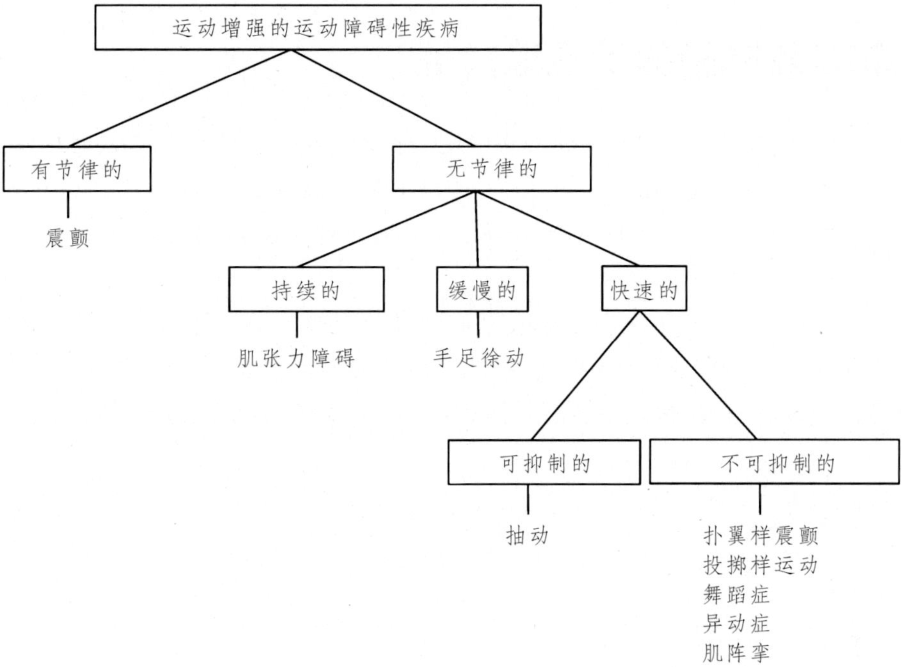

图 20.1　运动增强的运动障碍性疾病分类。

表 20.2　常见的震颤

震颤	特点	举例
• 静止性震颤	当身体部分处于静止状态而不是运动状态时发生；常在对侧身体运动时更明显；当身体完全靠重力支撑时最好进行检查	帕金森病
• 运动性震颤	在运动期间发生，并且可以在静止状态下出现	
–姿势性	在身体部位发生对抗重力的姿势时(如伸出的手发抖)；运动不增加严重性	生理性震颤；原发性震颤；肾上腺素能刺激(应激、咖啡因)、内分泌紊乱、中毒
–运动性	发生在运动中而不是静止	
单纯性	在整个运动轨迹中发生	原发性震颤(常为家族性)
意向性	振幅随着向目标的移动而逐渐增加[指鼻运动和(或)跟膝胫试验]	小脑性共济失调
特殊动作	在特定运动期间发生	书写震颤
–等长的	发生在自主肌肉收缩抵抗静止阻力时	生理性的；与其他类型的震颤有关的
• 组合性震颤	各种形式	重度原发性震颤；非典型帕金森综合征

20.3 帕金森病和帕金森综合征

帕金森病(PD)是仅次于阿尔茨海默病的第二种常见的神经退行性疾病。PD发病高峰在70岁左右,最早也可发生在40岁。在65岁或以上的人群中,患病率约为3%,在80岁或以上的人群中患病率高达10%。约有60%的PD患者发展为抑郁症,约30%的患者发展为痴呆症。

PD是一种共核蛋白病,神经元突触核蛋白聚集在黑质纹状体系统中的路易体内。这导致黑质神经元死亡，导致纹状体中多巴胺缺乏。对症的治疗旨在用卡比多巴-左旋多巴和(或)其他药物如多巴胺激动剂、单胺氧化酶抑制剂-B(MAO-B)或金刚烷胺恢复脑内多巴胺能功能。

基本特征如下。

- 震颤;
- 肌强直;
- 运动不能/运动迟缓;
- 姿势不稳。

震颤是一种非对称性的静止性震颤,通常从手(特征性的"搓丸样动作")或脚开始。肢体僵硬是因为肌张力增加，在受影响的肢体被动屈曲和伸展过程中都可以感觉到持续的阻力(不同于挛缩)。当肌强直和震颤同时出现时,你可以感觉到在均匀增加的阻力上有断续的停顿,称为"齿轮样强直"(就像使用齿轮工具时的感觉或者拉动汽车手刹的感觉)。

其他临床特征如下。

- 运动减少的MoDi(见本章开始部分);
- 弓背,肘关节屈曲,膝关节弯曲,步态蹒跚;
- 慌张步态(步伐减小、步速加快),尤其在转弯或停步时;
- 冻结现象(随意运动的突然停止,包括步行);
- 自主神经功能障碍(如直立性低血压、多涎、肠蠕动障碍)。

在早期阶段,很难区分PD与正常压力脑积水。PD的其他鉴别诊断包括特发性震颤、抑郁症和肩周炎。

继发性帕金森综合征是由于基底节多巴胺能通路的阻滞所导致的与PD相似的症状,但存在明确的病因(如药物、脑血管疾病、创伤、脑炎后的变化等)。

不典型帕金森综合征是指具有PD的某些特征的神经退行性疾病,一般预后较差,对左旋多巴治疗有轻微的疗效或无效,这些疾病的病理变化也与PD不同。例如进行性核上性麻痹、多系统萎缩、路易体痴呆和皮质基底节变性等。

20.4　不宁腿综合征

不宁腿综合征(RLS)的特点是一种类似紧张、拉拽、电刺痛和(或)虫子在腿上爬行的异常感觉,导致不可抑制的冲动去活动腿。可能出现腿的肌肉阵挛。症状常常在休息和不活动期间出现,在傍晚和夜间更为明显,并且会严重影响睡眠。通常通过走动等方式活动腿可以暂时部分或完全地消除症状。RLS 在一般人群中的患病率为 5%~10%,尽管是运动障碍疾病中最常见的一种,RLS 却常被误诊或漏诊。RLS 更多发于女性，患病率随年龄增长而增加。RLS 可以是原发或继发于铁缺乏、肾衰竭和神经病变等疾病。虽然病因尚不清楚,目前的证据表明,症状可能是中枢多巴胺能神经元障碍所致。RLS 的常用治疗方法包括使用抗惊厥药物,如加巴喷丁以及多巴胺激动剂、苯二氮䓬类药物和阿片类药物等。

20.5　小结

总之,MoDi 是常见的,但常常由于临床表现的差异性导致诊断存在困难。由于诊断在很大程度上是临床性的,因此能够识别、描述和分类 MoDi 是非常重要的。临床敏感性将为患者提供正确的诊断和治疗。

(李岱　译)

参考文献

Abdo WF, van de Warrenburg BP, Burn DJ, Quinn NP, Bloem BR. The clinical approach to movement disorders. Nat Rev Neurol. 2010;6(1):29–37.

Deuschl G, Bain P, Brin M. Consensus statement of the Movement Disorder Society on tremor. Ad hoc scientific committee. Mov Disord. 1998;13(Suppl 3):2–23.

Flaherty A. The Massachusetts General Hospital handbook of neurology. 1st ed. Philadelphia: Lippincott Williams & Wilkins; 2000.

International Parkinson and Movement Disorder Society (IPMDS): http://www.movementdisorders.org/MDS/About/Movement-Disorder-Overviews.htm (2017). Accessed 23 Apr 2017.

Louis ED. Movement disorders. In: Marshall RS, Mayer SA, editors. On call neurology. Philadelphia: W.V. Saunders Company; 1997.

Simon RP, Aminoff MJ, Greenberg DA. Clinical neurology. 4th ed: Lange Medical Books/McGraw Hill; 1999.

疼痛　第 21 章

Nele Van Den Noortgate

摘　要

慢性疼痛在老年人中很常见，影响了60%的患有或不患有痴呆的社区居住的老年人。没有任何神经生理学的观点认为疼痛感觉和耐受性受到老龄化过程或认知障碍的影响。慢性疼痛对老年人的功能和生活质量有重大影响。建议对目标人群应用适当的工具进行系统筛查，然后进行临床评估。通过采取全面的多学科方法的老年综合评估(CGA)(另见第 26 章)可以提供有意义的支持。如果临床医生对治疗的不良事件有充分的认识,就可以安全地使用非药物和药物治疗。在晚期痴呆和生命终末期的患者中,应考虑改变镇痛剂的给药途径。

学习目标

完成本章学习,读者将能够：

- 了解慢性疼痛的流行程度、常见类型和后果；
- 对患有慢性疼痛的老年患者进行筛查和评估；
- 知道如何管理慢性疼痛的非药物治疗；
- 对慢性疼痛进行药物治疗并监测可能出现的不良事件。

21.1 引言和背景

国际疼痛研究协会(IASP)将疼痛定义为：实际或潜在组织损伤所引起的不愉快感觉和情感体验,或根据这种损害来描述。尽管老龄化(尤其是神经认知障碍)与神经系统的结构、生化和功能的变化有关，但没有证据表明这些变化对老年患者的疼痛感知有明确而重要的影响(Gibson 和 Farrell,2004;Scherder,2013)。

慢性疼痛是指存在超过 6 个月的疼痛，影响 25%~76%家庭居住的 65 岁以上老年人以及 93%养老院中的老年人(AGS 小组,2002;英国老年医学会,2013)。这些数字与老年认知障碍的患者相似。流行病学研究表明,最常见的原因是肌肉骨骼疼痛(高达 83%的患者),如由于骨关节炎引起的关节疼痛和腰痛以及之前骨折的疼痛和周围神经病变。在大多数的研究中，约 60%的疼痛是由于对非神经组织的实际或造成威胁的伤害激活了位于躯体（如皮肤、肌肉骨骼组织)或内脏组织中的痛觉感受器而引起的单纯伤害性疼痛。其次,疼痛可能是由神经系统的损伤或疾病引起的,被称为神经性疼痛。单纯的神经性疼痛约占 10%,而每 3 名老年人中约有 1 人存在伤害性疼痛联合神经性疼痛。

持续性疼痛对老年人的所有功能和生活质量都有显著影响(图 21.1)。这种功能下降增加了发展为慢性疼痛的风险,并导致高龄老人医疗资源高使用率的恶性循环。因此,对老年人的疼痛进行适当的评估和管理尤为重要。

老年人常常忽视慢性疼痛。不同的潜在慢性病理症状可以表现为疼痛。此外,由于老年人普遍认为疼痛与老龄化必然相关,或者可能害怕有创检查和治疗,所以不愿意咨询。由于功能减退是慢性疼痛的主要症状之一,对于功能退化的老年人应进行疼痛评估并视其为“第五生命体征”。

21.2　疼痛的筛查和评估

21.2.1　慢性疼痛的筛查

筛查应该从直接询问是否存在疼痛开始。对于可以交流的患者,可以通过提问的方式进行沟通,用不同的词汇和短语来询问疼痛,例如,“你疼吗?”“会疼吗?”“疼吗?”“你有疼痛感

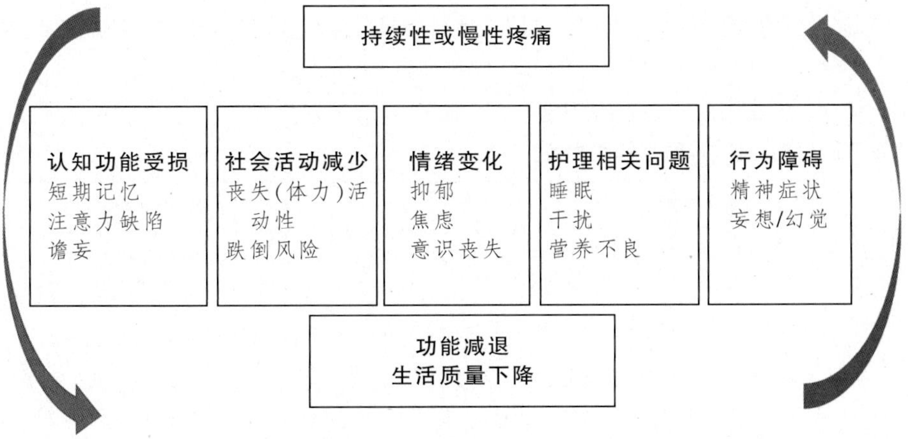

图 21.1　慢性疼痛对老年人的影响。

吗?”(AGS 小组,2002)。一些老年人难以报告疼痛,可能是由于痴呆或谵妄导致的认知障碍,也可能是由于卒中、帕金森病或文化、语言差异所导致的言语交流能力有限所致。应该对这些人其他时候的行为(包括所有变化)使用疼痛的行为指示表(AGS 小组,2002)进行筛查(表21.1)。从患者的亲属、护理人员处寻求间接病史也是很重要的,对医疗和护理记录的详细回顾也可能找到潜在的疼痛原因。一种综合学科的方法(包括言语治疗师或心理学家的帮助)是非常有用的。尽管普遍持有相反的观点,许多患有中重度痴呆的患者也可以可靠地报告疼痛(AGS 小组,2002)。

许多筛查和(或)评估工具都是可用的,图 21.1 中列举了最近的系统回顾和指南中最为推荐的工具。

21.2.2 临床评估

一旦记录了疼痛的存在,一方面进一步的评估应该贯穿始终,另一方面是关注疼痛的三个关键方面的问题(皇家内科医生学会、英国老年医学会、英国疼痛协会,2007),这些包括与疼痛强度相关的感觉方面,通过标准化的疼痛自我评估量表评估疼痛的特征(例如锐痛、钝痛、烧灼痛)以及疼痛的部位和辐射。后者可以通过患者直接指向疼痛部位或通过使用疼痛示意图来评估。根据人们对疼痛的情绪反应以及他们如何看待疼痛,例如恐惧、焦虑或抑郁,应该进行情感方面的评估。第三个方面涉及疼痛对人的功能和日常生活活动的影响;应重视患者参与社会活动和人际关系的能力。后两个方面可以通过 CGA 来评估(另见第 26 章)。

另一方面,应该做进一步的临床检查,然后做专门的调查以检测疼痛的潜在病因,以便从病因角度进行病理学治疗。图 21.2 总结了筛查和评估的流程。

21.3 慢性疼痛的治疗

由于只有少量关于老年患者疼痛治疗的随机对照试验, 所以我们将从国家机构中综合证据和专家指南(英国老年医学会,2013;美国老年医学会小组,2009)。

必须考虑以下步骤:非药物管理、局部制剂、局部(微创)侵入性治疗和在 WHO 阶梯镇

表 21.1 疼痛的行为特征(美国老年医学会)

	范围	行为示例
1	面部表情	皱眉,快速眨眼
2	言语和发声	呻吟,嘟囔
3	身体动作	保护痛处,走动
4	人际交往的变化	分裂性行为,畏缩
5	活动模式或程序的改变	睡眠或食欲的改变
6	精神状态变化	困惑增加,哭泣

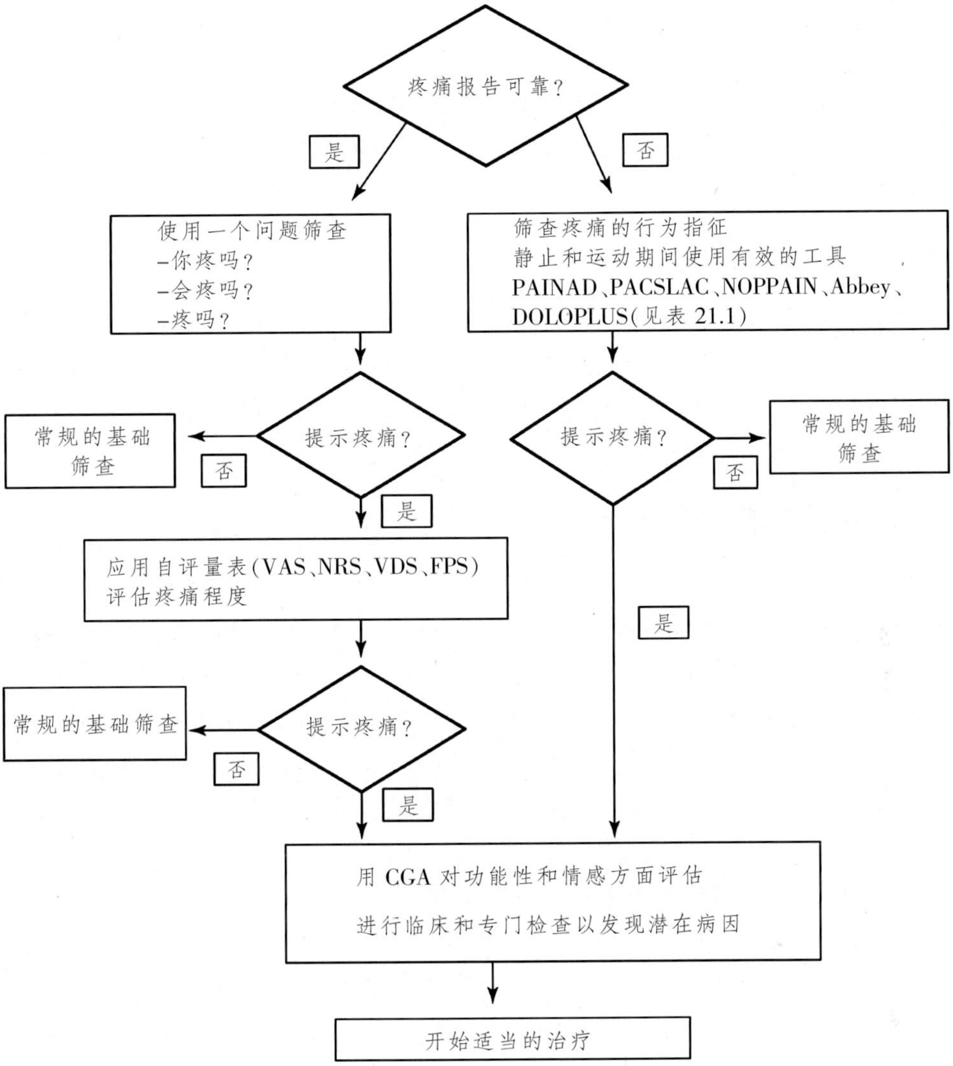

图 21.2 老年人慢性疼痛的筛查和评估流程。

痛原则下进行全身镇痛药治疗。

21.3.1 非药物管理

非药物治疗包括对患者和其照顾者的自我管理技术的教育。其他非药物选择在英国老年医学会的指南中有广泛的讨论。总之，这些建议考虑利用适合患者偏好的运动或使用辅助设备（如步行辅助工具）来增加活动，这可能会降低疼痛的强度。对于使用诸如正念、冥想、生物反馈训练和辅助治疗[经皮电神经刺激(TENS)、针灸、按摩、芳香疗法、反射疗法等]的证据强度有限。

21.3.2 局部制剂

有一些证据表明,短期局部应用非甾体抗炎药(NSAID)治疗可能会有帮助,特别是当局部疼痛时。局部使用利多卡因贴剂的证据较少,尽管 NICE 指南建议当患者不能口服药物时可以对神经性疼痛给予局部治疗。

21.3.3 局部微创治疗

对于不能耐受全身治疗的患有膝关节骨关节炎的患者,可以考虑关节内(IA)皮质类固醇注射。在老年患者中,硬膜外类固醇注射对于治疗椎管狭窄也可能有益,但没有证据表明其在神经根疼痛综合征中的应用。对于疱疹后神经痛患者,应用神经阻滞和肉毒杆菌毒素可能有效。在老年人神经性疼痛中使用交感神经阻滞术的证据不足。

21.3.4 全身镇痛治疗

对老年人的疼痛进行安全有效的药物治疗是一个挑战。正常的老龄化会导致止痛药物的药代动力学和药效学的特征性变化(另见第 23 章)。由于多重用药的可能性增加,同时体内水分减少和血浆蛋白浓度降低,药物相互作用和医源性影响的风险增加。此外,肾小球滤过率(GFR)的降低导致药物和其代谢物排泄减少(另见第 6 部分,第 5 章)。这导致大多数药物的血浆浓度升高,毒性更高。另一方面,在老龄化过程中,游离脂肪量增加 15%~20%,导致脂溶性药物(芬太尼)具有更高的分布容积量,需要更多的时间来达到稳定的血浆浓度以及更多的时间被消除。受体水平反应的改变(药效学)反映在对 μ-、δ-和 κ-受体的更高的敏感性,导致随着年龄的增长对阿片类药物的反应增加。

为了减少老年人治疗中发生不良事件的风险,英国和美国的国家老年医学会已经提出了一些一般性的建议(图 21.2)(英国老年医学会,2013;美国老年医学会小组,2009)。

关于剂量、不良反应和针对不同可用止痛剂的具体建议的全面综述可以在表 21.2 中找到。

表 21.3 概述了 WHO 阶梯镇痛治疗推荐使用的全身止痛药在老年人中应用的困难以及如何处理这些问题。

21.3.5 阿片类药物不良反应管理的实用性建议

告知患者和护理人员潜在不良反应是非常重要的,由于阿片类药物具有相似的作用机制,不同强弱的阿片类药物的不良反应可能非常相似。一些不良反应主要发生在治疗的第一天并自动消失,另一些不良反应更持久,应该预先考虑。表 21.4 讨论了最常见的不良反应和一些应实际考虑的因素。

就目前所知,没有具体的建议可用于评估服用弱或强阿片类药物的老年人的驾驶能力。如要考虑一个老年人服用阿片类药物的驾驶能力,可以遵循与年轻人相同的建议。这意味着在允许驾驶之前阿片类药物的摄入应达到稳态剂量。

表 21.2 推荐剂量、不良反应和使用全身镇痛药物的具体建议

药物治疗	推荐的起始和最大剂量		建议[a]
非阿片类药物			
对乙酰氨基酚	500mg/6~8h	3g/24h，分 3 次	证据不足，可作为治疗伤害性疼痛的安全有效的止痛药
			肝衰竭的营养不良的老年人
非甾体抗炎药	低剂量-短时程		避免，只在对乙酰氨基酚或局部制剂治疗肌肉骨骼炎症疼痛效果不佳时考虑
• 萘普生	220mg/12h	500mg/12h	
• 布洛芬	200mg/8h	600mg/8h	不良事件的风险高
• 双氯芬酸	50mg/12h	75mg/12h	胃肠道出血[推荐联合质子泵抑制剂(PPI)]
• 塞来昔布	100mg/d	200mg/d	动脉高血压和心力衰竭
其他不推荐药物			急性肾衰竭
阿片类药物[b]			对于伤害性和神经性疼痛短期疗效的证据不足
			最近的 Cochrane 综述显示，非曲马多阿片类药物治疗膝关节炎和髋关节炎的平均益处较小，而不良事件风险显著增加
氢可酮/可待因	2.5~5mg/4~6h	60mg/24h	通常与对乙酰氨基酚联用
曲马多	IR：25~50mg/6h	75mg/6h	通常与对乙酰氨基酚联用
	ER：50mg/12h	150mg/12h	降低癫痫发作阈值
			与其他 5-羟色胺类药物联用可导致 5-羟色胺综合征的风险
吗啡	IR：2.5~5mg/4~6h ER：10mg/12h	NA	肠肝循环导致吗啡-6-葡糖苷酸(M6G)和吗啡-3-葡糖苷酸(M3G)在最后一次服用后几天被排泄。M6G 有助于整体的镇痛作用；M3G 通过血脑屏障并可能引起神经毒性作用。肾小球滤过率降低造成这些代谢物的积累，导致更严重的不良反应
羟考酮	IR：2.5~5mg/4~6h ER：5~10mg/12h	NA	
芬太尼	12μg/h，每 72h 更换 1 次贴剂	NA	避免在初始应用阿片类药物的患者中使用
丁丙诺啡	17.5μg/h，每 72~96h 更换 1 次贴剂	NA	避免在初始应用阿片类药物的患者中使用 肾衰竭患者无须调整剂量
氢吗啡酮	IR：1~2mg/4~6h	NA	避免在初始应用阿片类药物的患者中使用
	ER：4mg/12h		在老年人群中无研究
美沙酮		NA	不建议作为一线药物

(待续)

表 21.2(续)

药物治疗	推荐的起始和最大剂量		建议[a]
他喷他多	IR:25mg/4~6h ER:50mg/12h	NA	药物相互作用的可能性低，并且显著降低不良事件概率。因为缺乏证据，在衰弱的老年人中不推荐

注:IR,速释;ER,缓释;NA,不适用,因为对强阿片类药物没有最大剂量;但是建议认真滴定,并避免过量使用,因为这会引起痛觉过敏。

[a] 阿片类药物的不良反应见表 21.3。

[b] 在所有的欧洲国家并非每种药物的剂量都相同,请检查当地的可用性和剂量。

表 21.3 老年人应用 WHO 阶梯方案的危险

药物	危险	建议[a]
非阿片类药物		
对乙酰氨基酚	营养不良肝衰竭	低剂量;最大 3g/24h
非甾体抗炎药	胃肠道出血	联合质子泵抑制剂
	体液潴留	监测动脉张力和体重，如果有大幅增加,停止治疗
	急性肾衰竭	3天后监测血清肌酐
阿片类药物[a]		
曲马多	肾清除	在 CKD[b] 中减少剂量
	减少癫痫发作阈值	避免在癫痫患者中使用
	结合 5-羟色胺受体	监测 5-羟色胺综合征
吗啡	较高的血浆浓度 肾清除	开始低剂量[2.5mg 口服(OR);1mg 静脉注射(IV)] 在 CKD 第3阶段减量应用 避免在 CKD 第4和5阶段中应用
芬太尼 丁丙诺啡	使用 2~3 个贴剂达到目标血浆浓度稳定	在增加剂量前等待1周，预先给予 IR 吗啡治疗暴发性疼痛(1/10 等量)
辅助镇痛		
三环抗抑郁剂	抗胆碱能不良反应	监测尿潴留、青光眼、认知恶化
	心律失常	心律失常的患者避免应用
选择性 5-羟色胺去甲肾上腺素再摄取抑制剂(SNRI)	抗利尿激素(ADH)分泌异常综合征	监测氯化钠

(待续)

表 21.3(续)

药物	危险	建议[a]
抗惊厥治疗	肾清除	减少剂量
		CKD 第 3 阶段:给予 50%的剂量
		CKD 第 4 阶段:给予 25%的剂量
		避免在 CKD 第 5 阶段应用
	需要 2~3 周达到临床效果	告知患者和(或)家属

[a] 阿片类药物:不良反应和建议见表 21.2。

[b] 慢性肾病(第 3 阶段 GFR 30~60mL/min;第 4 阶段 GFR 15~30mL/min;第 5 阶段 GFR <15mL/min)。

表 21.4 老年人阿片类药物的常见不良反应

症状	建议
短暂的不良反应:几天后消失,恢复正常	
镇静/嗜睡	同时服用的药物需要减量,如抗焦虑药物
幻觉/谵妄	同时服用的药物需要减量,如加巴喷丁、普瑞巴林、阿米替林
	联用低剂量氟哌啶醇
恶心/呕吐	辅助使用胃动力药物,如多潘立酮、甲氧氯普胺、阿立必利
	如果症状持续:联用低剂量氟哌啶醇
尿潴留	间歇导尿
持久的不良反应	
便秘	非药物治疗(液体、运动、膳食纤维)
	与阿片类药物治疗一起使用泻药,如聚乙二醇、渗透性泻药
	如果症状持续:联用刺激泻药或灌肠剂,如比沙可啶、匹克硫酸钠
	如果症状持续:甲基纳曲酮或纳洛酮联合阿片类药物一起使用
跌倒/骨折风险	跌倒的评估和预防
	应用助行器

21.3.6 辅助药物和神经性疼痛的治疗

通常推荐使用抗抑郁药物和抗惊厥药物等辅助镇痛药物,尤其对于老年人神经性疼痛有益。如果需要紧急抢救治疗,可考虑加用弱(曲马多)或强阿片类药物(Pickering 等,2016)。对辅助药物的剂量、不良反应和特殊建议的全面综述可以参考表 21.5。

表 21.5 辅助药物和神经性疼痛的治疗

药物治疗[a]	推荐剂量	建议
三环类抗抑郁药治疗		不良反应:直立性低血压、心律失常、尿潴留、青光眼、痴呆患者认知功能的恶化
阿米替林	ER:10~25mg/d,睡前	
去甲替林	ER:10mg/d,睡前	抗胆碱能不良反应较少
选择性5-羟色胺去甲肾上腺素再摄取抑制剂(SNRI)		不良反应:恶心、低钠血症、头晕和镇静剂量相关的血压和心率增加
文拉法辛	37.5~150mg/12h	有多种药物相互作用
度洛西汀	30~60mg/d	
抗惊厥药物		不推荐——复杂的药代动力学和大量的药物相互作用
卡马西平	NA	肾功能不全者减少剂量
奥卡西平	150~600mg/12h	不良反应:头晕、焦虑、镇静、注意力不集中和视觉障碍
加巴喷丁	100~300mg/8~12h	肾功能不全者减少剂量
普瑞巴林	50~300mg/12h	生物利用度:普瑞巴林90%,加巴喷丁60%

注:ER,缓释;NA,不适用。

[a] 在所有的欧洲国家并非每种药物剂量都相同,请检查当地的可用药物和剂量。

21.3.7 痴呆老年患者的治疗

老年患者疼痛治疗的基本原则也适用于痴呆老年患者。然而,药物治疗往往因为老年痴呆患者的吞咽障碍而变得复杂(另见第7章),因此应该考虑其他的给药方式。贴剂可能对预期寿命超过几周并且疼痛水平相对稳定的患者有帮助。然而,由于芬太尼或丁丙诺啡需要约1周的时间才能达到稳态的血药浓度,在生命的终末期或在不稳定的疼痛期间,用吗啡(通过注射器驱动)进行治疗通常是首选。疼痛治疗应至少在24h内进行评估和调整,直到疼痛缓解为止。

(李世彬 译)

参考文献

AGS Panel on Persistent Pain in Older Persons. The management of persistent pain in older persons. J Am Geriatr Soc. 2002;50:S205–24.

American Geriatrics Society Panel on Pharmacological Management of Persistent Pain in Older Persons. Pharmacological management of persistent pain in older persons. J Am Geriatr Soc. 2009;57:1331–46.

Abdulla A, Adams N, Bone M, Elliott AM, Gaffin J, Jones D, Knaggs R, Martin D, Sampson L, Schofield P, British Geriatric Society. Guidance on the management of pain in older people. Age Ageing. 2013;42:i1–57.

Gibson SJ, Farrell M. A review of age differences in the neurophysiology of nociception and the perceptual experience of pain. Clin J Pain. 2004;20:227–39.

Pickering G, Marcoux M, Chapiro S, David L, Rat P, Michel M, Bertrand I, Voute M, Wary B. An algorithm for neuropathic pain management in older people. Drugs Aging. 2016;33:575–83.

Royal College of Physicians, British Geriatrics Society and British Pain Society. The assessment of pain in older people: National Guidelines. Concise guidance to good practice series, No. 8, London: RCP, 2007. https://www.rcplondon.ac.uk/guidelines-policy/pain-assessment-pain-older-people. Accessed 27 Feb 2017.

Scherder E. Pain in dementia. In: Scherder EJA, editor. Aging and dementia. Neuropsychology, motor skills and pain. Amsterdam: VU University Press; 2013. p. 169–89.

骨质疏松症

第 22 章

Hubert Blain、*Tahir Masud*、*Finbarr C. Martin*、*Stefania Maggi*

摘 要

WHO 对于骨质疏松症的定义为腰椎或髋部的骨密度所得的 T 值≤2.5。确认骨质疏松症患者需要做 DXA，并且应具有骨质疏松症危险因素，包括：骨折史，低体重，父母髋部骨折病史，糖皮质激素使用史，存在骨骼不良反应[性腺功能减退、甲状腺功能亢进、甲状旁腺功能亢进、慢性炎症性疾病、垂体功能减退症、促性腺激素释放激素(GnRH)激动剂和芳香酶抑制剂的使用]，老年患者具有更高的跌倒风险。在应用骨质疏松症药物前应仔细评估骨折高危患者的获益/风险比，例如脆性骨折或骨密度测定证实的骨质疏松症。口服双膦酸盐是老年人的初始用药。皮下注射狄诺塞麦、特立帕肽或静脉注射唑来磷酸属于二线治疗。

学习目标

完成本章学习，读者将能够：

- 确定骨质疏松症和脆性骨折；
- 确定应该进行 DXA 的情况以及老年人骨质疏松症的鉴别诊断；
- 确定应该接受骨质疏松症药物治疗的老年人；
- 叙述双膦酸盐、狄诺塞麦、特立帕肽和雷洛昔芬的主要特征。

22.1 骨质疏松症和骨量减少的背景

22.1.1 定义

- 世界卫生组织推荐的骨质疏松症的定义是指基于双能 X 线吸收法(DXA)测定腰椎或髋部的骨密度(BMD)值,等于或低于以年轻成人为参考人群的平均水平的 2.5 个标准差(SD)(T 值≤2.5)。
- 在老年人中,腰椎测量的准确性可能受到主动脉钙化、骨关节炎和脊柱畸形的影响。因此,股骨颈是诊断的参考部位(Kanis 等,2008)。
- 男性的诊断标准与女性的 BMD 标准相同。
- 骨质疏松症表现为脆性骨折,是指由轻微损伤引起的骨折,如从站立高度或较低处跌倒导致的骨折,发生在可能受骨质疏松症影响的部位(除颈椎、手、足、手指、头骨和面部未被归类为脆性骨折之外的所有部位)。
- 髋部、脊椎、骨盆、股骨远端、胫骨近端和肱骨近端骨折为主要骨折,因此增加了发病率和死亡率,并且在没有特殊治疗的情况下降低了生活质量。
- 骨质疏松症的特点是骨骼结构的破坏和骨骼质量的损伤,这些都可以独立于 BMD 来减少骨骼的强度。这在一定程度上解释了为什么有相当一部分骨量减少的男性和女性发生脆弱骨折(–1≤T 值<2.5)。

22.1.2 流行病学(Hernlund 等,2013)

- 欧盟 (EU) 的骨密度测定显示,65 岁以上的女性骨质疏松症发病率为 22%, 男性为 7%,而在 80 岁以上的人群中,这一比例分别为 47%和 16%。
- 女性患骨折的风险是男性的 2 倍,但男性与骨折相关的死亡率比女性高,这可能与合并症比率较高有关。
- 脆性骨折的发生率随着年龄的增长而显著增加,特别是髋骨骨折(在欧盟的平均年龄为 80 岁)。在欧盟,每年有 350 万例新发脆性骨折,包括 610 000 例髋部骨折、520 000 例脊柱骨折、560 000 例前臂骨折以及 1 800 000 例其他部位的脆性骨折。
- 估计每年欧盟脆性骨折的经济负担为 370 亿欧元。随着欧盟人口的老龄化, 预计到 2025 年骨折的发生率和相关费用将增加 25%。

22.2 骨质疏松症的危险因素和预防

表 22.1 列出骨质疏松症和骨折的临床危险因素以及初级和二级预防措施。

表 22.1 骨质疏松症和骨折的临床危险因素以及初级和二级预防措施

危险因素	初级和二级预防措施
年龄	
性别(女性)	
低体重指数(<19kg/m²)	预防营养不良(均衡饮食,包括钙摄入量)。建议使用 DXA 评估
父母的髋骨骨折史	建议使用 DXA 评估
个人骨折史	当骨折可能不是脆性骨折时(尤其创伤并非微小的时候),建议使用 DXA 评估 当发生脆性骨折时,DXA 可用于评估骨质疏松症的治疗,还可以作为另一种诊断,即当 T 值>-1 时的骨质疏松症
糖皮质激素治疗(每日口服泼尼松>5mg,持续 3 个月或以上)	使用双膦酸盐来降低椎骨骨折的风险并防治类固醇诱导的骨质流失
目前吸烟	避免
酒精摄入量≥3 单位/d[#]	避免
类风湿性关节炎和其他慢性炎症性疾病(风湿病、消化性疾病等);长期的性腺功能减退(过早绝经、双侧卵巢切除术和睾丸切除术、神经性厌食症)	优化管理;建议使用 DXA 评估
垂体功能减退,未治疗甲状腺功能亢进症或过度治疗甲状腺功能减退;乳腺癌或前列腺癌的化疗(促性腺激素释放激素激动剂和芳香化酶抑制剂、雄激素剥夺疗法)	
抗癫痫药物,选择性 5-羟色胺再摄取抑制剂,质子泵抑制剂	骨质疏松症患者应避免使用
长期不运动	定期负重练习

[#]单位:为摄入酒精的标准量(standard drink,SD),目前各国规定的 1 单位酒精含量尚不统一,欧洲国家多定为 10g,美国定为 14g,我国尚未确定(译者注)。

22.3 脆性骨折检测的困难

老年人中的椎骨压缩性骨折并不像大多数骨折那样容易被临床识别, 因此应该在老年患者中更系统地进行脊柱 X 线检查。

- 背部疼痛或伴有身高明显下降(≥4cm)。
- 伴有明显的驼背。
- 存在增加脊柱骨折风险的情况(使用糖皮质激素、雄激素、雌激素剥夺、芳香酶抑制剂)(Blain 等,2016)。

22.4　骨质疏松症骨密度检测的困难

骨质疏松症应由 DXA 确定,最好与椎骨骨折评估(VFA)相结合,至少存在下列一个骨折危险因素。

- 个人骨折史;
- 低体重[体重指数(BMI)<19kg/m^2];
- 父母的髋骨骨折史;
- 使用糖皮质激素(口服泼尼松>5mg/d,持续 3 个月或更长时间);
- 存在骨骼不良反应(性腺功能减退、甲状腺功能减退症、甲状旁腺功能亢进症、慢性炎症性疾病、垂体功能减退症、使用 GnRH 激动剂和芳香化酶抑制剂);
- 有很高的跌倒风险(年龄≥75 岁,在过去的 12 个月里存在跌倒、害怕跌倒或明显的步态、肌肉力量或平衡问题)。

在大多数欧洲国家,DXA 在这些情况下可以得到全部或部分报销(Hernlund 等,2013;Blain 等,2016)。

22.5　老年人骨质疏松症的鉴别诊断

- 当没有发现任何导致骨质疏松症的特定疾病时,骨质疏松症被归类为原发性骨质疏松症。据估计,继发性骨质疏松症在发生骨折的男性中为 60%,而女性约为 30%。
- 对患有骨质疏松症的女性或男性进行合理的评估,应该包括以下测试:
  - –全血细胞计数;
  - –血清化学[包括钙、磷酸盐、估计的肾小球滤过率(GFR)、C–反应蛋白];
  - –25–羟维生素 D 水平及尿钙测量。
- 根据病史、体格检查及其他实验室评估可以明确:
  - –甲状旁腺激素(PTH)(在低磷血症、高钙血症的情况下);
  - –促甲状腺激素(TSH);
  - –睾酮(男性);
  - –肝功能检查(饮酒史>3 单位/d);
  - –多发性骨髓瘤或乳糜泻的特异性检测。

22.6　老年人骨质疏松症的治疗方法

- 在应用骨质疏松症药物前应评估骨折高危患者的获益/风险比(图 22.1),例如:
  - –脆性骨折,特别是在严重骨折的情况下;

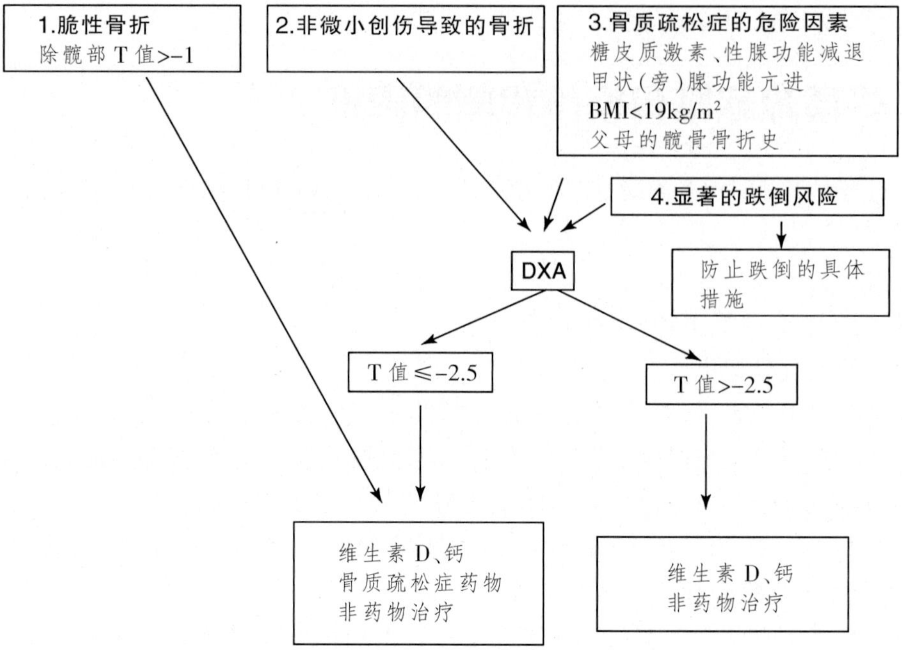

图 22.1 老年骨质疏松症的治疗方法。

–在骨密度测定证实骨质疏松症的患者中。

• 在没有脆性骨折病史的患者中，如果 T 值介于–1.0 和–2.5 之间，且使用 WHO 骨折风险评估 FRAX®工具(www.shef.ac.uk. FRAX)或其他评分，如 Garvan 骨折风险计算器(www.garvan. org.au/bone–fracture)或 Q–骨折风险计算器(www.qfracture.org)，骨折风险达到或超过治疗阈值的患者，也可以考虑使用骨质疏松症药物治疗。

22.6.1 非药物治疗

生活方式干预(定期负重运动，避免吸烟，均衡饮食，包括摄入钙、避免过度饮酒)，旨在减少对骨骼有不良影响的药物和疾病，包括肾脏疾病(表 22.1)，建议每个人都能坚持这样的健康生活方式，特别是在患有骨质疏松症的老年人中。

22.6.2 药物治疗选择

• 在检测中发现维生素 D 或钙缺乏时应予以纠正。每日推荐的钙和维生素 D 摄入量分别为 1~1.2g 和 800~1000IU。

• 用于预防或治疗骨质疏松症的药物主要分为两类：

–抗骨吸收药物，包括双膦酸盐类[阿仑膦酸盐、利塞膦酸盐、伊班膦酸盐、唑来膦酸(没有证实伊班膦酸盐对减少髋关节骨折的有效性)]；NF–κB 配体受体激活剂(RANKL)抑制剂(狄诺塞麦)；选择性雌激素受体调节剂(雷洛昔芬，仅用于女性，没有证实对减少髋关节骨

表 22.2 骨质疏松症的药物治疗表

治疗方案	禁忌证	常见/重要的副作用	特殊考虑
双膦酸盐类	肾功能不全 (GFR<35mL/min)	下颌骨坏死 非典型股骨骨折	建议中断治疗 建议中断治疗 唑来膦酸(输注 1 次/年)可有效预防骨折降低髋部骨折后的死亡率
狄诺塞麦	低钙血症	下颌骨坏死 非典型股骨骨折	建议中断治疗
特立帕肽	肾功能不全 (GFR<35mL/min) 高钙血症 骨肿瘤或代谢疾病		每天皮下注射 在 18~24 个月的治疗周期后，特立帕肽必须在双膦酸盐或狄诺塞麦后使用
雷洛昔芬	肾功能不全 (GFR<35mL/min) 静脉血栓形成或肺栓塞史	更年期综合征 静脉血栓形成	用于非椎骨骨折风险低(<70 岁)且静脉血栓形成风险低的妇女 有效降低绝经后妇女浸润性乳腺癌的风险

折的有效性)；

–促骨形成药物(特立帕肽)。

• 口服双膦酸盐类是老年人的初始药物。它们可减少患有骨质疏松症的高骨折风险的女性和男性 12 个月后的椎骨和非椎骨骨折。

• 对于无法耐受口服双膦酸盐或在服用口服双膦酸盐时发生骨折的老年患者，特立帕肽、狄诺塞麦或唑来膦酸是二线治疗。

• 治疗 3~5 年后骨折风险仍然较高(脊柱或髋部 T 值<2.5)的患者，应在新的骨折风险评估之前，再治疗 3~5 年(Camacho 等，2016)。

• 为了监测治疗，随访包括尿–氨基末端肽(NTX)[目标 21nmol 骨胶原当量(BCE)/mmol]或血清 β 骨原交联(CTX)(目标 250ng/L)，对于那些正在接受抑制骨吸收治疗的患者可以评估疗效和依从性，并帮助指导是否需要更换药物(注射剂)或药物类别(Vasikaran 和 Chubb，2016)。对于监测抑制骨吸收药物治疗的罕见不良反应(如非典型股骨骨折和下颌骨坏死)也是有意义的。

22.6.3 新治疗选择的前景

由于脆性骨折的诊断和上述措施的效益/风险比评估的复杂性，65 岁或以上患有椎体或非椎体骨折的患者应参照骨折联络服务(FLS)，该服务应与老年医学服务相联系(关联跌倒和 FLS)(Javaid 等,2015)。

Romosozumab 是一种人源化单克隆抗体，可抑制骨硬化蛋白，增加骨形成并抑制骨吸收。它为治疗多种形式的骨质疏松症和骨形成障碍提供了极大的希望。

(李世彬 译)

参考文献

Blain H, Masud T, Dargent-Molina P, Martin FC, Rosendahl E, van der Velde N, EUGMS Falls and Fracture Interest Group, European Society for Clinical and Economic Aspects of Osteoporosis and Osteoarthritis (ESCEO), Osteoporosis Research and Information Group (GRIO), International osteoporosis Foundation (IOF), et al. A comprehensive fracture prevention strategy in older adults: the European Union Geriatric Medicine Society (EUGMS) statement. Eur Geriatr Med. 2016;7:519–25.

Camacho PM, Petak SM, Binkley N, Clarke BL, Harris ST, Hurley DL, et al. American association of clinical Endocrinologists and American College of Endocrinology Clinical Practice Guidelines for the diagnosis and treatment of postmenopausal osteoporosis 2016. Endocr Pract. 2016;22(Suppl 4):1–42.

Hernlund E, Svedbom A, Ivergård M, Compston J, Cooper C, Stenmark J, et al. Osteoporosis in the European Union: medical management, epidemiology and economic burden. A report prepared in collaboration with the international osteoporosis foundation (IOF) and the European Federation of Pharmaceutical Industry Associations (EFPIA). Arch Osteoporos. 2013;8:136.

Javaid MK, Kyer C, Mitchell PJ, Chana J, Moss C, Edwards MH, et al. Effective secondary fracture prevention: implementation of a global benchmarking of clinical quality using the IOF capture the Fracture® best practice framework tool. Osteoporos Int. 2015;26:2573–8.

Kanis JA, McCloskey EV, Johansson H, Oden A, Melton LJ III, Khaltaev N. A reference standard for the description of osteoporosis. Bone. 2008;42:467–75.

Vasikaran SD, Chubb SA. The use of biochemical markers of bone turnover in the clinical management of primary and secondary osteoporosis. Endocrine. 2016;52:222–5.

第 5 部分

老年人诊治管理面临的挑战

药物治疗

第 23 章

Mirko Petrovic, Danijela Gnjidic, Eline Tommelein,
Koen Boussery

摘 要

高龄老年人数量的增加导致患多重疾病的人数越来越多，多重疾病造成多重用药，因此，这是老年人不适当处方和药物相关问题(DRP)的最相关预示因素。本章描述了多重用药的主要特点和 DRP 的风险，重点是处方级联和药物相互作用。同时详细阐述了在老年人处方中要考虑的步骤，用于检测 DRP 的方法以及优化多重用药的方法。本章提供了有关老年患者药物治疗评估、潜在 DRP 检测、对检测到问题的最佳解决方案以及调整药物治疗方案的建议，还有老年患者的护理需求和目标。

学习目标

完成本章学习，读者将能够：

- 评估老年患者的药物治疗；
- 检测潜在的药物相关问题；
- 为检测到的问题找到最佳解决方案；
- 为个别老年患者量身定制药物治疗方案。

23.1 多重用药

23.1.1 定义和流行病学

多重用药通常被定义为多种药物的同时使用。用于确定多重用药阈值的用药确切数量会有很大变化，而用5种或5种以上作为阈值有助于识别那些可能获益于做潜在不适当用药评估的患者(Gnjidic等,2012)。多重用药越来越普遍,发生率根据所研究的环境和人群而异，在社区环境中，高达40%的65岁及以上人群服用5种或5种以上药物（Kantor等，2015)。特别是影响中枢神经系统(CNS)的多重用药很常见,在75岁以上的成年人中,过去10年增加了超过35%(Maust等,2017)。与健壮的成年人相比,多重用药问题在年长体弱者中更常见。有报道在社区居住的老年男性中,65%的衰弱男性有多重用药问题,而在健康男性中为27%(Gnjidic等,2012)。20年以来,多重用药筛查已经从仅仅将药物计数转向使用评估用药问题工具,并将重点放在优化老年人合理用药方面。直接或间接的工具,比如Beers标准、老年人不适当处方和警示医生正确用药的筛查工具(STOPP/START标准)和药物适当指数(MAI),可用于确定不适当的用药风险。6所欧洲医院使用STOPP标准定义的潜在不适当用药的发生率为51%(Gallagher等,2011)。也可以使用基于药理学原理(即剂量反应、累积效应)和针对特定药物(如具有临床显著抗胆碱能效应和镇静作用的药物)的工具(即抗胆碱能药物评分、抗胆碱能药物风险评分、药物负荷指数)(Kouladjian等,2014)。然而,使用这些工具来比较药物负荷暴露是有一定难度的，例如，尚缺乏关于哪些药物该被确切地归类于"抗胆碱能药物"的共识。这可以通过以下事实说明:文献中抗胆碱能药物的使用率从18%到23%不等,取决于所使用的判定工具(Kashyap等,2014)。

23.1.2 多重用药的临床后果

尽管多重用药可能会让一些有多重疾病的老年人获得有益疗效(另见第6章),但强有力的证据表明,这与不良事件风险增加有关。对观察性研究的系统回顾表明,多重用药与一系列临床相关的结果有关,包括药物间相互作用(DDI)、药物依从性差、不适当用药、药物不良事件(ADE)、药物不良反应(ADR)、住院、跌倒、功能减退和死亡(Fried等,2014)。在老年人中,多重用药通常被认为是药物不良反应最重要的危险因素(Hilmer等,2009)。因此,合理停药可能是恰当的临床决策，并可能在一些多重用药的老年人中产生显著的临床和身体功能益处。有证据表明,多重用药与老年人的衰弱相关(Gnjidic等,2012;Saum等,2017)。衰弱通常被定义为一种多因素综合征,与功能障碍和老年人对疾病、残疾和死亡率的易感性增加相关。在社区居住的老年男性中,不断增加的药物负荷与从体弱前状态转变为体弱状态和随后的死亡相关(Jamsen等,2016)。每种额外增加的用药都会使最初被定义为健康男性的死亡风险增加22%。但是否有因果关系尚不明确。讨论多重用药的临床结果时需要考虑的一个重要问题是,需要对患者临床背景下多药物种类的相关性进行更多的研究。例如,阿哌沙班在减少心房颤动患者脑卒中和其他血栓性事件(ARISTOTLE)试验的分析显示,与华法林治疗相比,阿哌沙班治疗心房颤动患者的主要出血率一直较低,但受益的程度随着用药种类增加而降低(Focks等,2016)。

这清楚地表明在多重疾病的背景下斟酌多重用药是至关重要的，并且应该指导临床实践。英国国家卫生与护理优化研究所(NICE)相关指南为多重疾病患者的多重用药提供了极好的建议(Farmer 等,2016)。

23.1.3 减少不适当多重用药的策略

最近有报道关注停药或减少处方的研究证据，减少处方可以视为撤除不适当用药的过程,由医疗保健专业人员监督,目标是管理多重用药并改善患者预后(Reeve 等,2015)。迄今为止,为减轻药物负担而减少处方的干预措施是否有益尚不明确。所报道的减少处方对临床结果的影响是不一致的,并且根据患者境况和评估的干预措施属性而有所不同。一项旨在促进合理多重用药干预的 Cochrane 综述发现,干预对减少不适当处方和与药物相关的问题具有积极的效果。然而,在临床预后方面没有观察到任何获益(Patterson 等,2014)。采用规范化多学科方法,包括药物对照、由药剂师进行的医嘱审核或使用评估工具来确定已知会增加不良事件风险的药物,可以最大限度地减少潜在不适当处方(PIP),并改进以患者为中心的策略和临床预后。此外,将患者的意愿考虑在内的综合措施可能使减少药物处方的干预更成功。

23.2 药物相关问题

23.2.1 定义

药物相关问题（DRP）被定义为干扰患者体验最佳医疗诊治效果的事件或情况(Hepler 等,1990)。也就是说,不适当处方被定义为处方中风险大于获益或者处方没有明确的基于证据的使用指征,且发生不良反应的风险高或者不具有良好成本效益(Gallagher 等,2007)(表 23.1)。与 DRP 相关的危险因素包括多重用药、多重疾病、肌体功能状态差、抑郁和肾功能受损(Tommelein 等,2015)。关于 DRP 发生率的研究主要集中在潜在的不适当处方或导致入院的 DRP。据估计,5%~10%的住院是由 DRP 引起的，其中 50%是可避免的（Al Hamid 等,2014;Nivya 等,2015)。一项系统回顾表明，至少 20%的老年社区患者的药物治疗可以优化(Maust 等,2017)。此外,DRP 的后果包括生活质量下降以及因发病率和死亡率增加而导致社会和经济负担加重。

23.2.2 老年患者药物相关问题风险更高的原因

可以从不同方面解释老年人与年轻人相比 DRP 发生率高的原因(van den Bemt 等,2000;Hajjar 等,2003;Field 等,2001 和 2004;Lund 等,2010;Steinman 等,2006;Page 等,2010)。首先,老年人通常患有多种疾病,因此接受许多种药物治疗,这增加了 DDI 和药物-疾病相互作用(DDisI)的风险。其次,药代动力学(表 23.2)和药效学的变化使老年人(特别是衰弱的老年人)更容易受到 DRP 的伤害,这也是因为他们的复原能力降低。老年患者的药效学变化几乎无证据证明,包括终末排泄器官对药物反应性的改变和减弱的体内平衡机制,导致对一些种类的药物(如抗凝剂、心血管和精神药物)的敏感性增加(Klotz 等,1975;Wang,2005)。第三,老年人经常由多位医生治疗。因此,可能难以保持不同的药物在适应证、药效持续时间、

表 23.1　不同类型 DRP 的概况(Spinewine 等,2007;Mallet 等,2007)

	范例
不适当处方	
过度用药	
单药治疗足够而不再有联合用药治疗指征的治疗	在正常的悲伤反应情况下使用抗抑郁药；普通感冒时使用抗生素
用于治疗其他药物的不良反应的药物(“处方级联”)	
用药不足	
对现存的健康问题不治疗	心房颤动无抗凝用药
忽视预防性治疗	长期使用糖皮质激素无预防骨质疏松症用药
药物滥用	
错误的药物选择(处方)	使用第一代而不使用第二代镇静作用较小的抗组胺药
可用的药物有较好的疗效或较低风险	
• 患者的功能能力不允许使用该药物	骨关节炎患者使用螺帽容器而非容易打开的铝塑包装
• 次优配方	
剂量问题	对吞咽困难者开具处方片剂
• 剂量太高或太低	未根据肾功能受损情况调整药量
• 不理想的给药方案	他汀类药物引发了肌病
存在或有较高不良药物事件风险	在跌倒风险增加的情况下使用苯二氮䓬类药物
• 不良药物事件(1 型或 2 型)	联合使用几种精神类药物
• 有禁忌证的用药[药物-疾病相互作用(DDisI)]	同时食用富含维生素 K 的食物（即多叶蔬菜)和华法林
• 与其他药物相互作用[药物间相互作用(DDI)]	
• 与食物的相互作用	
不适当调剂	
错误的药物调剂	未提供吸入装置的实用指导
药物调剂不充分或提供的信息不足	
忽视实际问题(打开包装方式、吞咽问题等)	
患者行为不当	
不遵从药物使用说明书	由于社交不便,患者故意不按医嘱使用利尿剂
提示的不依从问题	
不适当监测和报告	
药物治疗依从性不足或没有随访	甲状腺功能检查未及时评估
使用某些药物后，实验室参数或临床效果监测不充分或没有随访	从不过问使用阿片类止痛药患者的便秘问题
没有向治疗医生探讨或报告不良反应	

不良反应监测以及药物对不同医疗问题的有效性随访进行全面评价。第四,患者代谢药物的能力下降会导致依从性下降和不适当药物治疗。

表 23.2　老年人与年轻人的药代动力学差异

药代动力学变化
吸收
• 主动转运减少会降低某些药物的生物利用度
• 老年人肝脏代谢减少可能是由于:首过代谢减少(肝脏质量和血流量减少)会增加某些药物的生物利用度——需要低剂量开始、延长给药间隔(Page 等,2010;Kinirons 等,1997)
分布
• 体内水分减少会增加水溶性药物的血清浓度
• 脂肪增加会延长脂溶性药物的半衰期
代谢
• 老年人肝脏代谢减少的可能原因:肝脏疾病或肝体积和血流量减少导致氧化代谢减少(通过 CYP450 代谢减少)以及某些药物更高的稳态浓度
排泄
• 心排血量减少导致肾脏和肝脏灌注减少,减少了高清除率药物的消除
• 肾功能降低减少肾排泄药物或代谢物的消除

注:CYP450,细胞色素 P450。

23.2.3　关注处方级联

"处方级联"开始于一种 ADR 被误解为一个新的医学状况为此处方了另一种药物,这种情况下患者就会处于发生附加的与这个潜在不必要用药相关的不良反应的风险中(Rochon 等,1997)(表 23.3)。在多重用药的情况下,有时难以辨别哪些药物处方是用来治疗潜在的疾病而不是用于治疗药物相关的不良反应。为了防止处方级联,医生应该考虑任何新的症状和体征是否为当前药物治疗的可能后果。及时识别和管理处方级联需要详细的病史记录,包括药物开始应用或修改方案的时间与新症状出现的时间。

23.2.4　关注药物间的相互作用

药物间相互作用(DDI)发生在一种药物的作用在加用了另一种药物而有所改变时。DDI 可能表现为疗效增强、疗效不足或毒性增加。在最近一项针对老年社区多重用药患者潜在不适当处方(PIP)的观察性研究中,观察到 1016 名患者中有 51%至少有过一个与这组人群存在特定关联的相互作用(Tommeleinet 等,2016)。大多数 DDI 实质上是通过药效学作用(即两种药物具有叠加或拮抗作用)或药代动力学作用(即一种药物影响另一种药物的吸收、分布、代谢或排泄)发生的,但有时候 DDI 不可避免,例如,用于预防骨质疏松症的钙剂和用于治疗甲状腺功能减退的左甲状腺素的合用。那么可以通过调整用药的剂量、途径或顺序,使其影响最小化。在某些特例中,可间隔 6 小时服药。关键是要预判疾病发作时间和药效最佳时间,并全时程监测患者情况(Bjorkman 等,2002;Ogu 等,2000;Lynch 等,2007;Marengoni 等,2008)。

表 23.3 常见处方级联的示例

初始治疗(=药物 1)	药物 1 的不良反应	为治疗药物 1 的不良反应(=药物 2)	药物 2 的不良反应	为治疗药物 2 的不良反应(=药物 3)
甲氧氯普胺	帕金森综合征	左旋多巴	意识模糊和行为障碍	镇静剂或非典型抗精神病药物
左氧氟沙星	谵妄	抗精神病药物		
钙通道拮抗剂	水肿	袢利尿剂		
加巴喷丁				
锂剂	颤抖	β-受体阻滞剂	情绪低落	抗抑郁药物
ACEI	咳嗽	止咳药		
NSAID	高血压	抗高血压药物		
NSAID	胃灼热	PPI	维生素 B_{12} 缺乏	维生素 B_{12} 补充剂
多奈哌齐	尿失禁	奥昔布宁	眼干/便秘	人造眼泪/泻药
三环类抗抑郁药	认知障碍	多奈哌齐		
噻嗪类利尿剂	高尿酸血症	治疗痛风		

注:ACEI,血管紧张素转换酶抑制剂;NSAID,非甾体抗炎药;PPI,质子泵抑制剂。

最近开发的根特老年人处方社区药物筛查(GheOP^{3}S)工具用于发现社区居住的老年患者的PIP,其作者们建立了与老年患者特别相关的DDI清单(Tommelein 等,2016)。他们认为与这组人群有特定关联的DDI常常与非计划住院相关。表23.4列出了在观察性研究中显示的发生频率最高的相互作用(Tommelein 等,2016)。

23.3 检测DRP并优化多重用药

23.3.1 定义

检测潜在DRP的第一步是药物对账。其定义为获取并验证所有患者当前用药的完整和准确列表过程,包括药名、剂量、使用频次和途径(医疗保健研究和质量机构,美国卫生和人类服务部,2012,https://www.ahrq.gov/sites/default/files/publications/files/match.pdf)。药物对账也是临床用药审核的第一步。优化药物使用的策略包括用药审核。其定义为对患者用药进行规范、严格的检查,目的是取得患者对治疗的认可,优化药效,使药物相关问题最小化并减少浪费(NHS Cumbria 药品管理团队,2013,http://www.cumbria.nhs.uk/ProfessionalZone/MedicinesManagement/Guidelines/MedicationReview-PracticeGuide2011.pdf);避免使用不适当药物的标准(下文将对此进行更详细的讨论);计算机应用的处方系统和老年综合评估以及管理。大多数可用的证据都着眼于某一项导致DRP的临床或药理因素的干预手段。但是,当这些方法结合起来使用时,例如在研究中评估由经验丰富的药剂师在多学科团队中进行用药审核的

表 23.4 与老年患者特殊相关的 DDI 和提供的治疗选择

VKA +抗血小板药物(特别是 ASA),未由心血管病专家处方	第一,检查联用是否适当(人工瓣膜、急性冠状动脉综合征后 3 个月和风湿性二尖瓣狭窄) 第二,如果联用不适当,停止 ASA 并监测 INR
VKA+口服 NSAID	第一,考虑是否需要 NSAID,如可能,对乙酰氨基酚或更强的非 NSAID 是更安全的选择 第二,如果 NSAID 是不可避免的,尽量选择低剂量布洛芬 第三,总是联用胃黏膜保护剂(大多数证据支持应用标准剂量的 PPI) 第四,要记得根据目前的诊断密切监测肾功能或血压
VKA+ TMP/SMX	第一,根据适应证最好换用其他抗生素 第二,如果联合用药不可避免,则监测 INR
RAAS 抑制剂+保钾利尿药/钾补充剂/含钾的药物[a]	第一,最好换成非保钾利尿剂或改用不含钾的等效药物 第二,如不能避免联合用药:监测肾功能和血清钾 第三,要告知患者有关高血钾的症状
RAAS 抑制剂+TMP/SMX	第一,最好根据适应证换用其他抗生素 第二,若联用不可避免:监测肾功能和血清钾
RAAS 抑制剂+口服 NSAID	第一,考虑是否需要 NSAID,如可能,选用对乙酰氨基酚或更强非 NSAID 是更安全的 第二,若 NSAID 不可避免,监测肾功能、血压和血清钾
口服 NSAID +口服皮质类固醇	第一,考虑是否需要 NSAID,如可能,对乙酰氨基酚或强非 NSAID 是更安全的 第二,如果 NSAID 是不可避免的,尽量选择低剂量布洛芬 第三,总是联用胃黏膜保护剂(大多数证据支持应用标准剂量的 PPI) 第四,要根据目前的诊断密切监测肾功能或血压
口服 NSAID+利尿剂	第一,考虑是否需要 NSAID,如可能,对乙酰氨基酚或强非 NSAID 是更安全的 第二,若 NSAID 不可避免,监测肾功能、血压和血清钾
口服 NSAID+SSRI/SNRI	第一,考虑是否需要 NSAID,如可能,对乙酰氨基酚或强非 NSAID 是更安全的 第二,如果 NSAID 是不可避免的,尽量选择低剂量布洛芬 第三,总是联用胃黏膜保护剂(大多数证据支持应用标准剂量的 PPI) 第四,要根据目前的诊断密切监测肾功能或血压

(待续)

表 23.4(续)

口服 NSAID+抗血小板药物	第一,考虑是否需要 NSAID,如可能,对乙酰氨基酚或强非 NSAID 是更安全的 第二,如果 NSAID 不可避免,尽量选择低剂量布洛芬 第三,总是联用胃黏膜保护剂(大多数证据支持应用标准剂量的 PPI) 第四,要根据目前的诊断密切监测肾功能或血压
口服降糖药物/胰岛素+(非)选择性 β-受体阻滞剂	第一,考虑 β-受体阻滞剂的需要+监测血糖 第二,通常选用心脏选择性 β-受体阻滞剂(也影响滴眼液的选择) 第三,告知患者低血糖可能引起意识变化
钙剂+喹诺酮/四环素	第一, 在使用喹诺酮/四环素至少 2h 后再服钙剂或服用钙剂后 6h 再服用喹诺酮/四环素 第二,如果不可能:停用钙剂
钙剂+左甲状腺素	在使用左甲状腺素至少 2h 后再服用钙剂或使用钙剂后 6h 再服用左甲状腺素
双膦酸盐+Ca^{2+}、Mg^{2+}、Zn^{2+}、Fe^{2+}、Al^{3+}	第一,使用双膦酸盐至少 2h 后再用复合制剂 第二,如不可能,换为不具有络合活性的等效药物
抗胆碱能药物的任何组合	第一,将 1 种或更多药物替换为具有较少或无抗胆碱能活性的等效药物 第二,通常建议患者报告抗胆碱能药的不良反应

注:ASA,阿司匹林(乙酰水杨酸);NSAID,非甾体抗炎药;TMP/SMX,甲氧苄啶/磺胺甲基异恶唑;RAAS,肾素-血管紧张素-醛固酮系统;SNRI,选择性血清素去甲肾上腺素再摄取抑制剂;SSRI,选择性 5-羟色胺再摄取抑制剂;VKA,维生素 K 拮抗剂。

[a] 某些含钾量相当高的药物:氨基葡萄糖钾盐(含钾 300mg/片),口服营养补充剂(含钾 200mg/单位制剂)(对于>60 岁的患者,建议补钾剂量:3000mg/d)。

某些补充剂含有相当多的维生素 K:口服营养补充剂(含维生素 K 13μg/单位)(对于>60 岁的患者,建议维生素 K 摄入剂量:50~70μg/d)。

干预效果时,发现了对患者健康相关预后的阳性效果。因此需要整合来自不同医疗专业人员的技能来解决老年人的医疗复杂性问题。未来研究面临的挑战是整合现有方法所获得的有价值的信息, 以完整和全面的方法针对与 DRP 发生有关的所有潜在因素进行研究(Onder 等,2013)(框 23.1 和框 23.2)。

框 23.1　药物治疗的多步骤评估

筛查:检测 DRP 风险的项目

防止 DRP 的策略

• 用药审核:1.确定患者服用的所有药物;2.为发现 DRP 筛查用药方案;3.与经治医生讨论对 DRP 的解决方案,如果可能,与患者本人讨论

• 避免不适当用药的标准

• 计算机的处方系统

• CGA 和管理(Onder 等,2013)

框 23.2　需要检查的项目清单

• 适应证

• 正确的选药

• 剂量

• 用法

• DDI

• DDisI

• 疗程

• 不良药物反应(Somers 等,2012)

23.3.2　老年人的处方规则

在处方药物时,需要考虑若干要点(框 23.3)。只在必要时开处方,还要考虑获益与风险比。让患者参与决定自己的治疗并尊重患者的自主权。注意患者的年龄、病史(尤其是肝功能或肾功能不全)以及任何联合用药。仔细考虑用药剂量;药物的推荐剂量是基于人群研究并假定“适合所有人的剂量”,但是,不同个体有遗传学差异(Engen 等,2006)。新药通常以最高治疗剂量进行销售以证明对大多数患者有效,但一般没有提供最低有效剂量的数据。

23.3.3　避免不适当用药的标准

Kaufmann C 等的系统综述确定了评估 1991—2013 年处方开具适当性的 46 种工具(Kaufmann C 等,2014)。自从 2014 年发表该综述以来,除发布了一些新工具外,还发布了其中一些工具的更新版本(Tommelein 等,2016;O'Mahony 等;2015,美国老年学会 Beers 标准更新专家组,2015;Renom Guiteras 等,2015)。这些工具被分类为直接工具(基于标准)或间接工具(基于判断)。

框 23.3 开具处方之前应考虑的要点

药物治疗

- 首先，不伤害患者
- 多重疾病和(或)衰弱
- 在能力范围内处方
- 循证处方
- 与其他药物的相互作用
- 协同、耐受性和复方剂型
- 不良反应
- 检查剂量
- 使用处方复方剂型
- 从英国国家卫生与护理研究所(NICE)或苏格兰校际指南网络(SIGN)获取更新并遵循临床指南(如有)
- 条件允许时使用电子系统，以提高处方的安全性
- 处方管理和调剂的责任授权(General Medical Council，2013，http://www.gmc-uk.org/guidance/ethical_guidance/14316.asp)

23.3.3.1 直接工具

直接工具或标准通常仅用于检测处方资料中不适当的处方或也参考临床数据应用。避免使用的药物标准是最常用的。它们根据潜在不适当用药(PIM)列表，即由于风险大于获益而在老年人中应该避免使用的药物 (Spinewine 等，2007)。虽然只评估了 Beers 标准和 STOPP/START 标准的预测有效性，但各种直接工具都是可用的。Beers 标准更新于 2015 年，列出了 53 种 PIM 或药物类别，分为三大类：除特殊合并症外应避免使用的 PIM，避免用于患某些疾病和综合征的老年人的 PIM，以及需要谨慎使用的药物(Beers 等，1991；美国老年学会 Beers 标准更新专家组，2012)。

用于筛查 PIM 的 STOPP 标准以及 2015 年更新的用于发现对有适应证的潜在有益药物发生潜在处方遗漏的 START 标准，按生理系统被结合在一起，其中包括 PIP(80 项标准)和遗漏潜在有益的药物(34 项标准)两大项(Gallagher 等，2008；O'Mahony 等，2015)。直接的标准可以很少或不用临床判别而应用，但是解决不了患者之间的个体差异。用这些标准检测到的 PIM 发生率并不都与老年人的不良结果相关，这一事实可能表明了所有以药物为导向的老年患者处方工具的普遍局限性。鉴于老年人在药物反应方面是一个异质性的群体，对一些老年患者 PIM 可能是需要的并且是可以耐受的，而对另一些老年患者可能产生不良反应，因此要避免一般药物清单可能会将一些适当的药物分类为不适当药物，但如果按照疾病的国际分类分析且结果存在明确用药指征，则在这种情况下药物的使用不能解释不适当用药发生率高。关于在日常实践中的相关性，这些标准通常既不涉及老年患者常见的合并症，也不

考虑患者的意愿或以往的治疗。虽然使用直接标准应该证明对相关的患者治疗结果产生的影响以便与临床联系，但到目前为止，没有标准显示它们对 ADE 发生率的影响。由于各国处方模式和药物可用性存在差异，限制了直接标准在不同国家之间的通用性。还需根据不断增长的临床证据定期更新这些标准（Spinewine 等，2007）。

23.3.3.2　间接工具

间接工具考虑患者个体的临床信息以判断处方的适当性。MAI 代表一种全面有效的间接工具（Hanlon 等，1992），它是根据判断的过程衡量处方适当性的，要评估处方的 10 个要素：适应证、有效性、剂量、准确用法用量、实际用法用量、DDI、DDisI、重复用药、疗程和成本。这些要素是根据临床判断而非客观测量评估的，并且以生成加权分数为处方适当性的综合分级。最近已经发表了一个改良版本，使最初的 MAI 涵盖了更多药物治疗方面的内容，并从分组特定方面减少了疑问（Somers 等，2012）。间接标准非常耗时且更依赖于使用者。目前还不存在单一的理想工具，对工具的选择可能取决于使用目的和相应数据的可用性。要应用这类工具，不仅要求该工具有良好的设计和综合性，而且适用于日常实践。评估工具在电子决策支持系统中的整合可能是一种有前景的方式。尽管在治疗老年患者时其不能取代良好的临床决定，但这些工具对于识别 PIP 仍是有益的。

23.3.4　老年综合评估（CGA）

在老年患者中设定治疗目标的主要挑战之一是评估治疗的预期获益是否优于预期寿命缩短和对压力耐受性降低的人群中的风险（Vander Walde 等，2016）。根据预期寿命的差异，CGA 和对多重疾病的评估还曾假定用于区分三组患者（即健康、不健康和衰弱）（Stauder，2012；Balducci 等，2000）（框 23.4）（另见第 26 章）。

框 23.4　健康、不健康与衰弱患者

“健康”患者是功能独立、无医疗相关并发症的患者（考虑充分治疗以获得类似年轻患者的结果）。

“不健康”患者表现介于稍微需要借助工具的日常生活活动（IADL）和（或）没有老年病综合征或仅维持日常生活活动（ADL）的情况下存在一个或两个合并症的两组患者之间（考虑改良/个体化治疗，包括减少处方）。

“衰弱”患者至少存在下列情况之一：多种合并症，一种或多种老年病综合征的表现或仅维持 ADL。大多数年龄>85 岁的患者归于该组（考虑减少处方和缓解症状）。

23.4　老年患者“良好处方”的临床病例

Van Dyck，女，87 岁，丧偶，住在一所疗养院。她患有阿尔茨海默型痴呆（简易精神状态检查评分 MMSE15/30）、抑郁症、2 型糖尿病、高血压、房颤、骨关节炎和骨质疏松症，有跌倒史。她目前服用以下药物:多奈哌齐(10mg,每日 1 次),帕罗西汀(20mg,每日 1 次),二甲双胍(850mg,每日 2 次),地尔硫卓(300mg,每日 1 次),辛伐他汀(40mg,每日 1 次),华法林[剂量取决于国际标准化比率(INR)],钙/维生素 D[1000mg/880 国际单位(IU),每日 1 次],阿仑膦酸盐(70mg,每周 1 次),劳拉西泮(2.5mg,每日 1 次)。血压 165/88 mmHg,最近的糖化血红蛋白 7.3%(56mmol/mol)。

23.4.1 考虑停药

劳拉西泮:应考虑逐渐停用,因为有长期镇静、意识混乱、干扰失衡和由此产生跌倒等多方面风险。

帕罗西汀:继续使用时应该重新评估。为了预防重度抑郁症的复发,应在观察到良好的初始反应后至少继续给予 6 个月抗抑郁药。而除了对合并症、营养不良和跌倒的影响外,还应考虑治疗对功能、认知和社会效果的影响。

阿仑膦酸盐:如果使用时持续 5 年或更长时间,可考虑停用,因为继续使用 5 年以上的疗效有限。

辛伐他汀:考虑患者的预期寿命有限以及药物适应证与不良反应之间的权衡,可考虑停药。

二甲双胍:当患者更适合血糖控制目标值稍高一些的情况时,可考虑减少剂量或停药。在患有糖尿病并且处境复杂/健康状况差的老年人中(本例患有阿尔茨海默型痴呆、住疗养老院),HbA1c <8.5%(69mmol/mol)是合理的治疗目标(美国糖尿病协会,2017,http://care.diabetesjournals.org/content/diacare/suppl/2016/12/15/40.Supplement_1.DC1/DC_40_S1_final.pdf)。这是按照较低的 HbA1c 水平与低血糖事件增加相关,而不增加有意义的获益[但应指出,在健康老年人中<7.5%(58mmol/mol)被认为是合理的治疗目标]的发现所确定的。

多奈哌齐:考虑痴呆的进展状况以及患者已经被安置到疗养院的事实,应该考虑停药。

23.4.2 重新评估后考虑继续用药

补充钙和维生素 D:考虑其安全性和对骨质疏松症和跌倒的积极影响,应考虑继续用药。但如果通过食物摄入充足,可考虑停药。

华法林:目标 INR 为 2.0~2.5 时建议继续使用以达到最佳脑卒中预防效果,但应定期评估获益/风险比(特别是跌倒风险增加、INR 控制不佳导致出血风险增加)。

地尔硫卓:如果需要进行血压和心率控制,可以推荐继续用药。同时要注意,严格的血压控制和心动过缓(低于 50 次/分)可能导致跌倒风险增高。

(赵振营 李正翔 译)

参考文献

Al Hamid A, Ghaleb M, Aljadhey H, Aslanpour Z. A systematic review of hospitalization resulting from medicine-related problems in adult patients. Br J Clin Pharmacol. 2014;78:202–17.

Agency for Healthcare Research and Quality U.S. Department of Health and Human Services. Medications at transitions and clinical handoffs (MATCH) toolkit for medication reconciliation. 2012. https://www.ahrq.gov/sites/default/files/publications/files/match.pdf. Accessed 10 Apr 2017.

American Diabetes Association. Diabetes Care 2017;40(Suppl 1):S1–S2. http://care.diabetesjournals.org/content/diacare/suppl/2016/12/15/40.Supplement_1.DC1/DC_40_S1_final.pdf. Accessed 11 Apr 2017.

American Geriatrics Society 2015 Beers Criteria Update Expert Panel. American Geriatrics Society 2015 updated beers criteria for potentially inappropriate medication use in older adults. J Am Geriatr Soc. 2015;63:2227–46.

American Geriatrics Society 2012 Beers Criteria Update Expert Panel. American Geriatrics Society updated beers criteria for potentially inappropriate medication use in older adults. J Am Geriatr Soc. 2012;60:616–31.

Balducci L, Extermann M. Management of cancer in the older person: a practical approach. Oncologist. 2000;5:224–37.

Beers M, Ouslander J, Rollingher I, Reuben D, Brooks J, Beck J. Explicit criteria for determining inappropriate medication use in nursing home residents. Arch Intern Med. 1991;151:1825–32.

Björkman I, Fastbom J, Schmidt I, Bernsten C, Pharmaceutical Care of the Elderly in Europe Research (PEER) Group. Drug-drug interactions in the elderly. Ann Pharmacother. 2002;36:1675–81.

Engen R, Marsh S, van Booven D, McLeod H. Ethnic differences in pharmacogenetically relevant genes. Curr Drug Targets. 2006;7:1641–8.

Farmer C, Fenu E, O'Flynn N, Guthrie B. Clinical assessment and management of multimorbidity: summary of NICE guidance. BMJ. 2016;354:i4843.

Field T, Gurwitz J, Avorn J, McCormick D, Jain S, Eckler M, et al. Risk factors for adverse drug events among nursing home residents. Arch Intern Med. 2001;161:1629–34.

Field T, Gurwitz J, Harrold L, Rothschild J, Debellis K, Seger A, et al. Risk factors for adverse drug events among older adults in the ambulatory setting. J Am Geriatr Soc. 2004;52:1349–54.

Focks J, Brouwer M, Wojdyla D, Thomas L, Lopes R, Washam J, et al. Polypharmacy and effects of apixaban versus warfarin in patients with atrial fibrillation: post hoc analysis of the ARISTOTLE trial. BMJ. 2016;353:i2868.

Fried T, O'Leary J, Towle V, Goldstein M, Trentalange M, Martin D. Health outcomes associated with polypharmacy in community-dwelling older adults: a systematic review. J Am Geriatr Soc. 2014;62:2261–72.

Gallagher P, Lang P, Cherubini A, Topinková E, Cruz-Jentoft A, Montero-Errasquin B, et al. Prevalence of potentially inappropriate prescribing in an acutely ill population of older patients admitted to six European hospitals. Eur J Clin Pharmacol. 2011;67:1175–88.

Gallagher P, Barry P, O'Mahony D. Inappropriate prescribing in the elderly. J Clin Pharm Ther. 2007;32:113–21.

Gallagher P, Ryan C, Byrne S, Kennedy J, O'Mahony D. STOPP (Screening Tool of Older Person's Prescriptions) and START (Screening Tool to Alert doctors to Right Treatment). Consensus validation. Int J Clin Pharmacol Ther. 2008;46:72–83.

General Medical Council. Good practice in prescribing and managing medicines and devices. 2013. http://www.gmc-uk.org/guidance/ethical_guidance/14316.asp. Accessed 10 Apr 2017.

Gnjidic D, Hilmer S, Blyth F, Naganathan V, Waite L, Seibel M, et al. Polypharmacy cutoff and outcomes: five or more medicines were used to identify community-dwelling older men at risk of different adverse outcomes. J Clin Epidemiol. 2012a;65:989–95.

Gnjidic D, Hilmer S, Blyth F, Naganathan V, Cumming R, Handelsman D, et al. High risk prescribing and incidence of frailty among older community-dwelling men. Clin Pharmacol Ther. 2012b;91:521–8.

Hajjar E, Hanlon J, Artz M, Lindblad C, Pieper C, Sloane R, et al. Adverse drug reaction risk factors in older outpatients. Am J Geriatr Pharmacother. 2003;1:82–9.

Hanlon J, Schmader K, Samsa G, Weinberger M, Uttech K, Lewis I, et al. A method for assessing drug therapy appropriateness. J Clin Epidemiol. 1992;45:1045–51.
Hepler C, Strand L. Opportunities and responsibilities in pharmaceutical care. Am J Hosp Pharm. 1990;47:533–43.
Hilmer S, Gnjidic D. The effects of polypharmacy in older adults. Clin Pharmacol Ther. 2009;85:86–8.
Jamsen K, Bell J, Hilmer S, Kirkpatrick C, Ilomäki J, Le Couteur D, et al. Effects of changes in number of medications and drug burden index exposure on transitions between frailty states and death: the Concord Health and Ageing in Men Project cohort study. J Am Geriatr Soc. 2016;64:89–95.
Kantor E, Rehm C, Haas J, Chan A, Giovannucci E. Trends in prescription drug use among older adults in United States from 1992-2012. JAMA. 2015;314:1818–31.
Kashyap M, Belleville S, Mulsant B, Hilmer S, Paquette A, Tu le M, et al. Methodological challenges in determining longitudinal associations between anticholinergic drug use and incident cognitive decline. J Am Geriatr Soc. 2014;62:336–41.
Kaufmann C, Tremp R, Hersberger K, Lampert M. Inappropriate prescribing: a systematic overview of published assessment tools. Eur J Clin Pharmacol. 2014;70:1–11.
Kinirons M, Crome P. Clinical pharmacokinetic considerations in the elderly. An update. Clin Pharmacokinet. 1997;33:302–12.
Klotz U, Avant G, Hoyumpa A, Schenker S, Wilkinson G. The effects of age and liver disease on the disposition and elimination of diazepam in adult man. J Clin Invest. 1975;55:347–59.
Kouladjian L, Gnjidic D, Chen T, Mangoni A, Hilmer S. Drug burden index in older adults: theoretical and practical issues. Clin Interv Aging. 2014;9:1503–15.
Kwan D, Farrell B. Polypharmacy: optimizing medication use in elderly patients. Can Geriatr J. 2014;4:21–7.
Lund B, Carnahan R, Egge J, Chrischilles E, Kaboli P. Inappropriate prescribing predicts adverse drug events in older adults. Ann Pharmacother. 2010;44:957–63.
Lynch T, Price A. The effect of cytochrome P450 metabolism on drug response, interactions, and adverse effects. Am Fam Physician. 2007;76:391–6.
Mallet L, Spinewine A, Huang A. Lancet. 2007;370:185–91.
Marengoni A, Winblad B, Karp A, Fratiglioni L. Prevalence of chronic diseases and multimorbidity among the elderly population in Sweden. Am J Public Health. 2008;98:1198–200.
Maust D, Gerlach L, Gibson A, Kales H, Blow F, Olfson M. Trends in central nervous system-active polypharmacy among older adults seen in outpatient care in the United States. JAMA Intern Med. 2017;177:583–5.
NHS Cumbria Medicines Management Team. Clinical medication review a practice guide. 2013. http://www.cumbria.nhs.uk/ProfessionalZone/MedicinesManagement/Guidelines/MedicationReview-PracticeGuide2011.pdf. Accessed 10 Apr 2017.
Nivya K, Sri Sai Kiran V, Ragoo N, Jayaprakash B, Sonal Sekhar M. Systemic review on drug related hospital admissions—A pubmed based search. Saudi Pharm J. 2015;23:1–8.
Ogu C, Maxa JL. Drug interactions due to cytochrome P450. Proc (Bayl Univ Med Cent). 2000;13:421–3.
O'Mahony D, O'Sullivan D, Byrne S, O'Connor M, Ryan C, Gallagher P. STOPP/START criteria for potentially inappropriate prescribing in older people: version 2. Age Ageing. 2015;44:213–8.
Onder G, van der Cammen TJ, Petrovic M, Somers A, Rajkumar C. Strategies to reduce the risk of iatrogenic illness in complex older adults. Age Ageing. 2013;42:284–91.
Page R, Linnebur S, Bryant L, Ruscin M. Inappropriate prescribing in the hospitalized elderly patient: defining the problem, evaluation tools, and possible solutions. Clin Interv Aging. 2010;5:75–87.
Patterson S, Cadogan C, Kerse N, Cardwell C, Bradley M, Ryan C, et al. Interventions to improve the appropriate use of polypharmacy for older people. Cochrane Database Syst Rev. 2014:CD008165.
Reeve E, Gnjidic D, Long J, Himer S. A systematic review of the emerging definition of 'deprescribing' with network analysis: implications for future research and clinical practice. Br J Clin Pharmacol. 2015;80:1254–68.
Renom Guiteras A, Meyer G, Thürmann PA. The EU(7)-PIM list: a list of potentially inappropriate medications for older people consented by experts from seven European countries. Eur J Clin Pharmacol. 2015;71:861–75.

Rochon P, Gurwitz J. Optimising drug treatment for elderly people: the prescribing cascade. BMJ. 1997;315:1096–9.

Saum K, Schöttker B, Meid A, Holleczek B, Haefeli W, Hauer K, et al. Is polypharmacy associated with frailty in older people? Results from the ESTHER Cohort Study. J Am Geriatr Soc. 2017;65:e27–32.

Somers A, Mallet L, van der Cammen T, Robays H, Petrovic M. Applicability of an adapted medication appropriateness index for detection of drug-related problems in geriatric inpatients. Am J Geriatr Pharmacother. 2012;10:101–9.

Spinewine A, Schmader KE, Barber N, Hughes C, Lapane K, Swine C, et al. Appropriate prescribing in elderly people: how well can it be measured and optimised? Lancet. 2007;370:173–84.

Stauder R. The challenge of individualised risk assessment and therapy planning in elderly high-risk myelodysplastic syndromes (MDS) patients. Ann Hematol. 2012;91:1333–43.

Steinman M, Landefeld C, Rosenthal G, Berthenthal D, Sen S, Kaboli P. Polypharmacy and prescribing quality in older people. J Am Geriatr Soc. 2006;54:1516–23.

Tommelein E, Mehuys E, Petrovic M, Somers A, Colin P, Boussery K. Potentially inappropriate prescribing in community-dwelling older people across Europe: a systematic literature review. Eur J Clin Pharmacol. 2015;71:1415–27.

Tommelein E, Mehuys E, van Tongelen I, Petrovic M, Somers A, Colin P, et al. Community pharmacists' evaluation of potentially inappropriate prescribing in older community-dwelling patients with polypharmacy: observational research based on the GheOP³S tool. J Public Health (Oxf). 2016a.

Tommelein E, Petrovic M, Somers A, Mehuys E, van der Cammen T, Boussery K. Older patients' prescriptions screening in the community pharmacy: development of the Ghent Older People's Prescriptions community Pharmacy Screening (GheOP³S) tool. J Public Health (Oxf). 2016b;38:e158–70.

van den Bemt P, Egberts A, Lenderink A, Verzijl J, Simons K, van der Pol W, et al. Risk factors for the development of adverse drug events in hospitalized patients. Pharm World Sci. 2000;22:62–6.

Vander Walde N, Jagsi R, Dotan E, Baumgartner J, Browner I, Burhenn P, et al. NCCN guidelines Insights: older adult oncology, version 2.2013. J Natl Canc Netw. 2016;14:1357–70.

Wang L. Epidemiology and prevention of adverse drug reactions in the elderly. J Geriatr Cardiol. 2005;2:248–53.

预防：公共卫生，营养，体力活动，疫苗接种

第 24 章

Cornel C. Sieber, Eva Kiesswetter, Anja Kwetkat,
Hans Jürgen Heppner, Daniel Schoene, Ellen Freiberger

摘 要

对老年人预防不仅是为了减少发病率和死亡率，而且是为了保持健康和肌体功能以及生活质量。一些预防策略与老年人相关，如体力活动/锻炼、疫苗接种、诊疗计划和营养。大多数针对老年人的饮食建议与针对年轻人的建议没有本质的不同：要提供能量、水、蛋白质和维生素D，但是，由于年龄相关的生理变化和潜在的背景疾病，需要给予特别的关注和调整，以避免高龄老人营养不良和肥胖。为了预防或早期发现老年人营养不良，应定期对营养现状、病史及其演变进行强制筛查。如果筛查结果为阳性，营养状况需要作为多学科、个性化营养治疗的基础进一步评估。一般来说，体力活动(特别是有目的的运动)对不同健康状况的老年人有相关的健康益处，对许多疾病和老年综合征的一级、二级和三级预防都很重要。目前的指导方针建议大部分时间进行有氧运动，并定期进行力量和灵活性的训练，特别是针对负重肢的主要肌群，对有跌倒危险的人进行平衡训练。

学习目标

完成本章学习，读者将能够：

- 了解对老年人一般的饮食建议和筛查老年患者营养不良。
- 认识体力活动的重要性，并建议老年患者参加体力活动和锻炼。
- 理解免疫衰老的重要作用，并知道定期(至少每年一次)评估老年患者接种状况的必要性。

24.1 老年人群预防的原则

医学一直致力于疾病的诊断和治疗,但在过去的几十年里,从治疗医学转向预防医学。预防医学学会已经建立,不同的卫生保健系统已将预防纳入其卫生保健模式和卫生预算(Dans 等,2011)。例如,在德国,预防被纳入公共卫生保健系统,参与预防项目的经济补偿被单独提供给被保险人。在未来,由于人口统计学的变化,预计下一代医疗从业者将了解不同的预防疾病和健康促进的预防策略,尤其是针对人口变化中的老年人(Goldberg 和 Chavin,1997;Pomrehn 等,2000)。老年人的预防不仅是为了减少发病率和死亡率;事实上,预防医学的目标是保持健康、肌体功能以及生活质量(Goldberg 和 Chavin,1997),此外,预防的另一个主要目标是强化个体层面的能力和资源。

一些预防策略与老年人相关,如体力活动/锻炼、疫苗接种、诊疗计划和营养,这些是本章的主要关注点。此外,预防医学的特点是健康筛查、生活方式改变、咨询和控制环境暴露(Dans 等,2011;White,1975)。

一些国际和国家学会发布了预防策略的指南(如美国预防医学工作组,1996;英国国家卫生与临床优化研究所)成为医学教育和培训的重要组成部分。医学生、住院医生及医护专业人士应该注意,推荐意见的 GRADE 分级包括:A 级为有效干预的良好证据,B 级为客观的证据,C 级为不充分的证据,D 级为不予干预的客观证据,E 级为不予干预的良好证据。

总之,预防的概念包括如下。

- 一级预防的目的是在疾病或综合征发生之前降低其发病风险。一级预防包括疾病发生前的行动,即整合促进健康和健康行为领域,例如进行筛查。有证据表明,体育锻炼在心血管疾病的一级预防中确实发挥了重要作用。因此,医生应建议老年人进行体育锻炼,进行营养咨询和(或)制订疫苗接种计划。一级预防可针对总体人群、特定的群体(如老年人)和个体。
- 二级预防的目的是改善已经存在的疾病或综合征的早期进程,降低发病率和死亡率。二级预防的策略包括在不可逆的临床表现发生之前阻止疾病迁延。二级预防是针对个体的。
- 三级预防的目标是减轻慢性疾病的影响,这些疾病具有持久的影响,例如衰弱或腰痛。预防性策略可以帮助人们管理长期影响。通过强化他们的资源和能力,支持老年患者保持他们的肌体功能、活动能力、自主能力以及生活质量。三级预防与二级预防类似,也是针对个体的。

24.2 预防和公共卫生

预防对公共卫生系统的价值是非常重要的问题(另见第 7 部分)。在 20 世纪,人们已经认识了将预防纳入国家卫生目标的重要性,并为有效的卫生预防规范制订了 4 个条件:①改变保健服务组织;②改变专业教育;③改变保健服务财政状况;④改变普通教育(White,

1975)。30多年来,我们仍在努力将预防纳入日常医疗常规。

公共卫生的预防工作会伴随健康风险的降低(一级预防)而降低。因此,20世纪最初的公共卫生行动是针对公共卫生社会和环境因素的基于生活和工作条件对人群的行为(Nutbeam,2000)。WHO的渥太华宣言(1986)和WHO的雅加达确认书(1997)均反映了公共卫生行动促进健康的重要性。公共健康促进的不同模式包括通过健康教育/咨询来改变行为。在过去的几十年里,这些模式在动机和行动计划方面(Hagger等,2014)进行了扩展。以公共卫生行动来促进健康咨询的目标是让个体掌控改变健康的决定因素,还包括除个人行为(如生活方式、体力活动和营养)以外的公共政策以及生活和工作状况(Nutbeam,2000)。美国卫生与公众服务部发起的意在促进健康的“健康人民2010”倡议,连同其他倡议,已成为美国预防医学的基石(Dockter和Simpson,2002)。该倡议于2010年更新为“健康人民2020”,再次声明该框架涵盖个人、机构/组织和政治层面。

除了努力将预防纳入目前的公共卫生保健系统之外,公共卫生保健系统的成本控制问题是显而易见的。要采用预防方法中的筛查工具就很容易理解预防工作的障碍。对不同人群的筛查过程必须符合基于特定问题的特定标准(Dockter和Simpson,2002):①这种情况确实对肌体健康和功能有显著影响;②有一种治疗可用于这种状况;③测试对患者是安全的并可接受;④测试的成本效益和可靠性好。按照这些标准,医生很难判断,如果有患者目前处在痴呆状态又没有可用的治疗,进行人群筛查是否真的有意义。此外,如果不在人口中进行高比例的筛查,成本效益将会下降,因此干预可能无法涉及正确的目标群体(Dockter和Simpson,2002)。

公共卫生行动的决策依赖于行动的有效性,但医生也必须考虑其他方面。现在有几个模型可以用于评价公共卫生促进活动的效果。RE-AIM(Reach,Effective,Adoption,Implementation和Maintenance)模型,由Glasgow提出了医生必须考虑的几个因素(Glasgow,1999)。只有用于合适的人群时,健康促进行动才能成功。当为老年人提供生活方式干预活动时,往往是那些更健康、更有活力的人愿意进行尝试,而那些有未满足的需求的人则不然(R,范围),这样的干预可能并不有效(E,效能),在特定的安置状态采取公共卫生行动可能会改变上述效果,例如,是否由另一种职业人员(而不是理疗师、社区护士)实施该行动,或者有多少机构正在采用这项干预(A,采用)。另一个问题是在实际情况中干预的实施(I,实施),而后在较长一段时间内维持(M,维持)。许多有效的健康促进行动会受到阻碍,特别是在采用和执行阶段。事实上,决策者、卫生从业人员和个人之间无法达成一致,这是在实际操作中对随机对照试验(RCT)结论过程难以克服的障碍,他们往往会低估为成功所做的努力,例如,拟建的设置就是应该支持公共卫生行动。因此,健康促进行动是要在个人和组织与政策层面上共同组织实施的(Glasgow等,2006)。

目前大多数西方医疗体系更注重“治疗疾病”,而不是从经济角度考虑预防疾病。在美国,目前的医疗成本是1990年的3倍多,是1980年的8倍多(美国健康信托报道)。随着西方国家老年人在人口所占比例的增加,维持公共卫生保健系统的问题引起了极大关注。

Campbell 等(2015)报道的健康技术评估(HTA)分析了运动参考方案(ERS)的临床有效性和成本效益。Campbell 等(2015)在其国内外分析中，研究了更多进行体力活动在降低心血管疾病(CVD)、2 型糖尿病和脑卒中风险方面的成本效益，HTA 得出的结论是，总体而言，使用 ERS 的增量成本效益与常规治疗相比为每质量调整生命年约£76 000，虽然 ERS 的成本效益有相当的不确定性(Campbell 等，2015)。这意味着如果生态模式发生微小的变化，例如在美国很少有人做到 ERS，节省的资金会少得多，结果可能会有明显不同。

> 公共卫生保健预防的成本效益的变量是基于人口水平(发病率、死亡率)和个体水平的(生活质量、自立能力和肌体功能)。

24.3　老年人的预防：营养的作用

24.3.1　老年人一般饮食建议

营养是老年人健康、幸福和生活质量的主要支持因素。稳定的能量平衡是良好营养状况的基础，在预防老年人常见的营养不良和肥胖方面发挥了作用。此外，某些营养因素(如蛋白质)和某些饮食模式(如地中海式饮食)值得讨论，目的是预防老年综合征的某些问题，如肌少症、衰弱和认知障碍。

大多数关于老年人营养摄入的建议与年轻人相同。不过，由于老龄化过程中出现的各种生理变化，需要注意某些营养素的摄入。

- 能量：能量需求基于基础代谢率及与活动相关的能量消耗。通常，由于身体成分的变化(肌肉量的丧失)和体力活动的减少，老年人对能量的需求会减少。就活动水平而言，老年人表现可能完全不同，从卧床不起到非常活跃的人都有。此外，某些疾病会影响代谢过程并增加能量消耗。因此，能量摄入的参考值范围较广(表 24.1)。
- 蛋白质：越来越多的试验和流行病学研究表明，老年人比年轻人需要更多的蛋白质，以便更好地刺激肌蛋白合成，保持肌肉量，防止肌少症。在特定的疾病中，蛋白质的摄入量需要进一步的调整(表 24.1)。除了总量外，蛋白质的质量和摄入的蛋白质在日常饮食中的分布对抵消老年人肌肉的合成阻力也是很重要的。作为预防策略，建议在每餐中加入富含乳清蛋白和亮氨酸的食物，如乳制品(凝乳、干酪等)。
- 液体：尽管液体需求不会随着老龄化而增加(表 24.1)，但需要特别注意老年人的液体摄入量，因为老年人由于年龄增长而产生的生理变化会增加脱水的风险。首先，由于身体成分的变化，老年人体内的水分减少了大约 15%；第二，肾脏浓缩尿液的能力降低，排泄尿液中的代谢产物需要更多的水(另见第 16 章和第 17 章)；第三，口渴的感觉随着老龄化而减弱。
- 维生素 D：对于骨骼和肌肉代谢来说，维生素 D 是一种必不可少的物质。由于体力限制，老年人往往较少暴露于阳光，因此老年人的皮肤通过紫外线合成维生素 D_3 的能力降低，

表 24.1　老年人日常能量、营养素和液体摄入量的参考值(Volkert 等, 2014; Bauer, 2013)

每日摄入量	
能量	
卧床不起者	25kcal/kg BW
轻度/中度活动	28~32kcal/kg BW
活动过度(多动)	35~40kcal/kg BW
营养不良	32~38kcal/kg BW
蛋白质	
健康者	1.0~1.2g/kg BW
特异性急性/慢性疾病	1.2~1.5g/kg BW
严重营养不良/创伤	约 2.0g/kg BW
肾脏疾病(未透析)	0.6~0.8g/kg BW
肾脏疾病(透析)	1.2~1.5g/kg BW
液体	
饮料	20mL/kg BW
总量	30mL/kg BW

注:BW,体重。

他们缺乏维生素 D 的风险增加,因为维生素 D 需求不能被常规的饮食满足,而只有很少的食物,比如富含脂肪的海鱼中含有大量的维生素 D,这些都对于满足维生素 D 的需求造成困难。因此,每日推荐用补充剂量[例如,800 国际单位(IU)],特别是对居家老年人。

- 食物摄入量:随着老龄化,能量需求降低,建议老年人多吃营养丰富的食物,以满足营养需求。地中海式饮食是富含营养成分的食物,包括蔬菜、水果、豆类、谷物、坚果、鱼类和橄榄油,对预防各种不利健康的情况显示出有益的效果。

24.3.2　超重和肥胖

能量摄入超过能量消耗会导致体重增加。多余的能量以脂肪的形式积累,长此以往则会出现超重和肥胖。根据 WHO 按体重指数即 BMI=体重(kg)/[身高(m)×身高(m)]的特定阈值定义超重和肥胖为:

超重	25~30kg/m^2
肥胖	30~35kg/m^2
严重肥胖	>35kg/m^2

如果身体脂肪的增加伴随着肌肉量的减少,这一综合征被称为少肌性肥胖症(另见第 10 章)。

超重在大约 50%的社区老年人中普遍存在，而据报道肥胖为 14%~36%(Gomez–Cabello 等,2011;Gallus 等,2015;Kiesswetter 等,2016)。在养老院中发生率较低(Veronese 等,2015)。由于对肌源性肥胖的诊断标准尚未达成一致,文献中描述的患病率有明显差异(4%~94%)(Batsis 等,2013)。由于老龄化过程中身体成分和身高的变化,老年人 BMI 的有效性降低。大型流行病学研究表明，与体重正常的老年人相比，超重的老年人的死亡率更低（Winter 等,2014)。对于超重的老年人来说,一般不提示减重,尤其是老年人减轻体重会增加肌肉量的损失,并可能增加肌少症的风险。至于肥胖者,决定是否减重需要从个体角度考虑肌体功能状况、代谢风险、合并症和生活质量。减轻体重应以适度的热量限制为基础,应由营养师指导,如果可能,还应进行体育锻炼,以防止肌肉量的损失。

24.3.3 营养不良

根据 Allison(2000)所述,营养不良被定义为能量、蛋白质或营养缺乏的状态,使肌体功能产生重大变化,并与疾病预后不良相关,而且经过营养支持是明确可逆的。在年轻人中,营养不良主要与疾病相关,而在老年人中,营养不良是一种多因素现象。在老龄化过程中,一些生理上的变化,如化学感应下降或饥饿和饱腹感(老年厌食)的调节能力的变化,使老年人容易造成营养不良。此外,与健康有关的、心理的和社会经济的因素也会危及营养状况(表 24.2)。

营养不良在 6%~22%的社区老年人中普遍存在（Kaiser 等,2010;Kiesswetter 等,2016;Meijers 等,2009)。在医院和养老院发生率甚至更高（Kaiser 等,2010;Kiesswetter 等,2016;Meijers 等,2009)。不受环境的影响,很大部分老年人有营养不良风险(Kaiser 等,2010)。营养不良与住院时间更长和再入院率较高相关。此外,营养不良是一个导致肌体功能衰退、肌少症、压疮和死亡率增加的危险因素。

国际上对衡量营养不良的诊断标准没有一致意见。作为两个关键因素，要考虑低 BMI 和非故意体重减低(表 24.3)。

24.3.4 营养不良的筛查

为了预防或早期发现老年患者的营养不良,定期筛查是最基本的要求。每一位住在医院或长期护理机构的老人都应该在入院时和入院后定期接受筛查。在长期护理机构中建议间隔 3 个月,而在治疗急性病医疗机构中则需要更短的间隔。在门诊环境中,老年人营养不良筛查也应由全科医生或护理人员每年至少进行 1 次。

检测老年患者营养不良的筛查工具应该包括以下方面：

目前状况	BMI
病史	在过去的几个月里(非故意)减重
进一步发展	急性应激、疾病和(或)减少饮食摄入

表 24.2 营养不良的潜在原因和临床检查

原因	潜在问题	诊断	治疗
咀嚼问题	义齿适应不良,疼痛,牙齿缺失	既往史,检查是否有压痛症状	咨询牙医,注意口腔卫生
吞咽问题	误吸,避免某些食物	吞咽试验,可视检查,光纤内镜评估	言语治疗,营养疗法,如改良食物
胃肠道问题	消化不良,吸收不良,便秘,恶心	既往史,体格检查	饮食调整,药物治疗
身体功能障碍	购物,烹饪,打开包装,进食存在问题	既往史,功能测试	职业治疗,理疗,训练,辅以购物、烹饪、进食
认知障碍	忘记吃饭,多动,进食异常	体格检查,既往史,神经心理测试	辅以购物、烹饪、饮食,营造愉快的用餐氛围
情绪低落	无食欲	既往史,心理检查	医疗和心理治疗,营造愉快的用餐氛围
疾病(多重疾病)	食欲不振,疼痛	既往史,体格检查	药物治疗
多重用药	不良反应,相互作用,用药数量	处方审核	减少或调整用药
社会隔离	孤独,缺少社交	病史采集	社会支持,送餐上门,陪伴就餐

表 24.3 发现老年人营养不良的重要标准

BMI<20kg/m² 和(或)
3个月内体重(非故意)减轻>5%,或6个月内体重减轻>10%

急性应激增加能量需求,减少摄入会导致能量需求不足,因此两者都是将来体重减轻的预测因素。

欧洲临床营养和代谢学会(ESPEN)建议将简易营养评估(MNA,www.mna-elderly.com)作为老年人营养不良的筛查工具(Kondrup 等,2003),因为 MNA 是专为老年人开发的。它的简单形式包括以下6个问题:①减少摄入;②体重减轻;③活动受限;④急性应激;⑤神经心理问题;⑥BMI 或小腿围。根据评分(0~14分),患者被分为营养良好(12~14分)、有营养不良风险(8~11分)或营养不良(7分以下)(Kaiser 等,2009)(另见第26章)。

在医院环境下的一种筛查方法是2002年营养风险筛查(NRS,http://espen.info/documents/screening.pdf)(Kondrup 等,2003)。该工具是专门为急性治疗状态开发的,也可用于年轻患者。NRS 由4个预筛查问题组成:低 BMI、体重减轻、摄入减少和严重疾病。如果预筛查是阳性的,则在全面筛查中上述各方面要被量化。此外,要考虑患者的年龄(是否>70岁)。根据评分将患者分为有营养不良风险(>3分)和营养状况良好(<3分)。

还有一些其他的筛查工具可用。具体工具的使用通常取决于各国的卫生政策和指南。

24.3.4.1　营养不良的评估

如果筛查结果为阳性，则需要通过明确潜在病因并量化供能和营养素缺乏情况来进一步评估营养状况(图 24.1)。为此，需要有饮食记录和饮水方案。如果经评估确认了营养不良的诊断，则需要开始营养治疗。

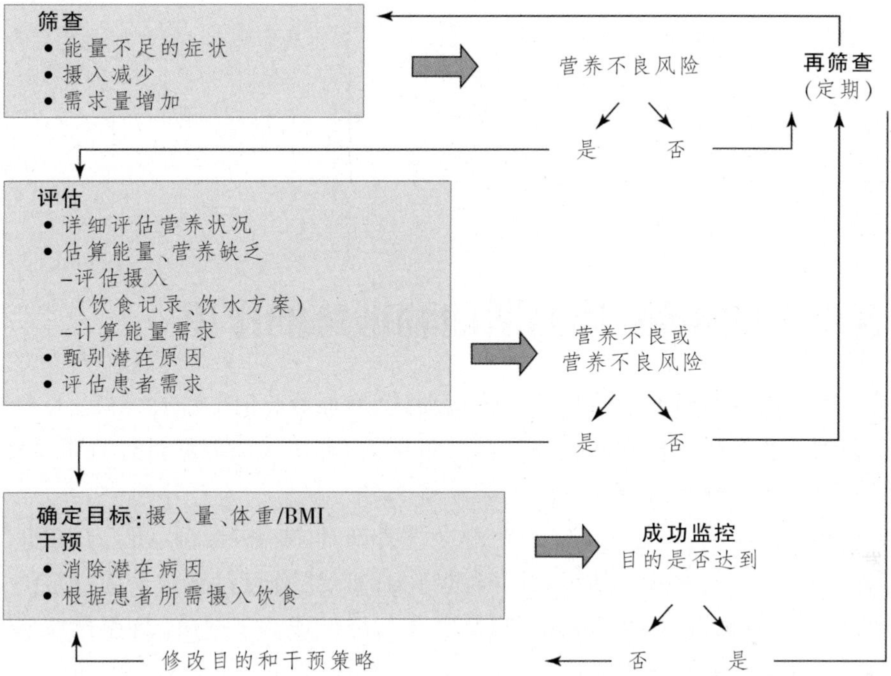

图 24.1　老年病机构中营养治疗质量管理算法。(Adapted and translated: Volkert D Z Gerontol Geriatr 2009)

24.3.4.2　营养不良的治疗

在评估的基础上，考虑老年患者的风险和获益以及他们的资源、需求和意愿，需要确定营养治疗的现实且个性化目标。成功治疗的基础是消除病因(表 24.2)。治疗方法不仅包括简单的营养干预，还包括护理支持(例如，以患者为中心的护理，提供适当的工具，如人体工程学餐具)和环境因素的适应(例如，避免在吃饭时出现干扰，愉快的用餐环境)。营养干预措施的选择取决于能量和营养缺乏的严重程度以及潜在的禁忌，通常需要不同方法的组合。通常非侵入性和口服策略更可取。治疗方案见表 24.4。更详细的信息可以在 ESPEN 和 DGEM (Deutsche Gesellschaft fur Ernahrungsmedizin，German society for Nutritional Medicine)获取关于临床营养的指南：

http://www.espen.org/education/espen-guidelines

http://www.dgem.de/leitlinien

表 24.4 老年人营养治疗

治疗方案	管理的建议和实例	禁忌证
饮食调整	结构调整，高能饮食，能量和营养(如蛋白质)强化，取消饮食限制，加零食	严重吞咽困难，无肠道功能，完全性肠梗阻
口服营养补充剂	如果口服摄入量不足以满足需求，可根据患者口味和需求选择产品(例如，富含蛋白质，容积小，高能量)	不耐受，严重的吞咽困难，缺乏肠道功能，完全性肠梗阻
管饲	适用于不可能口服营养/进食不足> 3 天，克服摄入不足的危象，预后良好	患者意愿，临终状态，不耐受，严重痴呆，肠功能缺失，完全性肠梗阻
肠外营养	应用于不可能经口和肠内营养/进食不足>3 天，克服摄入不足的危象，预后良好	患者意愿，临终状态

24.4 老年人的预防：体力活动和锻炼的作用

体力活动包括由骨骼肌产生的任何身体运动，会增加静息时的能量消耗。骨骼肌的收缩对人类的运动以及姿势的保持和调整都是至关重要的，它使人们能够进行日常生活、移动和锻炼等，是保证生活质量的重要因素(另见第 9 章)。

体力活动是一个统称，包括运动、锻炼、业余体育活动、杂务(家务、园艺)、职业工作和交通等概念，对一些人来说，这些活动可以同时进行。因此，锻炼可以被定义为规范的重复的体力活动，目的是实现目标，比如学习技能、提高身体适应性或益于健康。许多健康益处是由身体做了适宜的活动发生的变化引起的(表 24.5)。这个规范给出一个确定了训练项目的内容和运动量的预定计划。至于其他医疗干预措施，运动量是关键，需要逐步起效(表 24.6)。项目特异性的概念很重要，因此疾病状态的病理生理学知识有助于选择正确的运动方式。由于大多数生理功能随年龄增长而下降，每个人具有的功能峰值水平对发展为许多老年综合征表现(如骨密度和骨质疏松症)的风险是很关键的。尽管如此，由于人类器官的适应性和可塑性，进行增进健康的体育活动在大多数情况下都有益，包括对没有特殊多重疾病的老年患者。个人自身具备的条件决定每项运动的起点，个人能力是进步的基础。要想有效，运动需要调动一个人身体结构和功能的平衡来适应。

最近已证明，高水平的体力活动对于提高一个人的生存和生活质量都是至关重要的。近来，卫生、医疗和先进技术的进步使人们存活更久但活动量减少了。老年人是活动最少的人群。强有力的证据表明，包括日常生活活动在内的体力活动与死亡率的降低有明显的量效关系，运动量和强度较大比较好(Samitz 等，2011)。现在被广泛接受的是，久坐不动或不活动的生活方式会促使许多疾病的发生(Booth 等，2012)，规律的体育锻炼可以降低发展为许多慢性疾病的风险(Chodzko-Zajko 等，2009)并对许多身体问题产生了与用药物治疗相同的效果

表 24.5　与老年人高度相关的身体适宜的选择性运动方式

身体适宜的选择性运动方式	定义	其次的描述	相关实例	实例活动
耐力→也是有氧运动	连续有节奏地进行身体大肌肉群运动的能力		运动能力的决定因素；VO_2 max 反映功能储备	快步走，跑步，骑自行车，游泳
强度→也是阻抗运动	通过克服阻力的肌肉收缩来发力的能力	力量：瞬时发力的能力	日常生活活动(ADL)，如坐立位转换；踏步维持平衡	负重（额外的或自身体重）；抗阻力活动(用弹力带)
灵活性	做关节的特定/拉伸运动的能力		ADL，如穿衣服和取东西	拉伸运动
精确/协调性	整合感觉、中枢神经和运动平衡动作的能力	平衡/体位稳定性：在有支撑的基础上保持重心的能力	跌倒风险	太极拳，跳舞

注：VO_2 max，最大摄氧量。(译者注)

表 24.6　根据 FITT 原则设定的运动量；活动的实例及其相应的强度可以查询以下网址(https://www.cdc.gov/nccdphp/dnpa/physical/pdf/PA_Intensity_table_2_1.pdf)

构成	定义	如何测量	定义
频率	执行锻炼/活动的次数	每周的运动量或次数	
强度	指执行活动的速度或执行活动或锻炼所需的努力程度	• 代谢当量(MET)为 mL/(kg·min) 氧耗量 • VO_2 max 或 VO_2 R(摄氧储备) • %最大心率(HRmax)或%HRR • 感知运动评级(RPE)→Borg 量表 • 承受的重量或阻力→可能重复 8~10 次(1 套)	中等对比剧烈运动： • 3~6MET 与 ≥6MET • VO_2 R 40%~59%与 60%~84% • HRmax 64%~76%与 77%~93%，HRR 40%~59%与 64%~76% • RPE 10 级的 5~6 级与 ≥7~8 级
时间	任何特定运动的每个回合的时长	持续时间(有氧)：分钟量(强度)：间隔 2~3 分钟做 2~3 组	
类型	运动的方式	例如，连续步行，功能性多关节强度锻炼	

注：HRR，静息心率。译者注：RPE，自觉劳累分级(Rating of Preceived Exertion)。

(Pedersen 和 Saltin,2015)。这些疾病包括心血管疾病(如冠心病)、肺部疾病(如慢性阻塞性肺病)、代谢疾病(如糖尿病)、神经系统疾病(如痴呆)、精神疾病(如抑郁症)、癌症(如乳腺癌)、肌肉骨骼疾病(如骨关节炎),使体力活动成为顺利老龄化的重要组成部分并可降低发病率。

基于当前证据,为更好地预防疾病,有了针对≥65 岁的健康老年人进行一般体力活动的推荐(表 24.7)(Chodzko-Zajko 等,2009;WHO,2010)。久坐与健康状况不佳相关,间歇活动并以反复短时活动形式积累运动量是有益的,可以在日常生活中做到,而不必遵循规范化程序。做些体力活动总比不做要好,即使没有达到推荐的运动水平,体力活动量越大对健康的益处越大。最好将有氧运动、力量训练和柔韧性训练相结合。对于许多有跌倒危险的老年人来说,平衡锻炼应该包括在内。虽然较高的强度往往显示较大的效果,但中等强度的活动已可以获得理想效果。一旦肌体活动能力趋于减弱,应该将体力活动作为一种习惯(Vogler 等,2012)。根据个人喜好和可供使用的设施,体力活动可以在家里进行,可以融入日常生活(如爬楼梯),也可以在小组中进行(图 24.2)。

锻炼对健康有很多好处,但应该考虑某些方面,以保证患者的安全和心情愉快。应进行锻炼前评估,以确保安全,并找到合适的锻炼初始水平。这对于有心血管危险因素的患者、特定的疾病状况,以及那些一段时间没运动后又想开始锻炼的人来说是至关重要的。极少有绝对的运动禁忌证会使运动的风险超过获益(例如,心脏事件导致的死亡)。除急性疾病、发热、急性炎症、脱水和未纠正的疾病状况(如糖尿病)之外,如果存在以下任何一种情况,则不应推荐任何运动:

- 2 天内发生过急性心肌梗死;
- 持续不稳定心绞痛;
- 血流动力学异常的心律失常;
- 急性心内膜炎;
- 严重的主动脉瓣狭窄;
- 失代偿性心力衰竭;
- 急性肺栓塞、肺梗死或深静脉血栓形成;
- 急性心肌炎和心包炎;
- 急性主动脉夹层。

另一些相对禁忌证,随着风险的增加,医生需对逐个患者进行关注。患者可以进行锻炼,但应在监督下进行并选择较低强度。对于负重关节疼痛的人来说,水中运动可能是一种选择。

遵循超负荷锻炼的原则可能会导致急性运动后中枢或周围神经疲劳,尤其是在高强度训练时。这将导致体能的短暂恶化,例如,在运动后平衡能力降低,肌肉无力,并可能使老年人(衰弱的人)有跌倒的危险。虽然中等强度的长期体育锻炼可以改善免疫功能,降低相对健康的老年人感染的风险,但有证据表明年轻人进行高强度的训练却会增加感染的风险(Senchina 和 Kohut,2007)。

表 24.7　基于美国运动医学院(Chodzko-Zajko 等，2009)、世界卫生组织以及 McDermott 和 Mernitz(2006)对老年人体育活动的建议

	耐力锻炼	阻抗锻炼	灵活性锻炼	对有跌倒风险或行动不便老人的平衡锻炼
频率	中等强度反复运动为每次至少 10min，累积 30~60min/d（获益更大），至总计 150~300min/w 或者 20~30min/d 或更多的剧烈活动，至总计 75~150min/w 或者中等和剧烈活动的等效组合	至少 2d/w	至少 2d/w	至少 3d/w
强度	中度或剧烈强度	中度至剧烈强度	中度	
时间	累计反复运动至少每次 10min 中等强度：至少 30min/d 剧烈强度：至少 20min/d			
类型	• 连续活动 • 任何不会对骨骼过度施压的方式 • 散步是最常见的活动类型 • 对于负重活动受限的人，水中运动和原地骑车运动可能是有利的	渐进式负重训练项目或负重健美操(8~10 组练习，涉及主要肌群，每组重复 8~12 次)，爬楼梯和其他让主要肌群强力活动的项目	任何用于拉伸每组主要肌群来持续或增加柔韧性的活动而不是弹跳活动	活动包括以下内容 1.逐渐做减少基础支撑的困难姿势(如用双腿支撑，半串联支撑，串联支撑，单腿支撑) 2.干扰重心的动态运动(如串联行走，转圈) 3.强调体位肌群(如脚跟站立，脚趾站立) 4.减少感觉支持(如闭眼站立)
渐进性	1.每隔数周增加运动时间而不改变强度 2.运动时间不变，但间歇性地短时增加强度(如加速走 20 步，然后恢复到舒适的步伐走 3min，再重复)	当可以重复 12 次，RPE 为 5~6 分时，下一次运动增加负重	• 常规增加新的拉伸运动 • 从静态姿势到动态移动的推进 • 减少对平衡支持的依赖	• 减少基础支撑 • 从静态姿势到动态移动的推进 • 感觉干扰(如闭眼，在柔软的表面上运动) • 增加第二项任务(认知等)

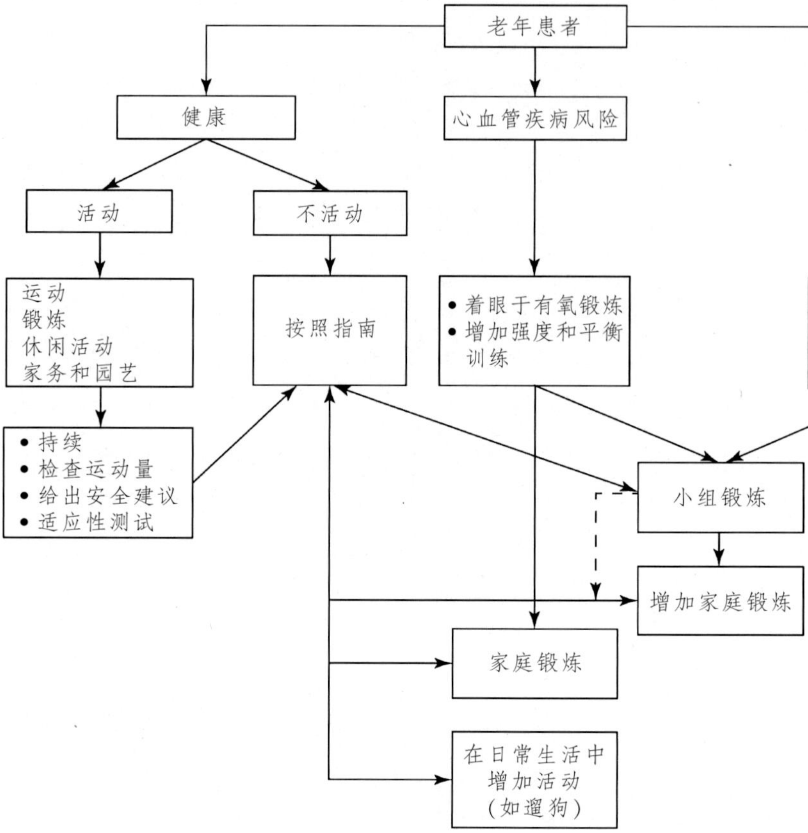

图 24.2 老年患者运动建议的简单临床路径。

重要的是让患者知道在感到胸痛、心悸或头晕时,要停止锻炼并马上就医。

医生建议老年患者的锻炼最好参加有监管的锻炼课程,家庭锻炼也是如此。医生对帮助老年人迈出接受常规锻炼的第一步是很重要的。在家庭和社区内对现实的运动目标设定、监管、积极地加强和支持网络应用是保证长期锻炼依从性的关键,还应同时考虑交通和花费等主要障碍。在初始阶段,更重要的是坚持,即使这意味着在患者能做到常规运动之前可能达不到推荐的运动量。下面的5A模式可以帮助老年患者开始并坚持锻炼方案(表24.8)(McDermott 和 Mernitz,2006):

对于易损性增加且功能储备降低的衰弱老年人来说,其目标应是按照指南的建议进行锻炼。这些人中许多都是久坐不动的,因此处于失用和不良健康结局的危险之中。规范的锻炼应该优先考虑肌体功能状态,通过功能的强度和平衡训练避免跌倒和受伤。避免行动不便和不能独立对老年人来说是最重要的。此外,应鼓励这些人在日常生活中增加步行时间和强度,以增加心血管适应性和运动能力,针对这些个体的循证干预的例子是 Otago 锻炼项目(Thomas 等,2010)。

更多信息如下。

表 24.8　坚持和采用健康锻炼计划的 5A 模式

1.评估
- 当前的身体水平
- 开始锻炼计划的意愿

2.建议
- 体力活动的重要性
- 给予推荐
- 根据患者的意愿讨论锻炼的项目
- 提供家庭应用的信息

3.同意
- 患者和医生应该共同选择长期和短期的适宜的锻炼目标，包括患者将如何达到目标

4.帮助
- 提议患者每天采用的活动形式，解决某些问题，并逐渐加入更多的锻炼项目，以满足患者特定的目标
- 患者可以记录日志，包括锻炼中的问题和困难，可以在随访中进行讨论
- 短期支持可以包括锻炼开始 1 周后进行简短的电话交流
- 如有必要，推荐理疗或特殊帮助

5.安排
- 考虑患者的社交偏好、文化水平、运动经历、教学需要、意愿、积极性、自律能力、短期和长期目标等，安排或提出适当的锻炼项目

老年人最佳活动项目：

http://www.firststeptoactivehealth.com

ACSM 立场声明：

http://www.acsm.org/public-information/position-stands/position-stands/lists/position-stands/exercise-and-physical-activity-for-older-adults

疾病控制和预防中心为医疗保健人员和老年人提供的信息：

https://www.cdc.gov/physicalactivity/basics/pa-health/index.htm

WHO 推荐的老年人体力活动：

http://www.who.int/dietphysicalactivity/factsheet_olderadults/en

如何使老年人变得更加活跃的信息：

http://www.eunaapa.org/wp-content/uploads/2015/02/EUNAAPA-Training-Curriculum-2014-s.pdf

完整的 Otago 锻炼计划：

http://www.acc.co.nz/PRD_EXT_CSMP/groups/extenal_providers/documents/publications_promotion/prd_ctrb118334.pdf

24.5 老年人的预防:疫苗接种的作用

考虑老龄化社会,必须考虑老年人对感染有较高的易感性。即使在工业发达的国家(如德国),感染占到死亡人数的5%。

老龄化的免疫系统,即所谓的免疫衰老,被充分证明是老年人感染率增加的原因,伴随着发病率和死亡率增加。免疫衰老是多因素影响的,并且未被完全理解。其包括细胞和分子水平的先天性和获得性免疫系统异常,可以导致典型症状的改变,减少疾病的症状,增加对癌症和自身免疫性疾病的易感性以及与慢性刺激先天免疫系统(炎症)相关的疾病,如动脉粥样硬化。症状轻微的感染过程可能会妨碍对它们的及时识别。因此,老年患者往往会经历复杂而严重的感染过程。年龄在60岁及以上的患者占由流感引起的死亡人数的90%。此外,住在疗养院者的流感感染可导致日常生活活动大幅减少,体重显著减轻,以及新的或恶化的压疮(Gozalo,2012)。一项对欧洲社区获得性肺炎(CAP)的数据的综述显示,肺炎链球菌是分离出的最常见病原体(Welte 等,2002),可通过肺炎球菌疫苗预防,感染后的死亡率为1%~48%,与高龄、合并症和CAP严重程度相关(Welte 等,2002)。因此,疫苗是减少老年人感染发病率和死亡率的最具成本效益的医疗措施,但仍然没有得到充分应用。

24.5.1 基本定义

被动免疫

- 根据抗体的半衰期,使用特定病原体的抗体可提供约3个月的保护。

主动免疫

- 使用特定抗原刺激身体免疫系统,可以在数天或数周后带来持久的保护。

减毒活疫苗

- 含有活性减弱的减毒病原体。
- 诱导强烈的免疫反应,因为它们非常接近自然感染。
- 减毒活疫苗可以再次变异成强毒性的形式,因为它们仍然是活的细菌并可致病。
- 免疫缺陷患者尽管免疫功能减弱,但患病风险更大。

灭活疫苗

- 含有死亡的病原体或病原体颗粒(如亚单位疫苗、类毒素疫苗、结合疫苗、DNA 疫苗或重组载体疫苗)。
- 通常免疫原性较差,导致较弱的免疫反应。
- 不会引起疾病(表24.9)。

由于不同的疫苗接种产生的保护时间不同,有必要定期检查患者的疫苗接种情况,每年至少检查一次,以避免免疫缺失(Michel 等,2010)。在欧洲,有不同的免疫计划,免疫衰老可导致疫苗效力降低,因此,提高疫苗的免疫原性以增强老年患者对疫苗接种的反应是非常重

表 24.9 疫苗使用的基本原则

灭活疫苗(即流感、肺炎链球菌、肝炎、百日咳)	• 可以同时给予,不用任何时间间隔 • 对其他灭活疫苗或减毒疫苗不需要时间间隔
减毒活疫苗[即黄热病、麻疹、腮腺炎、风疹、水痘、伤寒(→口服疫苗)]	• 可以同时接种 • 如果不同时接种,对于另一种减毒疫苗接种时间至少间隔 4 周 • 对灭活疫苗不需时间间隔 • 更详细的信息见 http://www.dtg.org/138.html

同时接种几种疫苗并不复杂,但在一天之内不应该超过 7 种,因为需要改变注射部位。
在抗凝治疗的情况下,应明确改用其他途径,如皮内或皮下应用。

要的。

24.5.2 增强疫苗接种免疫反应的方法

- 接种疫苗时程的优化。
- 增加抗原剂量。
- 使用佐剂。
- 开发接种新途径,如皮下或皮内途径。

此外,多重疾病、营养不良和老年综合征的衰弱、功能障碍等对老年人接种疫苗的免疫反应有负面影响(Hamza,2012;Yao,2011),因此,通过老年评估对老年综合征进行定期评价,可有助于评估老年人的免疫力,确定需要更多免疫原性疫苗者。终身按时程安排接种疫苗有助于预防免疫衰老(Michel 等,2010),因此,这是要定期评估每位患者的疫苗接种情况的另一个理由。

24.5.3 适应证和禁忌证

24.5.3.1 接种疫苗时程

欧洲各个国家对于疫苗接种有不同的推荐。在不同国家,应该咨询专门的组织,推荐是由他们决定的[如德国的 Ständige Impfkommission(STIKO);也可参阅 http://www.eugms.org/research-cooperation/task-finish-groups/vaccines.html)。

24.5.3.2 一般适应证

一般的免疫治疗适应证和针对的特定目标群体由当地的疫苗接种机构安排给出。

特别是慢性病患者和老年人获益于按免疫时程安排定期接种疫苗, 因为严重和复杂的病程可通过接种疫苗加以预防。

24.5.3.3 一般禁忌证

- 需要治疗的急性疾病。
- 有过接种某种疫苗相关的药物不良反应，再次接种相同的疫苗时。
- 对疫苗成分过敏。
- 妊娠（只对有紧急适应证者接种疫苗）。
- 免疫缺陷：慎用活疫苗接种。

伪禁忌证示例

- 一般的感染，尽管有低热。
- 疫苗接种者可能与传染病患者接触。
- 癫痫家族史。
- 拟用具有发热性惊厥史的疫苗。
- 抗生素治疗或低剂量类固醇治疗。
- 免疫缺陷和接种灭活疫苗。
- 慢性疾病。

年龄作为可能的禁忌

黄热病疫苗接种是旅行者接种疫苗的一个典型例子。年龄>60岁是相对禁忌证，因为严重和致命的药物不良反应的风险随着年龄的增加而增加。可能的并发症有YEL-AND（黄热病疫苗相关神经疾病）和YEL-AVD（黄热病疫苗相关脏器疾病）。根据2013年世界卫生组织（WHO）的建议，接种者10年后不再需要加强接种。谨慎的获益风险评估至关重要。

24.5.4 选择性免疫接种建议

24.5.4.1 破伤风、百日咳、白喉疫苗接种

破伤风-白喉-脱细胞性百日咳（Tdap）疫苗在成人破伤风疫苗接种到期后可作为单针疫苗接种。对于白喉，临床疾病的发生率很低，因为对人群的免疫治疗减少了产毒菌株的传播（CDC-美国疫苗接种覆盖范围 http://www.cdc.gov/vaccines/imz-managers/coverage/imz-coverage.html）。

但是，到流行地区未接种疫苗的旅行者有感染这种病毒的危险，因此强烈建议接种这种疫苗。百日咳被称为儿童疾病，但在成年人中并不罕见。百日咳的发作性咳嗽是严重的，是引起相关疾病的主要原因。如果最后一次疫苗接种可以追溯到10年以上，老年人应该再次接种。

24.5.4.2 流感疫苗接种

使用最多的流感疫苗是一种灭活病毒，由于抗原漂移（连续变异），故而需要每年注射。已有一种减毒活病毒疫苗可供使用，但在60岁以上的受试者中没有数据，也不建议在老年

人中使用。65 岁以上的老年人也可接种高剂量灭活疫苗。由于老年人不容易受 B 型流感病毒株的影响，使用两株 A 型和两株 B 型流感病毒的 4 价疫苗并不像佐剂 3 价流感疫苗那样具有选择性。最近的一项研究表明，对 65 岁以上的老年人接种佐剂 3 价灭活疫苗，相对于用 4 价或 3 价灭活疫苗，具有潜在的临床和经济效益(Mullikin，2015)。

24.5.4.3　肺炎球菌疫苗接种

大多数欧洲国家建议老年人接种肺炎球菌疫苗。有两种疫苗可用于此适应证：23 价多糖疫苗(PPSV23)和 13 价肺炎球菌联合疫苗(PCV13)。对于这些疫苗有不同的建议。请查看本地推荐(http://vaccine-schedule.ecdc.europa.eu/Pages/Scheduler.aspx)。

24.6　诊疗计划

年龄较大的患者因患有不同的慢性疾病而常表现为多重疾病。因此，预防的目标在于二级和三级预防治疗。此外，这些预防策略不是将存活作为主要目标，而是为了肌体功能的保持或恢复，从而在期望的社会环境中保持适当的自立。在这种背景下，诊疗计划是老年病学专家和多学科老年病团队行动的基础(Boult 和 Wieland，2010)(图 24.3)。

图 24.3 给出了在(保健)系统中照顾多重疾病老年患者的各种形式。可以看出，预防策略在更严格的意义上所包含的范围远远超过公共卫生和预防服务，这对于复原能力较强和衰弱程度较低的年轻人往往是足够的。

80%的老年人至少有一种慢性疾病，50%至少有两种慢性疾病 (Chen 等，2015)(另见第 6 章)。在多重疾病状态，针对个体的二级和三级预防策略是诊疗计划的主要目标。因此，对老年人的二级和三级预防非常重要，二级预防包括及时有效的干预，三级预防旨在降低疾病

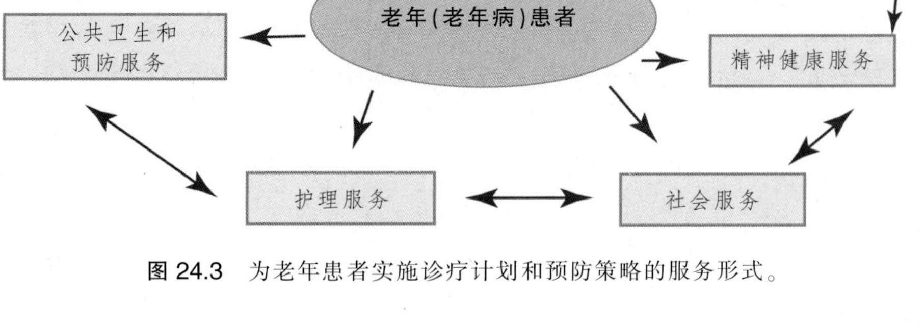

图 24.3　为老年患者实施诊疗计划和预防策略的服务形式。

的潜在造成失能的后遗症和并发症的严重程度(Stucki 和 Melvin,2007)。医疗工作必须专注于阻止或至少改善疾病进展,除了降低发病率和死亡率之外还要确保患者的身体功能。从老年人治疗的生理–社会心理角度(WHO,2001),这意味着将图 24.3 中提到的不同利益相关者联合起来。在三级预防中,诊疗计划也利用了更多的技术帮助,包括快速发展的借助外环境辅助生活的可能性。在三级预防诊疗计划中,应附有和(或)采纳特定疾病的指南以及可在国家指南汇集中心(NGC)找到的拟定草案(https://www.guideline.gov)。

针对老年病患者(预防性)的治疗目标制订优先设置和诊疗计划的步骤如下。

- 全面的诊断,准备“问题清单”,检查缺陷和可用资源。
- 确定患者的总体偏好和个人目标。
- 设置全面的治疗目标。
- 估计患者的生存时间。
- 确定解决“问题清单”的预防措施。
- 建立(预防性)治疗计划。
- 与患者和护理人员讨论治疗计划,即做出决定。

希望将来电子医疗服务也将有助于保证诊疗计划的实施, 如预防性远程医疗服务和交互式咨询。其目标如下。

- 减少急诊就诊人次。
- 减少不必要的医生和其他医疗服务人员的随访。
- 为患者和照护者提供早期症状处理的指导。
- 24 小时(全时)监控生命体征。

综上所述, 为多重疾病的老年人制订预防策略的诊疗计划应该着眼于保护患者身体功能,从而将能够自立作为治疗目标(Stucki 和 Melvin,2007),因此,较少关注归纳疾病分类(ICD),而更多地关注患者的功能,在 WHO(2001)制订的国际功能、失能和健康分类(ICF)中有详细阐述(另见第 3 章)。

为了在老年人中成功地进行一级预防,临床医生必须多方面考虑问题。如果他们关注人群水平的预防程序,就必须按要求的百分比获取目标人群,使用正确的筛查工具进行识别,并考虑老年人对该程序的接受程度。当一项干预措施能节省公共卫生系统成本并改善个体健康时,它将被评定为有效的干预措施。

在二级和三级预防中,出现了个体层面的障碍(如程序的可接受性或接受的时长以及经济负担),这些都需要临床医生考虑。然而,在老年病患者中,二级和三级预防应是与康复过程同样重要的方面, 这包括所有参与确保老年人预防策略实施的利益相关者精心制订的诊疗计划。

(赵振营 徐彦贵 译)

参考文献

Allison SP. Malnutrition, disease, and outcome. Nutrition. 2000;16(7–8):590–3.

Batsis JA, Barre LK, Mackenzie TA, Pratt SI, Lopez-Jimenez F, Bartels SJ. Variation in the prevalence of sarcopenia and sarcopenic obesity in older adults associated with different research definitions: dual-energy X-ray absorptiometry data from the National Health and Nutrition Examination Survey 1999–2004. J Am Geriatr Soc. 2013;61(6):974–80.

Bauer J, et al. Evidence-based recommendations for optimal dietary protein intake in older people: a position paper from the PROT-AGE Study Group. J Am Med Dir Assoc. 2013;14(8):542–59.

Booth FW, Roberts CK, Laye MJ. Lack of exercise is a major cause of chronic diseases. Compr Physiol. 2012;2:1143–211.

Boult C, Wieland GD. Comprehensive primary care for older patients with multiple chronic conditions: "Nobody rushes you through". JAMA. 2010;304(17):1936–43.

Campbell F, et al. A systematic review and economic evaluation of exercise referral schemes in primary care: a short report. Health Technol Assess. 2015;19(60):1–110.

Chen CY, et al. Health care outcomes and advance care planning in older adults who receive home-based palliative care: a pilot cohort study. J Palliat Med. 2015;18(1):38–44.

Chodzko-Zajko WJ, Proctor DN, Fiatarone Singh MA, et al. American College of Sports Medicine position stand. Exercise and physical activity for older adults. Med Sci Sports Exerc. 2009;41:1510–30.

Dans LF, Silvestre MA, Dans AL. Trade-off between benefit and harm is crucial in health screening recommendations. Part I: General principles. J Clin Epidemiol. 2011;64(3):231–9.

Dockter L, Simpson DA. "Preventative Medicine Guidelines for the Geriatric Population," Marquette Elder's Advisor. Article. 2002;3(3):8.

Gallus S, Lugo A, Murisic B, Bosetti C, Boffetta P, La Vecchia C. Overweight and obesity in 16 European countries. Eur J Nutr. 2015;54(5):679–89.

Glasgow R, Klesges LM, Dzewaltowski DA, Estabrooks PA, Vogt TM. Evaluating the impact of health promotion programs: using the RE-AIM framework to form summary measures for decision making involving complex issues. Health Educ Res. 2006;**21**(5):688–94.

Glasgow R, Vogt TM, Boles SM. Evaluating the public health impact of health promotion interventions: the RE-AIM framework. Am J Public Health. 1999;**89**(9):1322–7.

Goldberg TH, Chavin SI. Preventive medicine and screening in older adults. J Am Geriatr Soc. 1997;45(3):344–54.

Gomez-Cabello A, Pedrero-Chamizo R, Olivares PR Luzardo L, Juez-Bengoechea A, Mata E, Albers U, Aznar S, Villa G, Espino L, Gusi N, Gonzalez-Gross M, Casajus JA, Ara I. Prevalence of overweight and obesity in non-institutionalized people aged 65 or over from Spain: the elderly EXERNET multi-centre study. Obes Rev. 2011;12(8):583–92.

Gozalo PL, Pop-Vicas A, Feng Z, Gravenstein S, Mor V. Effect of influenza on functional decline. J Am Geriatr Soc. 2012;60(7):1260–7.

Hagger MS, Luszczynska A. Implementation intention and action planning interventions in health contexts: state of the research and proposals for the way forward. Appl Psychol Health Well Being. 2014;6(1):1–47.

Hamza SA, Mousa SM, Taha SE, Adel LA, Samaha HE, Hussein DA. Immune response of 23-valent pneumococcal polysaccharide vaccinated elderly and its relation to frailty indices, nutritional status, and serum zinc levels. Geriatr Gerontol Int. 2012;12(2):223–9.

Kaiser MJ, Bauer JM, Ramsch C, Uter W, Guigoz Y, Cederholm T, Thomas DR, Anthony P, Charlton KE, Maggio M, Tsai AC, Grathwohl D, Vellas B, Sieber CC. Validation of the Mini Nutritional Assessment short-form (MNA-SF): a practical tool for identification of nutritional status. J Nutr Health Aging. 2009;13(9):782–8.

Kaiser MJ, Bauer JM, Rämsch C, Uter W, Guigoz Y, Cederholm T, Thomas DR, Anthony PS, Charlton KE, Maggio M, Tsai AC, Vellas B, Sieber CC. Frequency of malnutrition in older adults: a multinational perspective using the mini nutritional assessment. J Am Geriatr Soc. 2010;58(9):1734–8.

Kiesswetter E, Sieber CC, Volkert D. Nutritional situation of older adults living in German speaking countries. Aktuel Ernahrungsmed. 2016;41(6):362–9.

Kondrup J, Allison SP, Elia M, Vellas B, Plauth M. ESPEN guidelines for nutrition screening 2002. Clin Nutr. 2003a;22(4):415–21.

Kondrup J, Rasmussen HH, Hamberg O, Stanga Z. Nutritional risk screening (NRS 2002): a new method based on an analysis of controlled clinical trials. Clin Nutr. 2003b;22(3):321–36.

McDermott AY, Mernitz H. Exercise and older patients: prescribing guidelines. Am Fam Physician. 2006;74:437–44.

Meijers JM, Schols JM, van Bokhorst-de van der Schueren MA, Dassen T, Janssen MA, Halfens RJ. Malnutrition prevalence in The Netherlands: results of the annual dutch national prevalence measurement of care problems. Br J Nutr. 2009;101(3):417–23.

Michel JP, Gusmano M, Blank PR, Philp I. Vaccination and healthy ageing: how to make life-course vaccination a successful public health strategy. Eur Geriatr Med. 2010;1(3):155–65.

Mullikin M, Tan L, Jansen JP, Van Ranst M, Farkas N, Petri E. A novel dynamic model for health economic analysis of influenza vaccination in the elderly. Infect Dis Ther. 2015;4:459–87.

Nutbeam D. Health literacy as a public health goal: a challenge for contemporary health education and communication strategies into the 21st century. Health Promot Int. 2000;15(3):259–67.

Pedersen BK, Saltin B. Exercise as medicine - evidence for prescribing exercise as therapy in 26 different chronic diseases. Scand J Med Sci Sports. 2015;25(Suppl. 3):1–72.

Prevention for a Healthier America: investments in disease prevention yield significant savings, stronger communities. Washington, DC: Trust for America's Health. http://healthyamericans.org/reports/prevention08/. Access 15 Feb 2017

Pomrehn PR, et al. Prevention for the 21st century: setting the context through undergraduate medical education. Acad Med. 2000;75(7 Suppl):S5–13.

Samitz G, Egger M, Zwahlen M. Domains of physical activity and all-cause mortality: systematic review and dose-response meta-analysis of cohort studies. Int J Epidemiol. 2011;40:1382–400.

Senchina DS, Kohut ML. Immunological outcomes of exercise in older adults. Clin Interv Aging. 2007;2:3–16.

Stucki G, Cieza A, Melvin J. The International Classification of Functioning, Disability and Health: a unifying model for the conceptual description of physical and rehabilitation medicine. J Rehabil Med. 2007;39(4):279–85.

Veronese N, Cereda E, Solmi M, et al. Inverse relationship between body mass index and mortality in older nursing home residents: a meta-analysis of 19,538 elderly subjects. Obes Rev. 2015;16(11):1001–15.

Thomas S, Mackintosh S, Halbert J. Does the 'Otago exercise programme' reduce mortality and falls in older adults? A systematic review and meta-analysis. Age Ageing. 2010;39:681–7.

Vogler CM, Menant JC, Sherrington C, et al. Evidence of detraining after 12-week home-based exercise programs designed to reduce fall-risk factors in older people recently discharged from hospital. Arch Phys Med Rehabil. 2012;93:1685–91.

Volkert D. Practical guideline for nutritional care in geriatric institutions. Z Gerontol Geriatr. 2009;42(2):77–87.

Vokert D, et al. [Mangelernährung], In: Pantel et al., editors. [Praxishandbuch der Altersmedizin] Kohlhammer GmbH Stuttgart. 2014; S217–41.

Welte T, Torres A, Nathwani D. Clinical and economic burden of community-acquired pneumonia among adults in Europe. Thorax. 2012;67(1):71–9.

WHO, International Classification of Functioning, Disability and Health. 2001 (resolution WHA 54.21).

WHO. Global recommendations on physical activity for health. Geneva: World Health Organization; 2010. p. 58.

White KL. Prevention as a national health goal. Prev Med. 1975;4(3):247–51.

Winter JE, MacInnis RJ, Wattanapenpaiboon N, Nowson CA. BMI and all-cause mortality in older adults: a meta-analysis. Am J Clin Nutr. 2014;99(4):875–90.

Yao X, Hamilton RG, Weng NP, Xue QL, Bream JH, Li H, et al. Frailty is associated with impairment of vaccine-induced antibody response and increase in post-vaccination influenza infection in community-dwelling older adults. Vaccine. 2011;29(31):5015–21.

沟通与评估　第 25 章

Marjolein H.J. van de Pol, Marianne B. van Iersel

摘　要

老年人形成了一个非常多样化的群体,他们喜欢的沟通方式存在很大的差异。尊重老年人(包括他们的选择和自主权)是以人为本的沟通的基本态度。沟通往往始于病史采集,这在很大程度上取决于患者的特点和采集病史的情况。讨论患者的目标和愿望是病史采集和评估中不可分割的一部分,并形成以人为本的沟通的基础。

学习目标

完成本章学习,读者将能够:

- 应用以人为本的沟通方式谈论与年龄相关的问题;
- 了解老年人应给予额外关注的沟通要素;
- 通过老年人采集病史并考虑与年龄相关的特定问题;
- 与老年人讨论个人价值观和生活目标。

25.1 引言和背景

每个人都是独特的,并且随着年龄的不同,在所患疾病种数、身体功能和幸福感方面都有所不同。因此,老年人形成了一个非常多样化的群体,他们喜欢的沟通方式也存在很大的差异。大多数老年人至少存在一种慢性疾病,这部分解释了老年人到门诊就诊量几乎成倍增长的原因。所有患者都想要一位能倾听他们诉说的医生;然而,期望和成见往往会影响老年人和医疗保健人员之间的沟通。

医疗人员倾向于在老年患者身上花费更少的时间,并且起到更权威的作用,而常常不能解决重要的社会心理和预防问题。老年人的沟通意愿差异很大;不过,大多数老年人还是希望自己做主、参与决策过程、参与社会活动,即使由于复杂性沟通需要更多时间也希望得到尊重。

正常的增龄过程也会干扰沟通,例如视觉和听力障碍。另一方面,语言能力和语言理解力的保持以及词汇量、经历和受教育所得的知识则可能随着年龄增长而提高。

25.2 有效的沟通

由于与相关的变化和疾病,与老年人进行有效的沟通需要在共性方面加以注意(美国,TGSO,2012),见表25.1。重点是态度、听觉和时间/认知处理速度。尊重老年人,他们的选择和自主性是以人为本的沟通的基本态度。

对于老龄相关的成见可能影响老年人和专业人士的沟通。专业人士可能会将可治疗的症状误作为增龄性不可避免的一部分。沟通有助于鼓励老年人表达他们的担忧,并让他们知道你希望他们的提问和参与。避免使用"老年人说",这可能让老年人感到不被尊重和无力感而引发实质性身体健康后果,相似的还有,如反复询问一位老年人是否仍然能够驾驶、骑自行车、购物等。避免这些询问可有助于进行开诚布公的对话。当患者开始讲话时,注意积极仔细倾听。保持目光接触,认真反馈,表现出你确实在倾听。许多老年人对自己的老龄化过程感到焦虑、不确定和沮丧。真正在意他们的感受并关注他的情绪变化可能会减少他们的痛苦。

成功的沟通需要相互理解信息。老年人可能不愿意结束对话,尤其是在与健康专家交谈时,因此验证对内容的理解是必不可少的。一种验证理解的方法是让老年人用自己的话复述给定的信息。

年龄相关的听力丧失和视力问题很常见,会影响信息传递(另见第18章)。在听力下降的老年人中,你应该以正常的语气慢慢地说话,并面对该患者,允许进行唇读。避免处于大音量背景噪声的环境中。验证你的信息是否被听到和理解。有视力障碍的老年人可能会认出你的声音,但较少意识到非语言的沟通,如面部表情和手势。要检查眼镜是否适用。

即便认知功能的许多方面可能良好,但认知能力老化确实会影响短期记忆,因此信息处理时间也会增加(另见第7章)。长而复杂的句子考验记忆力,因此,建议一组信息用不同的短句分别表达其中的意思,并使用图片和图表等视觉辅助材料来帮助解释清楚你要表达的重点。请注意,情绪化信息、坏消息或预后会影响记忆信息的能力。有时一位老年人想出一个词或者做出一个回答需要花费较长时间,应给出时间允许其沉默和思考。

25.3 采集病史和评估

在医疗活动中,沟通往往始于采集病史、发病的原因、特殊既往史以及医疗和家族史。尤其患者是老年人时,应包括社会环境和生活方式的信息。涉及特定的与年龄相关的问题,病史采集和评估可能会很复杂。

表 25.1　与老年人沟通的一般原则和建议

改善互动的一般技巧	
• 介绍自己和流程	
• 了解有成见的倾向；避免有年龄歧视的假设	
• 避免用“老人说”等言语及反复确认相同问题	
• 和老年人一起坐下沟通，避免匆忙	
• 真诚倾听并避免打断老年人谈话；同时要观察	
• 表达同理心	
• 尽量避免用专业术语	
• 让老年人参与对话，避免只与他们的家属或照护人讨论	
• 验证听者的理解	
• 与非西方老年人沟通时，注意地域文化特点，慎用幽默和直接沟通方式	
改善面对面沟通的一般技巧	
• 监控和控制非言语行为	
• 背景噪声最小化	
• 面对老年人，允许唇读	
• 使用直接、具体的语言，特别是在提供重要信息时	
• 一句话中避免涵盖两个或更多的问题	
• 使用视觉辅助工具，如图片和图表	
• 问一些开放式问题	
针对具有特殊障碍的老年人的沟通提示	
听力障碍	检查助听器是否开启并正确佩戴
	不要提高你的音量，但要用较高的音调，平静、大声和清晰地说短句
	与老年人面对面表达，允许进行唇读
	考虑用麦克风和扬声器
视力障碍	提供阅读眼镜
认知障碍	需要额外时间以确保接触和取得信任
	确保有同伴或非正式照护者帮助
	避免说话太慢
	简化语句
	根据谈话目的提出不同类型的问题
	使用逐字重复和释义来帮助理解

这在很大程度上取决于患者的特点和获得病史的情况。一个完整的老年病评估可能需要约 1.5h，这对老年患者来说可能太累了。因此，要确保患者有一个舒适的座位，此外，在会谈之前收集初步数据可能会有所帮助（患者或家人可以在家中完成的既往病历记录或表格）（另见第 26 章）。

25.3.1 规范化病史采集

在老年患者中,发病的原因常常是一个复杂的问题,如精力不旺盛或疲倦,表现可能是不典型和模糊的(另见第 5 章)。询问患者目前的担忧并给予他们充分的时间来表达这些担忧可能有助于解决问题。老年人经常服用不同医生开的多种药物(包括非处方药)。询问患者当前的用药状况,这可能花费一些时间,但可能得到宝贵的信息。个体之间的功能水平差异很大,功能状态会影响患者对何种用药或治疗方式更适合的评判。工具性日常生活活动(ADL)的突然变化对于显现的新问题是有价值的诊断提示(Robinson 等,2006)。

生活史或个人史在提供长期护理时是宝贵的资料。了解患者的生活提供了其与他人之间的关系,对压力的反应以及对增龄和死亡的态度。此外,有关患者社会状况的信息至关重要。有关生活安排、安全、营养、习惯、教育和财务状况的基本信息能够为这位特定患者提供现实的干预措施。如果患者不能表达自己的情况,也不清楚自己的问题,或者倾向于淡化或夸大问题(表 25.2),那么可以由家庭成员或非正式照护者提供有价值的补充信息。

表 25.2 执行和规范病史的建议

	举例
• 应用与老年人沟通的总则和建议	见表 25.1
• 引出当前关注问题	你最烦恼的是什么
• 提供充分时间来表达关注	
• 探索并鼓励提问	还有其他问题吗 鼓励患者带来记录自己关注的事情和问题的清单
• 询问用药	要求患者携带所有在用的药物(处方和非处方)
• 询问功能状态	例如洗澡、穿衣、烹饪、购物、理财
• 考虑生活史/个人史	了解患者的生活:人际关系,对家庭成员的看法,对压力的典型反应,对增龄、疾病和死亡的态度
• 掌握社会经历	生活安排、使用的交通手段、安全、营养、药物和饮酒的情况、特有的日常活动、教育、(以前的)工作、经济状况、社会关系和幸福感
• 涉及非正式照护者的家人(其他人的记忆)	调查是否存在淡化或隐瞒 调查日常生活和功能状态的变化
• 明确目标和愿望	
• 通过寻找有关文化信仰和价值观的信息来制订护理内容	
• 让老年人参与共享决策	

25.4 特殊的沟通情况

25.4.1 与老年痴呆患者谈话

患有认知功能障碍或痴呆的老年人保留着处理沟通语气的能力。通过坐在患者面前并保持目光接触可以得到他的注意力。要用柔和的语气说话,语速自然。不要故意放慢语速,这会导致声音单调。使用简单直接的语言,并明确说明是谈话而不是测试,是为了获得信息来帮助患者。如果可能的话,在患者熟悉的房间里见面,并考虑让一位家人在场协助(另见第 7 章)。

25.4.2 家人和非正式照护者

家人和非正式照护者在老年人的生活中发挥着重要作用,可能是重要的"信息人",可以帮助传递信息。在许多情况下,家人和非正式的照护者可以对老人提供帮助,如果老年人在谈话期间想让他们陪伴,就让他们一直陪着老人检查。当有同伴在场时,要试着同时面对两个人处理问题,要先向老年人提出问题,然后在必要时请同伴补充。

有时,家人或非正式照护者被指定为医疗保健经济人或代理人,并且有权做出关于被照护者的医疗决定,而这往往会导致这个人的压力和焦虑,必须强调,这个代理人应该表达出被照护者在这种特殊情况下认为重要的事情,而不是代理人的愿望。

25.4.3 谈论敏感问题

许多老年人回避与其健康专职人员讨论诸如驾驶、尿失禁、性行为和安全等敏感问题。处理记忆丧失或抑郁症等问题对健康专职人员来说是一项挑战, 介入敏感问题的技巧是引入一个敏感的话题, 并采用常见的关注方式:"许多跟你同龄的老年人有过……的体验"或"某些人服用这种药物后感至不适。"另一种提出敏感话题的技巧是将信息手册放在诊室的一个明显的地方。

许多老年人有"生前预嘱";但是,这通常不会与健康专职人员讨论。而对于许多患者来说,他们的健康专职人员提出预先指示或"生前预嘱"的话题是一种解脱。你可以通过使用共同关注的方法开始这个对话,讨论为他们的未来制订计划的重要性。

25.4.4 文化多样性

人们受文化的约束,每种文化都有自己的方式来处理人际关系、自然、生命和死亡。因此,不同文化背景的人对标准的西方医疗保健可能有不同的看法。虽然你不能成为每种文化的专家,但对一般差异的敏感可对工作有所帮助。每种文化都有自己的肢体语言规则,直接的目光接触有时被认为是不尊重的。在许多文化中,疾病被认为是家庭问题,让家人参与沟通过程是非常重要的。最后要注意,在沟通中使用幽默技巧时要谨慎。尽管幽默可能会缓解紧张，但在一些文化中它很容易被认为是不尊重或失礼的（另见第 3 章）。

25.5 患者目标和愿望

在年轻人中，关于诊断和治疗的意愿和目标的对话通常集中在治愈疾病和延长寿命或生存上，而在老年人中，幸福、保持自立和生活质量变得越来越重要。在进行病史采集和评估时，你应该与老年人讨论什么是对他重要的事情，什么是重要的价值观和动机，以及这个人在短期和长期内有什么目标。这些价值观和目标指导着复杂的决策过程，是共享决策（SDM）的一部分。SDM 是临床医生和患者在面临决策任务时使用最佳可用证据一起沟通的一种方法。SDM 是一个动态的过程，贯穿于整个谈话之中。在持续的谈话中，患者和健康专职人员的观点是相关联的。在理想情况下，SDM 过程被纳入病史采集和评估程序（Marcus-Varwijk 等，2016）。

因此，老年患者往往需要额外的关注才能进行有效沟通，然而，这是值得的，因为它是复杂情况下患者参与和以患者为中心的医护工作的基础（另见第 25 章和第 33 章）。

（于飞 姜民 译）

参考文献

America, T. G. S. o. Communicating with older adults; an evidence based review of what really works. GSA; 2012.

Canada, T. R. C. O. P. A. S. O. CanMEDS competencies, from http://www.royalcollege.ca/portal/page/portal/rc/canmeds.

Marcus-Varwijk AE, et al. Optimising tailored health promotion for older adults: understanding their perspectives on healthy living. Gerontol Geriatr Med. 2016;2:2333721415625293.

Robinson TE 2nd, et al. Improving communication with older patients: tips from the literature. Fam Pract Manag. 2006;13(8):73–8.

第 6 部分

老年医学方法学工具

第 26 章 老年综合评估:目标导向,以患者为中心的治疗

Alberto Pilotto, Maria Cristina Polidori

摘 要

老年综合评估(CGA)可供健康专职人员使用已有 30 余年,它可以被视为老年医学的基石。CGA 可评估身体健康,同时强调老年人的其他重要方面,包括功能状态、心理健康和社会环境参数。如能恰当使用,CGA 可改善诊断、预防老年综合征、改善预后、提高出院后在家中居住的机会。此外,基于 CGA 的预测工具可以给出老年受试者预后和预期寿命的信息,因此,CGA 可以帮助医生和健康专职人员决定老年受试者的临床诊断和治疗程序。本章强调 CGA 的规范以及在不同状态中的成功实施。

学习目标

完成本章学习,读者将能够:

- 定义 CGA;
- 描述 CGA 的核心和附加的可测量指标;
- 描述 CGA 每个专项的常规评估;
- 认识 CGA 作为老年医学的诊断和治疗工具的作用。

26.1 引言和背景

CGA 是基于早期英国老年医学专家们开创的方法的多方面诊断流程,在 20 世纪 30 年

代,他们观察到功能受损的老年患者长期行为受限的概率很高,从功能、社交和心理角度评估不足。因此,针对老年人群启动并改进了一种方法,不仅评估医疗方面,还评估心理状态和功能,用以确立临床优先级和所需内容。塞普尔韦达老年评估单元(Sepulveda Geriatric Evaluation Unit)里的一个跨学科团队在最初规范的实施中,显示CGA的应用使老年易损患者的预后有了很大改善,包括增加生存率、改善功能和减少入住护理机构的可能性(Rubenstein 等,1984)。最近的荟萃分析和系统综述都证实了CGA在治疗方面的重要性(Ellis 等,2011;Pilotto 等,2017),对克服其应用障碍给予了有力支持(Gladman 等,2016)。然而,在其规范的定义和描述数年之后,CGA却仍以各种形式在很多国家及诊查设定中使用;因而低估了其揭示增龄异质性的非常个体化的临床表现的能力及其有利于良性预后的能力。本章的目的在于使读者容易理解CGA并掌握其适用范围,将其作为老年医学方法学的基石,老年医学的健康从业人员,在流行病学转型的第三阶段,应致力于为老年人提供充分治疗的长远需求。

26.1.1 了解CGA的相关术语

目标导向治疗

它是以患者为中心的,注重患者意愿、健康预期寿命、预后和有技术含量的临床决策。这一工具(CGA)实现了目标为导向的、以患者为中心的治疗,是老年医学的基石。

评估和筛查

剑桥词典将评估定义为判断或决定某事物的数量、价值、质量或重要性的行为或所做出的判断或决定,又将筛查定义为一种用以发现某个体是否存在问题的测试或检查。

从老年医学方面来解释这两种描述,老年筛查的目的是以最快捷的可行方式定性识别对典型的高龄患者能够显著影响疾病预后和(或)治疗的情况,特别是较忽视了筛查而言。这些情况中已被认可的有多重用药、轻度认知障碍、头晕、脱水、营养不良、吞咽困难、感觉障碍和足部异常。筛选工具主要以是或否作答,因此,由于年龄相关变化的复杂性以及患者与医生沟通速度的减慢,筛查往往无法确定年长患者的真实需求。由于受试者有提高表现力的特点,老年病筛查通常倾向于在老年病专家不在场的状态下进行,例如在全科医生和家庭医生的门诊部或医院的急诊室。筛查有基础工具(如ISAR,识别高危老年人)(McCusker 等,1999)和扩展工具(如Lachs筛查)(Lachs 等,1990)。最近对多种筛查工具进行一项系统综述,对其中三种筛查工具进行的荟萃分析提示,由于缺乏准确性和可靠性,用这几种工具对急诊科老年人进行分类的能力有限(Carpenter 等,2015);尽管有这个限制,作者建议在等待该专题的更多研究过程中应继续使用一些常见的筛查工具。

老年评估

这是一种工具，旨在定量评估特定老年人的 CGA 内所含的分项（步态、日常功能、多重疾病、认知、同居状态、多重用药等）（见“CGA”部分，身体、心理、社会和功能）。

老年人评估工具（如筛查工具）也有很大差异，在一些欧洲国家以其基本形式作为 DRG 的一部分使用，直至用于老年评估和管理单元（GEMU）的更全面形式（Rubenstein 等，1984）或使用数学算法可以推测预后的工具（Pilotto 等，2008）。由于缺乏表明筛查工具能够有效识别急诊科的易损老年人的证据（Carpenter 等，2015），目前人们非常关注如何使用评估工具对非专科老年人处置的可行性的复杂程度给出可靠的评估。充分实施 CGA 项目以获得更好的诊治尚存在若干障碍（Gladman 等，2016），其中最重要的可能是缺乏老年医学专家，但是创新政策的制定、欧盟的一些行动和针对具体国家的措施都着力于克服这些困难。

多维度

传统的临床方法通常表达出在水平上是单一方面的“器官”及其相关生理学、病理生理学机制、诊断和治疗，与其相反，老年病学方法被定义为多维度方式，因为它强调医学诊断要涵盖患者的心理、功能和社会经济地位等多方面。出于这个原因，标准的老年病检查被称为 CGA，是一种评估而不是筛查，本身就是多维度的（即全面的）。多维度方法反映了考虑多因素性和综合征特征的需要，这反过来又与老龄化过程本质特征的个性和异质性有关（另见第 3 章）。多维度方法显示出被各个年龄段的患者和照护者广泛接受；在患者高龄阶段，这个多维度方法不仅受到患者和照护者的欢迎，而且从医学观点来看也是强制执行的，因为疾病的治愈是有挑战性的，照护必须个体化，对治疗和康复方法的反应在很大程度上取决于功能独立性和社会支持。此外，老年人住院和再住院的原因通常与主要诊断无关。CGA 会评估欧盟规划确定的并将其作为关注目标的有关幸福的所有决定因素，包括健康、教育、婚姻状况、生活安置以及个人财务状况。

26.2　CGA 定义

- CGA 是一个多方面、跨学科的诊断过程，用于确定体弱老年人的医疗、心理和功能状况，以便制订配套的综合治疗和长期随访计划（图 26.1）。

CGA：整合标准医疗诊断评估。

但 CGA 强调：

- 生活质量、预后和功能状态；
- 社会资源；

- 心理行为状况。

CGA 特征如下：

- 有跨学科团队(另见第 27 章关于老年医学团队的内容)；
- 使用多种标准化工具来评估患者功能、损害和社会支持等方面状况。

身体衰弱的老年受试者要涉及更广泛的 CGA 内容，即具有失稳、失能或功能受损或两者兼有的风险的受试者。CGA 结果显示对于确定的老年病患者、围术期老年患者以及患有癌症、器官衰竭和认知功能障碍的老年患者(图 26.2)(另见第 7 章)有特别的益处。

CGA 识别老年病综合征、不良预后的风险，因而患者会从根据他们的特点(另见第 3章)、复杂性(另见第 6 章)以及优先级(另见第 5 章)给予的老年学照护中受益。它为改善诊断准确性、功能和生活质量提供了支持(表 26.1)。

- 规范的 CGA 的最终目标是减少使用不必要的服务，最终实现综合诊疗路径。

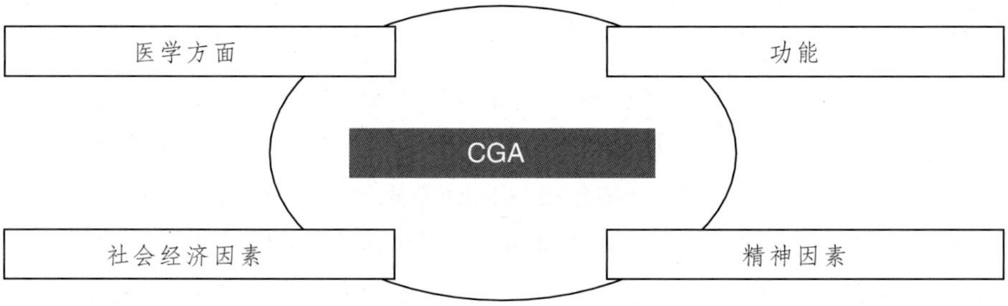

图 26.1 CGA 简明图。

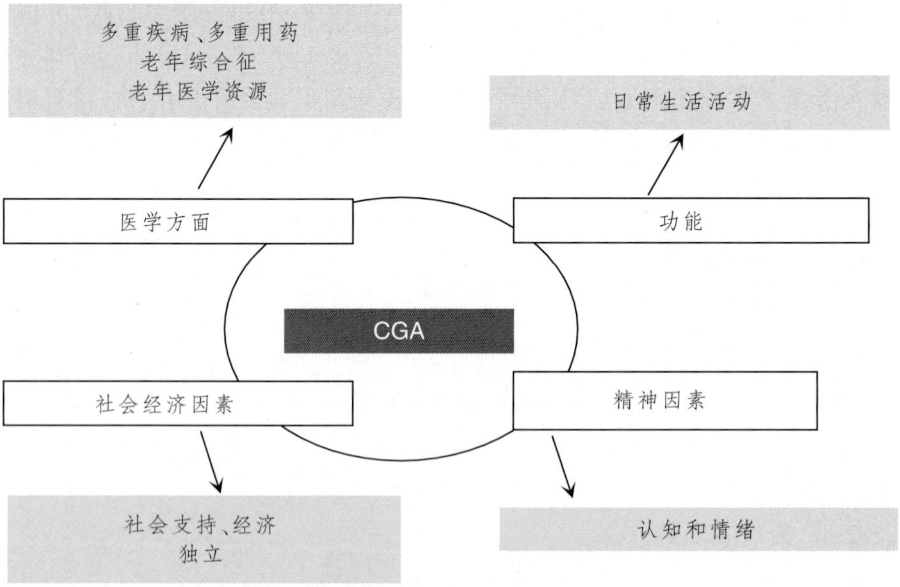

图 26.2 CGA 涉及的内容。

• 能显示 CGA 有效的医疗场所是医院、长期护理机构、社区和门诊诊所（另见第 7 部分）。

• CGA 的跨学科特征保证了要聘用由医务人员组成的多学科团队，他们使用经过验证的老年医学量表来确定各个方面的需求和资源，建立个性化的老年人干预计划。

26.3　在不同的场所和临床条件下的 CGA

在特定场所（医院、长期护理机构和社区）以及特定临床情况（骨折、手术方式的准备和

表 26.1　评估老年人：CGA 的方法和评估内容。表中提及的所有方面都在相应章节中进行了详细介绍

各个方面（以黑体显示 CGA 的 4 个内容范围）	筛查示例	如果筛查结果阳性，评估示例	老年医学团队的专业知识和意见
身体方面			
疾病	认识得到	多重疾病量表，例如 CIRS*	老年病医生；需要时提供专家意见；为了采集病史，家庭成员和照护者至关重要 * 累积疾病评定量表
	药物种类和适应证	完成包括评估协同用药的检查	老年病医生、专业护士和药剂师、计算机化的药物相互作用清单；家庭成员和照护者对正确收集用药史至关重要
	你在过去的几个月中是否有过体重下降，但不是主动尝试的 *BMI	MNA*，简表或完整的	老年病医生，专业护士和营养师；* 简易营养评估；* 体重指数。家庭和照护者对养成营养习惯至关重要
牙列	体格检查；使用义齿？用义齿有不适感或痛苦吗	检查义齿是否合适	如果需要，老年病医生、专业护士和牙医提供意见
吞咽困难	有吞咽问题吗	Daniels 测试 *	如果需要，老年病医生、专业护士和牙科医生、护理专家共同管理；* 确认是否有过脑卒中
听力	*Whisper 测试；使用助听器	W-A audioscope @40dB（如果无法听到 1000Hz 或 2000Hz 音频，则失败）；HHIE*	如果需要，老年病医生、专业护士和听力学家提供意见 * 老年人听力障碍清单。家庭成员和照护者对收集感觉障碍信息至关重要

（待续）

表 26.1(续)

各个方面(以黑体显示CGA的4个内容范围)	筛查示例	如果筛查结果阳性,评估示例	老年医学团队的专业知识和意见
视力	由于视力问题而难于驾驶、看电视、阅读、日常活动,甚至戴眼镜也无法解决	Snellen 视力表 (远视力)* 和 *Jaeger 图表(近视力)*	需要老年病医生、专业护士和配镜师 如果怀疑其他与年龄有关的眼部问题(黄斑变性、白内障、视网膜病变、过度流泪、干眼症等),则需要眼科医生。家庭成员和照护者对收集视觉障碍信息至关重要
疼痛	你感觉哪里痛吗?检查无法沟通的患者的疼痛体征	慢性疼痛评分	如果需要,老年病医生、专业护士和麻醉医师提供意见;有很多量表可用,专家应该针对病例决定测试方法
骨质疏松	病史	DXA 评估	应有老年病医生、整形外科医生
失禁	作为 *ADL 的一部分问题,Lachs 筛查,Barthel 指数	如果筛查结果为阳性,可识别可逆的病因(DRIP*)	应在老年病医生,根据病因配备有泌尿科专家和其他专家的专业护士;* 谵妄、行动受限、感染和炎症、心因性多尿
压疮	不动综合征患者的意识或皮肤瘙痒;检查无法沟通的患者的疼痛体征	ESS*,Norton 量表 *,Braden 量表 *	应有老年病医生和专业护士、皮肤科医生、伤口处理师。*Exton Smith 量表。许多压疮量表可用于预防目的
精神方面			
认知	诊所,主观记忆障碍问题;3 项立即和延迟记忆	国际诊断标准,SPMSQ*,画钟试验 *,MMSE*,MoCA*, CAM*,4AT*	如果需要,应有老年神经科医生和精神科医生;必要时采用运动疗法和言语治疗;* 简短的心理状态问卷,简易精神状态检查,蒙特利尔认知评估,意识混乱评估方法,谵妄和认知障碍评估测试
情感	你是否经常感到痛苦或沮丧? GDS*	MADRS* CDSS*	如果需要,应有老年神经和精神病学专家;* 老年抑郁量表;* 蒙哥马利和阿斯伯格抑郁量表;* 用于抑郁症的康奈尔痴呆量表
精神状态			如果需要,老年病医生要根据病情的严重程度提供精神顾问
行为	你是否经常感到激动	NPI*	老年病医生和专业护士;* 神经精神清单;NPI 用于痴呆

(待续)

表 26.1(续)

各个方面(以黑体显示 CGA 的 4 个内容范围)	筛查示例	如果筛查结果阳性，评估示例	老年医学团队的专业知识和意见
功能方面			
基本和辅助工具活动	是否有洗澡、穿衣、如厕、移动、失禁、喂食困难	ADL*，IADL*，巴塞尔量表*，握力测试*	如果需要，应有老年病医生和专业护士与物理治疗师；社会工作者、言语治疗师、牙医、营养师、泌尿科医生、肠胃科医生、肾病专家；* 日常生活活动，工具辅助的日常生活活动
平衡和步态，肌少症，衰弱	你经常头晕吗？你过去一年跌倒过吗？营养筛查，衰弱筛检	TUG* 和 Tinetti* 测试，5 次坐立测试，卧位-直立测试，营养评估，衰弱评估	如果需要，应有老年物理治疗师、神经病学家、心脏病专家、药剂师、足病和整形外科医生；* 计时行走测试
社会环境方面			
社会地位	你跟谁一起外出	对医疗保健和社会支持做广泛社会评估	老年病社会工作者和病例管理者
财务状况	你在经济上独立吗		社会工作者和病例管理者
居住状况	你住在公寓里吗？哪一层，有没有电梯		社会工作者
护理喜好			
高级护理计划	你有没有考虑自己护理上的偏好		老年医生团队和照护者：护理目标，共享决策

(待续)

* 按字母顺序和各自的参考文献进行测试：

- 4AT. 4AT：rapid assessment for delirium；2011. www.the4at.com.
- ADL. Katz S，Ford AB，Moskowitz RW，Jackson BA，Jaffe MW. Studies of illness in the aged. The index of ADL：a standardized measure of biological and psychological function. JAMA. 1963；185：914–919.
- Barthel Index. Mahoney FI，Barthel DW. Functional evaluation：the Barthel Index. Md State Med J. 1965；14：61–65.
- Braden Scale. Braden scale for preventing pressure sore risk. Prevention Plus. 2001. http://www.bradenscale.com/bradenscale.htm.
- CAM. Inouye，S.，van Dyck，C.，Alessi，C.，Balkin，S.，Siegal，A. & Horwitz，R. Clarifying confusion：the confusion assessment method. Ann Intern Med. 1990；113(12)：941–948.
- CIRS. Conwell Y，Forbes NT，Cox C，Caine ED. Validation of a measure of physical illness burden at autopsy：the Cumulative Illness Rating Scale. J Am Geriatr Soc. 1993；41：38–41.

表 26.1(续)

- Daniels Test. Daniels SK,McAdam CP,Brailey K,Foundas AI. Clinical assessment of swallowing and prediction of dysphagia severity. Am J Speech Lang Pathol. 1997;(6):17-24.
- ESS. Bliss MR,McLaren R,Exton-Smith AN. Mattresses for preventing pressure sores in geriatric patients. Mon Bull Minist Health Public Health Lab Serv. 1966.
- GDS. Yesavage JA,Brink TL,Rose TL,Lum O,Huang V,Adey MB,Leirer VO. Development and validation of a geriatric depression screening scale:a preliminary report. J Psychiatr Res. 1983;17:37-49.
- HHIE. Ventry IM,Weinstein BE. The hearing handicap inventory for the older persons:a new tool. Ear Hear. 1982;3(3):128-134.
- IADL. Lawton MP,Brody EM. Assessment of older people:self-maintaining and instrumental activities of daily living. Gerontologist. 1969;9:179-186.
- Jaeger's chart. Schrift-Scalen. In:Jaeger V,editor. Wien;I874. Fünfte Auflage.
- MMSE. Folstein MF,Folstein SE,McHugh PR. "Mini-mental state". A practical method for grading the cognitive state of patients for the clinician. J Psychiatr Res. 1975;12(3):189-198.
- MNA. Vellas B. The Mini Nutritional Assessment (MNA)and its use in grading the nutritional state of older persons patients. Nutrition. 1999;15:116-122.
- MoCA. Nasreddine ZS,Phillips NA,Bedirian V,Charbonneau S,Whitehead V,Collin I,Cummings JL,Chertkow H. *The Montreal Cognitive Assessment,MoCA:a brief screening tool for mild cognitive impairment.* J Am Geriatr Soc. 2005;53(4):695-699.
- Norton scale. Norton D. Geriatric nursing problems. Int Nurs Rev. 1962;9:39-41.
- NPI. Cummings JL,Mega M,Gray K,Rosenberg-Thompson S,Carusi DA,Gornbein J. The neuropsychiatric inventory:comprehensive assessment of psychopathology in dementia. Neurology. 1994;44(12):2308-2314.
- Snellen chart. H. Snellen,Probebuchstaben zur Bestimmung der Sehscharfe,Utrecht;1862.
- Wisper Test. Swan IR,Browning GG. The whispered voice as a screening test for hearing impairment. J R Coll Gen Pract. 1985;35(273):197.

注:BMI,体重指数;CAM,混乱评估方法;CDSS,卡尔加里(Calgary)精神分裂症的抑郁量表;CIRS,累计发病率量表;DRG,相应组的诊断;DXA,双能X线吸收测量法;GDS,老年抑郁筛查量表;MMSE1,简易精神状态检查;QUADAS,诊断准确性研究的质量评估;RCT,随机对照试验;TUG,计时行走试验。

癌症状态)应用CGA的有效性有很强的证据。大型荟萃分析显示,CGA在医院中应用也有如下益处:

- 死亡率降低至39%;
- 出院后在家增加25%;
- 再住院率降低12%;
- 认知改善的机会增加41%。

在老年患者住院后对其进行老年评估和管理以及作为独立病房的急性护理能使老年患者的功能改善效果始终如一。对住院老年患者咨询服务的效果没有显示出类似的有益结果,并且不鼓励对其推荐(Stuck 等,1993)。最近对超过 10 300 名住院患者进行的 22 项随机对照试验(RCT)的荟萃分析证实,接受 CGA 的患者出院后的出院计划(通常在出院前 2 天开始)更有可能获益,并且在患者家中预定的后续随访结束时也显示相同结果(Ellis 等,2011)。

就老年患者的具体临床情况而言,CGA 项目和老年患者的联合治疗已被证明是有益于降低住院率、远期死亡率、术后并发症、药物治疗不耐受、认知功能障碍和老年骨折患者跌倒(Prestmo 等,2015),手术患者(Partridge 等,2014)和癌症患者也从中受益(Caillet 等,2014;Kalsi 等,2015)。

总之,由于在流行病学转型的第三阶段内,老年人特别是高龄老人的数量迅速增加,老年医学及其主要评估工具 CGA 在 20 世纪迅速出现并且应用范围逐渐扩大。由于未来预计会比现在多出数百万的老年人,健康专职人士、医疗保健提供者和政策制定者的关注重点正在从疾病相关结果转变为以患者为中心的结果,如健康的预期寿命、生活质量和老龄化过程中的幸福感(Rubenstein,2015)。老年人最常受到多重疾病和失能以及老年综合征的影响;高龄患者住院的原因在很大程度上不在于主要器官疾病的诊断,而与功能障碍和不良预后风险增加有关。自 20 世纪初以来,对老年人的多方面评估和 CGA 的规范化形式已被证明是有效的,可改善诊断、改善认知、降低再住院率,尤其还有利于出院后返回家中的状况。虽然需要更多的研究,但是在医院、长期护理机构和社区中充分实施 CGA 项目是强制性的,包括用于失能和老年病综合征相关的遭受疾病和巨大的社会经济负担的患者。

26.4　基于 CGA 的预后评估用于临床决策和确定优先级

尽管急需以健康预期导向的多学科行动和以患者为中心的诊疗,但对单一发病机制、单一疾病、单一治疗影响预期寿命的方法仍然是临床医生和研究人员关注的焦点。在高龄老人疾病中,考虑到疾病的复杂性、预后以及作为病例发生的多种因素,需要针对个体化多学科和多重疾病的用药进行针对性地应用。欧盟呼吁在多重疾病和以患者为中心的医疗领域采取行动,极大地提高了公众对高龄失能患者社会负担的认识。因此,正在进行的项目是针对欧洲老年住院慢性病患者临床决策中预后计算的影响。

26.5　多维度预后指数

多维度预后指数(MPI)是一种基于标准的 CGA,预测生存和其他负面健康预后(住院、行为受限、住院时长)的工具,该指数考虑了 8 个方面的信息,即基础和借助工具的日常生活活动、认知、营养和运动功能、多重疾病、多重用药和同居生活状态(Pilotto 等,2008)。迄今为止,MPI 已被验证并成功应用于住院治疗急性病(如胃肠道出血、心力衰竭、肺炎、短暂性脑缺血发作)或慢性病复发(如慢性肾病、肝硬化、痴呆、癌症)的老年患者。改良版的 MPI 已经得到验证(Pilotto 等,2013),并成功地应用于大量接受 CGA 的社区居住的“衰弱”老年受试者,他们住养老院或需要家庭护理服务,并受痴呆、糖尿病、心房颤动和冠心病(CAD)影响。

此外，基于 CGA 的 MPI 已经在来自欧洲各国、澳大利亚和韩国等不同国家人口基础的健康老年人中得到验证并成功应用，在精准性和可行性方面也表现出优异的结果。

最近的系统综述报道，与其他用于识别衰弱老年患者的工具相比，MPI 显示出最高的有效性、可靠性和可行性（即诊断准确性研究质量评估系统达 14 分最高值）(Warnier 等，2016)，MPI 是 3 种基于 CGA 的预后工具之一，这些工具在临床实践和测量衰弱的研究中都得到了验证(Dent 等，2016)。

最近的 MPI_AGE 项目(www.mpiage.eu)是一个多中心项目，由来自 7 个不同欧洲共同体国家、美国和澳大利亚的 20 多位合作者参加，由欧盟通过 2007—2013 年卫生保健计划共同出资，主要目标是改善对多重疾病老年人使用 MPI 干预的成本效益比(Pilotto 等，2015)。项目主要结果表明：①基于人群的队列中长达 12 年长期随访，MPI 评分与生存时间和住院风险之间存在显著相关性(Angleman 等，2015)；②欧洲的全科医生数据库中常不会记录多维指标；然而，纳入年龄、性别、功能状况和认知功能的 MPI 模型的准确性可以非常有效地预测社区居住老年人的 1 个月和 1 年的死亡率(Sultana 等，2016)；③住院 MPI 是住院死亡率、住院时长(LOS)和长期死亡率的精确预测指标(Volpato 等，2015)。此外，在住院期间，大多数患者的 MPI 评分会发生变化，因此 MPI 可有助于客观监测住院期间急性病患者的临床演进(Volpato 等，2016)。该项目的一个重要目标是评估是否仍缺乏证据的药物治疗和存在争议的风险-效益比对老年受试者(即应用抗痴呆药物、他汀类药物和抗凝血药物)在各阶段由 MPI 评估的死亡风险分层有不同效果。针对痴呆、糖尿病、冠状动脉疾病和心房颤动受试者(MPI_AGE 调查员，Pilotto 等，2015；Pilotto 等，2016）进行的一系列研究证实，MPI 可用于临床决策并且让临床医生有机会根据他们各自的预期寿命资料确定老年受试者最有效的干预措施。

26.5.1 实用注释

MPI 包括以下 CGA 的 8 个方面的 63 项内容。

1.日常生活活动(ADL)：6 项；

2.借助工具日常生活活动(IADL)：8 项；

3.简便的心理状态问卷(SPMSQ)：10 项；

4.简易营养评估(MNA)：18 项；

5.Exton-Smith 量表(ESS)：5 项；

6.累积指数评估量表-合并症指数(CIRS-CI)：14 项；

7.使用的药物数量：1 项；

8.同居状态：1 项。

为了获得指定个体的最终指数，软件以 0~1 累计 MPI 得分，该计算可以容易地通过免费下载的程序来执行（http://www.mpiage.eu/home/about-mpi）或使用 IOS 免费应用程序(iMPI)。

通常，结果分为三个等级：

- 0~0.33，低死亡率风险，MPI 1；
- 0.34~0.66，中度死亡率风险，MPI 2；
- 0.67~1，高死亡率风险，MPI 3；

针对社区居住的老年人开发并验证了 MPI 的改良版（Pilotto 等，2013）。该指数可以通过使用免费程序来计算（http://www.mpiage.eu/home/about-mpi-svama），计分范围还是 0~1。不过，用于对 MPI-SVAMA 排序的节点是不同的并且与时间相关。

对于短期死亡率（1 个月）：

- 0~0.41，低死亡率风险，MPI 1；
- 0.42~0.53，中度死亡率风险，MPI 2；
- 0.54~1，高死亡率风险，MPI 3。

对于长期死亡率（1 年）：

- 0~0.33，低死亡率风险，MPI 1；
- 0.34~0.47，中度死亡率风险，MPI 2；
- 0.48~1，高死亡率风险，MPI 3。

其也可用作 iPhone 和 iPad 的应用程序（可从 App Store 免费下载，iMPI）。这两个应用程序都能够在执行评估后生成 PDF 文件。

（张继红　张惠娟　译）

参考文献

Angleman SB, Santoni G, Pilotto A, et al. Multidimensional prognostic index in association with future mortality and number of hospital days in a population-based sample of older adults: results of the EU funded MPI_AGE project. PLoS One. 2015;10:e0133789.

Caillet P, Laurent M, Bastuji-Garin S, et al. Optimal management of elderly cancer patients: usefulness of the comprehensive geriatric assessment. Clin Interv Aging. 2014;9:1645–60.

Carpenter CR, Shelton E, Fowler S, et al. Risk factors and screening instruments to predict adverse outcomes for undifferentiated older emergency department patients: a systematic review and meta-analysis. Acad Emerg Med. 2015;22:1–21.

Dent E, Kowal P, Hoogendijk EO. Frailty measurement in research and clinical practice: a review. Eur J Intern Med. 2016;31:3–10.

Ellis G, Whitehead MA, Robinson D, et al. Comprehensive geriatric assessment for older adults admitted to hospital: meta-analysis of randomised controlled trials. BMJ. 2011;343:1034–54. https://doi.org/10.1136/bmj.d6553.

Gladman JRF, Conroy SP, Ranhoff AH, Gordon AL. New horizons in the implementation and research of comprehensive geriatric assessment: knowing, doing and the "know-do" gap. Age Ageing. 2016;45:194–200.

Kalsi T, Babic-Illman G, Ross PJ, et al. The impact of comprehensive geriatric assessment interventions on tolerance to chemotherapy in older people. Br J Cancer. 2015;28:1435–44.

Lachs MS, Feinstein AR, Cooney LM Jr, et al. A simple procedure for general screening for functional disability in elderly patients. Ann Intern Med. 1990;112:699–706.

McCusker J, Bellavance F, Cardin S, et al. Detection of older people at increased risk of adverse health outcomes after an emergency visit: the ISAR screening tool. J Am Geriatr Soc. 1999;47:1229–37.

Partridge JS, Harari D, Martin FC, Dhesi JK. The impact of pre-operative comprehensive geriatric assessment on postoperative outcomes in older patients undergoing scheduled surgery: a systematic review. Anaesthesia. 2014;69(Suppl 1):8–16.

Pilotto A, Ferrucci L, Franceschi M, et al. Development and validation of a multidimensional prognostic index for one-year mortality from comprehensive geriatric assessment in hospitalized older patients. Rejuvenation Res. 2008;11:151–61.

Pilotto A, Gallina P, Fontana A, et al. Development and validation of a multidimensional prognostic index for mortality based on a standardized multidimensional assessment schedule (MPI-SVaMA) in community-dwelling older subjects. J Am Med Dir Assoc. 2013;14:287–92.

Pilotto A, Sancarlo D, Polidori MC, et al. The MPI_AGE European Project: using multidimensional prognostic indices (MPI) to improve cost-effectiveness of interventions in multimorbid frail older persons. Background, aim and design. Eur Geriatr Med. 2015a;6:184–8.

Pilotto A, Panza F, Copetti M, et al. Statin treatment and mortality in community-dwelling frail older patients with diabetes mellitus: a retrospective observational study. PLoS One. 2015b;10:e0130946.

Pilotto A, Gallina P, Panza F, et al. Relation of statin use and mortality in community-dwelling frail older patients with coronary artery disease. Am J Cardiol. 2016a;118:1624–30.

Pilotto A, Gallina P, Copetti M, et al. Warfarin treatment and all-cause mortality in community-dwelling older adults with atrial fibrillation: a retrospective observational study. J Am Geriatr Soc. 2016b;64:1416–24.

Pilotto A, Cella A, Pilotto A, et al. Three decades of comprehensive geriatric assessment: evidence coming from different healthcare settings and specific clinical conditions. J Am Med Dir Assoc. 2017;18:192.e1–192.e11.

Prestmo A, Hagen G, Sletvold O, et al. Comprehensive geriatric care for patients with hip fractures: a prospective, randomised, controlled trial. Lancet. 2015;385:1623–33.

Rubenstein LZ. Evolving models of comprehensive geriatric assessment. J Am Med Dir Assoc. 2015;16:446–7.

Rubenstein LZ, Josephson KR, Wieland GD, et al. Effectiveness of a geriatric evaluation unit. A randomized clinical trial. N Engl J Med. 1984;311:1664–70.

Stuck AE, Siu AL, Wieland GD, et al. Comprehensive geriatric assessment: a meta-analysis of controlled trials. Lancet. 1993;342:1032–6.

Stuck AE, Egger M, Hammer A, et al. Home visits to prevent nursing home admission and functional decline in elderly people: systematic review and meta-regression analysis. JAMA. 2002;287:1022–8.

Sultana J, Basile G, Trifirò G. Measuring frailty in population-based healthcare databases: multi-dimensional prognostic indices for the improvement of geriatric care. Geriatr Care. 2016;2:5596.

Volpato S, Bazzano S, Fontana A, et al. Multidimensional prognostic index predicts mortality and length of stay during hospitalization in the older patients: a multicenter prospective study. J Gerontol A Biol Sci Med Sci. 2015;70:323–9.

Volpato S, Daragjati J, Simonato M, et al. Change in the multidimensional prognostic index score during hospitalization in older patients. Rejuvenation Res. 2016;19:244–51.

Warnier RMJ, Van Rossum E, Van Velthuijsen E, et al. Validity, reliability and feasibility of tools to identify frail older patients in inpatient hospital care: a systematic review. J Nutr Health Aging. 2016;20:218–23.

老年医学团队

第 27 章

Sofia Duque

摘　要

由一个跨学科的老年医学团队进行的综合多维评估和干预是最有效率也是为有复杂的医疗问题和诊疗需求的体弱老年人提供医疗照护最有效的方法，这是单一的保健专家无法解决的。

老年医学团队建立在不同的临床环境中，如急性老年病的病房、老年病诊所门诊、住院部流动团队、初级保健机构、康复机构、疗养院等。

老年医学团队有良好的成本效益，可提高诊断精确度、功能性、患者和照护者的满意度，并减少死亡率、住院和行动受限。老年病跨学科医疗必然是照护衰弱老年人的标准模式，并且非衰弱的老年人也可获益。老年医学团队可以弥补医疗照护的分散和医疗的不足，提高诊疗质量。

鉴于老年医学团队的明显益处，应该支持在不同的照护老年人环境中对他们进行宣传。

学习目标

完成本章学习，读者将能够：

- 理解哪些患者需要跨学科小组；
- 确定老年医学团队成员和具体技能；
- 确定有效实施跨学科护理计划的老年医学团队的作用和原则；
- 了解老年医学团队具有成本效益，可改善医疗结果，减少护理失误。

27.1 参与老年医学团队工作的原因

前面的章节已经提到老年患者可能同时出现多种危险因素、多重疾病和老年综合征。此外,疾病往往有不典型的表现。传统的医疗方法以疾病为中心;因此,老年综合征的诊断和功能评估、生活质量、社会、心理、精神、经济、环境和道德等方面在常规诊疗中被低估(Caplan 等,2004)。由于老年患者全面综合管理的影响已被证明有益于发病率、死亡率和功能的改善,因而要求用针对个体的评估和干预措施来提高诊疗质量(Caplan 等,2004;Van Craen 等,2010;de Jaime 等,2013)。

老年医学团队的目的是集合若干医疗保健专家的所有技能并促进跨学科整合,形成一种纽带关系,以便向老年患者提供综合诊疗(Saltvedt 等,2002)。由于老年患者病情之间的关联和相互作用,多学科性还不足以获得最佳诊疗标准。例如:老年病学专家和物理治疗师可以为脑卒中患者提供完整和个性化的康复计划,但如果患者没有社会和经济能力支持其进行康复,康复计划则不可能成功;在这种情况下,需要跨学科的工作,社会工作者必须介入。跨学科被认为是老年医学团队的核心特征,团队中所有成员应该在评估和决策过程中保持高质量的沟通,为患者分享相同的目标和观点。

27.2 老年医学团队如何工作

老年医学团队必须包括来自不同领域的多名医疗保健专家,根据诊疗设置、人力和财力资源以及所在地的具体情况,团队的组成可以灵活多变,包括:医生(老年病学家、物理治疗师和康复医生、老年精神病医生、外科医生、肿瘤学专家)、护士、物理治疗师、职业治疗师、社会工作者、饮食专家/营养师、临床药师、心理学家、言语治疗师、精神支持工作者和社会护理工作者(Caplan 等,2004;Van Craen 等,2010;de Jaime 等,2013;Saltvedt 等,2002;Ekdahl 等,2015;Deschodt 等,2013;Harari 等,2007)。一个核心团队通常考虑包括医生、护士、社会工作者和临床药师,尽管还有赖于临床设施(Caplan 等,2004;de Jaime 等,2013;Arbaje 等,2010)。患者及其家属和照护者也被视为团队的参与者,他们的偏好和目标必须得到尊重(Ekdahl 等,2015)。老年医学团队专业人员共同工作并合作提供以患者为中心的诊疗(Van Craen 等,2010;Saltvedt 等,2002;Deschodt 等,2013;Arbaje 等,2010)。量身定制的诊疗计划必须由所有专业人员通过共享决策过程(另见第 5 章)产生,并按照与特定患者共享的目标实施,因此,包括患者和家属在内的团队共同分担决策和结果的责任。结果不仅取决于团队成员的个人能力,而且还有赖于他们紧密联系的团体工作能力。

老年综合评估(CGA)是评估患者的标准方法(Deschodt 等,2013;Hickman 等,2015),用以确定患者的问题和需求,并建立个性化的诊疗计划(Van Craen 等,2010;Ekdahl 等,2015;Fulmer 等,2005)(另见第 26 章)。在制订诊疗计划时,项目优先顺序通常需要首先确认和处理(例如,首次解决的问题应该是那些对生活质量影响更大的问题)。诊疗计划将团队成员的不同观点结合在一起，可以包括诊断程序、其他保健专家的医疗建议、药物处方、停药方案、健康的生活方式咨询(如营养和锻炼建议、认知刺激练习)、康复训练、家庭环境调整、照护者咨询(如提出如何处理痴呆的行为和心理症状的建议)、向护理和照顾患者的照护者提供教育和培训，提供咨询包括社会资源、服务和政策、监测策略、随访时间表和其他一些干预措施(Caplan 等，2004；de Jaime 等，2013；Ekdahl 等，2015；Arbaje 等，2010)。

为了有效地构建一个源于共享决策过程和共同目标产生的综合诊疗计划，必须在团队的所有成员中发挥若干技能和作用，例如有效的沟通、尊重和信任以及团队合作精神(Arbaje 等，2010)。

团队中的每个成员都有特定的任务和技能(表 27.1)，但他们都应该明白特定的技能是相互支撑和互补的(Hickman 等，2015；Fulmer 等，2005)。但是，不应强加严格的限制，否则诊疗的连续性可能会被破坏(例如：如果社会工作者无法及时完成某项工作，护士可能会应用社会资源)。尽管如此，确定每个成员的作用和责任至关重要(Hickman 等，2015；Fulmer 等，2005)，以避免任务重叠以及不必要的时间和资源浪费，因为干预措施的成功源于恰当的任

表 27.1　老年医学团队核心成员的技能和任务

	技能和任务
老年病学医生	负责 CGA(更多关注急性和慢性疾病以及老年综合征的诊断)。安排诊断性测试。规定药理学和非药理学干预措施。为患者和照护者提供有关疾病预防和身体或精神失能患者监护和管理的咨询。推荐给其他医疗保健专业人员。定期重新评估和监测
护士	负责 CGA(更多关注功能状态和幸福感，确定诊疗服务中的需求和问题)。评估药理学和非药物学处方的依从性。为患者和照护者提供关于健康生活方式、疾病监测和实施诊疗计划的咨询。提供关于如何帮助患者进行日常生活活动以及如何处理痴呆患者行为和心理症状的教育和培训
社会工作者	负责 CGA(更多注重社会、环境、心理、文化和精神方面)。确定可用的社区资源，并帮助患者和家属照护者获得这些服务。协调服务手段和资源的利用(运输、时间安排、付款、管理问题等)。提供关于社会政策的咨询，并为患者和家属争取利益和服务。协调照护的过渡。确定并恰当地提出(怀疑)滥用和(或)忽视情况。向照护者提供支持
药剂师	优化药物处方(剂量、剂型、用药时间表、停用或替换药物以减少药物相互作用和副作用)。警示处方潜在不适当用药。评估药物治疗的依从性。为患者和照护者提供有关药物治疗的咨询和教育。监测药物副作用。递送药物
物理治疗师	负责 CGA(更多注重活动能力和功能性)。提供锻炼方法以维持、改善或恢复活动能力和功能并缓解疼痛。推荐安全的体力活动，以保持健康、舒适和生活质量。给出预防跌倒和心肺康复方案
营养学家	负责 CGA(更多注重营养状况和饮食习惯)。评估营养状况。提出推荐的饮食和改进摄入食物的策略。给出医学营养疗法。监测营养状况和健康饮食的依从性以及营养治疗
心理学家	评估认知、情绪、情感状态和行为。给出心理治疗和认知刺激治疗方案。指导日常认知训练以及如何管理痴呆患者的行为和心理症状

务整合。

为了实现这个目标，团队中的每个成员都应该深刻理解自己的任务，但是也应认识到何时需要其他技能以及必须让哪些专家参与(Hickman 等，2015；Fulmer 等，2005)；另外，每位专家必须预想干预措施之间的潜在相互作用，并为其他团队成员提供开展补充工作所需的信息(Arbaje 等，2010)(例如：如果医生处方了很贵的药物，必须告知社会工作者可能需要的花费；如果物理治疗师在训练期间发现了直立性低血压，则必须通知医生以审查药物治疗)。团队建设对培养团队精神非常重要，共同培训可有助于形成这种价值观。

团队会议是用于开展团队工作的最常用方法 (Caplan 等，2004；de Jaime 等，2013；Saltvedt 等，2002；Ekdahl 等，2015；Fulmer 等，2005)，但可以用其他过程替代，条件是需要有把握的高质量信息，并且所有团队成员都清楚地了解干预目标。在日常临床工作中，较短的会议可能更有效并利于设定个体化干预计划，在这样的短会议中，一些团队成员可以不出席，如果患者需要他们的特定技能，他们可以被要求参与(例如：心理学家只有在怀疑患者有神经心理问题时才需要进入干预)。全体团队成员参加的行政会议对分析结果和重新设定目标和规程也很重要。

高质量的沟通对团队合作的成功至关重要(Fulmer 等，2005)。为了改善团队成员之间的沟通，他们应该使用相同的语言、概念和术语。必须共享有关患者的信息，并且临床记录、报告和注册表必须清晰(Arbaje 等，2010)。应记录每项工作的责任。用于患者评估的记录系统文件和其他工具必须标准化。团队成员之间的非正式交流也可以用来建立连贯的诊疗计划并促进其连续性，但是必须记录干预措施或决策的结果，以便所有团队成员都能意识到这一点(Arbaje 等，2010)。

有效的沟通(Hickman 等，2015；Fulmer 等，2005)在医疗保健专家与患者、家属和护理人员之间也很重要(Arbaje 等，2010)。老年医学团队必须积极致力于激励、教育和培训患者、家属和照护者，因为他们是保证干预措施成功的关键因素。推荐内容应该非常清晰，团队应该可以澄清疑虑、提供咨询，并在需要时使患者放心。只要有可能，通常高度鼓励老年医学团队进行自我管理。

领导才能是建立一支高效团队的重要技能。不同的医疗保健专家可以轮流做领导，分担责任和工作量，避免冲突。领导制不应与等级制混淆；等级结构是不利于团队合作的。临床工作中可以确定一位病例管理者(通常是护士或老年病医生)。

与老年医学团队的组成一样，老年医学团队的结构和流程也不是严格的，取决于几个方面，例如：诊疗设施、患者类型、医疗保健专家的可用性、干预目标、财力资源和当地环境。

老年医学团队可能存在于医院内外的不同临床机构中，这取决于所在地的国情。在医院中，老年医学团队建立在急性老年病房、老年病科、康复科、老年病门诊、急诊科，以及作为移动团队为居住在非老年病科的患者提供老年病评估(Caplan 等，2004；Van Craen 等，2010；de Jaime 等，2013；Saltvedt 等，2002；Ekdahl 等，2015；Deschodt 等，2013；Arbaje 等，2010)。在医院外，老年医学团队可以存在于初级诊疗场所、康复场所、养老院/长期护理机构、姑息治疗机构、日间护理中心、辅助生活机构等。老年病学团队也可以提供家访，进行环境评估和干预治疗(Saltvedt 等，2002；Ekdahl 等，2015)。

27.3 老年医学团队在整合医疗保健中的作用

老年医学跨学科诊疗必须成为照护衰弱老年人的标准(Van Craen 等，2010；Saltvedt 等，2002；Deschodt 等，2013)。有证据表明老年医学团队可以有效地改进医疗保健流程和结果。

老年医学团队诊疗模式显示：

- 具有良好的成本效益比(Ekdahl 等，2015；Harari 等，2007)；
- 可以提高诊断精确度 (de Jaime 等，2013；Saltvedt 等，2002；Harari 等，2007)、功能性(Caplan 等，2004；Van Craen 等，2010；de Jaime 等，2013；Hickman 等，2015)、幸福感(de Jaime 等，2013)以及患者和照护者的满意度(Van Craen 等，2010；Arbaje 等，2010)；
- 优化药物处方(Saltvedt 等，2002)；
- 减少抑郁(de Jaime 等，2013)、死亡率(Saltvedt 等，2002；Ekdahl 等，2015；Deschodt 等，2013；Hickman 等，2015)、再次住院(Caplan 等，2004；Hickman 等，2015)、门诊咨询(de Jaime 等，2013)和行为受限(Van Craen 等，2010；Ekdahl 等，2015)。

整体跨学科模式可以减少医疗错误并提高患者的安全性(Arbaje 等，2010)。与传统的医疗诊治相比，老年医学团队非常关注患者和照护者的需求和权益、家庭环境安全和社区资源利用，这些方面可以改善患者和照护者的功能和生活质量。因此，老年医学团队可有助于患者和照护者以及医疗保健系统的可持续发展。

在提供老年病诊治时，工作经常被分置处理，即由几个提供者(如医院门诊、社区保健中心和家庭诊疗服务)进行诊疗(另见第 7 部分)。老年医学团队可以弥合这种有害的碎片化医疗。事实上，老年医学团队可能被认为是综合诊疗系统中的主要参与者，最近已被提倡作为标准医疗模式的最佳替代形式。老年医学团队在协调服务设施和恰当管理有限资源方面有着丰富的经验。

非衰弱的老年人也可以从老年医学团队提供的促进积极健康的老龄化综合预防项目中受益。

老年医学团队必须在不同的诊疗机构中广泛开展工作，为他们负责的患者制订相应的诊治方案。

(张继红 史桂玲 译)

参考文献

Arbaje AI, Maron DD, Yu QL, Wendel VI, Tanner E, Boult C, et al. The geriatric floating interdisciplinary transition team. J Am Geriatr Soc. 2010;58(2):364–70.

Caplan GA, Williams AJ, Daly B, Abraham K. A randomized, controlled trial of comprehensive geriatric assessment and multidisciplinary intervention after discharge of elderly from the emergency department--the DEED II study. J Am Geriatr Soc. 2004;52(9):1417–23.

Deschodt M, Flamaing J, Haentjens P, Boonen S, Milisen K. Impact of geriatric consultation teams on clinical outcome in acute hospitals: a systematic review and meta-analysis. BMC Med. 2013;11:48.

Ekdahl AW, Wirehn AB, Alwin J, Jaarsma T, Unosson M, Husberg M, et al. Costs and effects of an ambulatory geriatric unit (the AGe-FIT Study): a randomized controlled trial. J Am Med Dir Assoc. 2015;16(6):497–503.

Fulmer T, Hyer K, Flaherty E, Mezey M, Whitelaw N, Jacobs MO, et al. Geriatric interdisciplinary team training program. Journal of aging and health. 2005;17(4):443–70.

Harari D, Martin FC, Buttery A, O'Neill S, Hopper A. The older persons assessment and liaison team OPAL: evaluation of comprehensive geriatric assessment in acute medical inpatients. Age Ageing. 2007;36(6):670–5.

Hickman LD, Phillips JL, Newton PJ, Halcomb EJ, Al Abed N, Davidson PM. Multidisciplinary team interventions to optimise health outcomes for older people in acute care settings: A systematic review. Archives of gerontology and geriatrics. 2015;61(3):322–9.

de Jaime E, Vazquez O, Rodriguez ML, Sevilla E, Burcet S, Huarte-Mendicoa A, et al. Geriatric day hospital improves quality of life: a before and after study. Eur Geriatr Med. 2013;4(5):304–9.

Saltvedt I, Mo ESO, Fayers P, Kaasa S, Sletvold O. Reduced mortality in treating acutely sick, frail older patients in a geriatric evaluation and management unit. A prospective randomized trial. J Am Geriatr Soc. 2002;50(5):792–8.

Van Craen K, Braes T, Wellens N, Denhaerynck K, Flamaing J, Moons P, et al. The effectiveness of inpatient geriatric evaluation and management units: a systematic review and meta-analysis. J Am Geriatr Soc. 2010;58(1):83–92.

第 7 部分

老年人的医疗保健设置

老年患者的医疗护理类型

第 28 章

Thomas Münzer

摘　要

老年患者是一个脆弱的群体,常表现出多种医疗和心理社会问题。因此,医疗护理应密切关注他们的肌体功能和社会交往,包括适于安排基础护理时间的评估,以及来自社会方面的尊重。虽然大多数老年患者是由初级保健和家庭医生管理,但从功能独立向增加医疗照护的缓慢转变需要老年病专家的介入。全面照料老年患者应该尊重患者并满足患者需要。

学习目标

完成本章学习,读者将能够:

- 了解老年病患者不同类型的医疗护理;
- 描述老年病患者典型的院内医疗护理途径;
- 根据患者病史推荐专业治疗;
- 根据老年病患者的功能状态调整对他们的医疗护理方案。

28.1　老年患者的门诊医疗

欧洲的老年人门诊医疗常通过初级保健医生提供,较少直接由医院的老年病医生提供。一般而言,需要老年病医疗照护的老年患者常依赖于专家转诊,而这有时导致显著延迟。尽管如此,仍然有几种老年门诊医疗护理模式。他们都有一些共同的特点,例如跨学科和跨专业团队的措施,从流动性门诊到医院以及专业医疗中心的连贯的医疗护理服务。例如,美国的全面老人医疗护理项目(PACE)已被证明可以提高患者的生活质量并具有良好的成本效益比(Segelman 等,2014;Ekdahl 等,2015)。PACE 为老年人提供全面的保健服务,包括如下。

- 牙科。
- 紧急服务。
- 家庭护理。
- 医院医疗护理。
- 实验室/X 线影像服务。
- 膳食。
- 医学专科服务。
- 养老院照护。
- 营养咨询。
- 职业治疗。
- 物理疗法。
- 处方药物。

在欧洲,其规模要小得多,只有很少的相似项目,并没有像 PACE 那样被广泛认可。此外,这些计划的保险负责范围因国家不同而不同。一种常见的欧洲模式是日间诊疗,它允许老年患者每周数次参加跨学科日间诊疗护理项目。这些项目主要包括身体、专科和言语治疗,在极少数情况下,心理学家提供心理治疗。在日间诊疗项目中,患者的医疗保健仍由其初级保健医生负责。其他门诊医疗模式包括关注老年患者某些功能的门诊诊所,提供对器官或特定问题的诊断,并向转诊医生提供治疗建议(见表 28.1)。

28.2 老年患者的住院医疗

图 28.1 描述了每位老年病患者的理想住院诊疗过程。这个过程可以被描述为从入院前开始的诊疗周期。全科医生(GP)和家属提供的患者相关信息是这一阶段的关键因素,应该提供给医院。在医院期间,每位患者都应该接受全面的老年医学评估,以制订个体化目标,然后接受跨专业团队制订的干预措施。患者病情的发展应每周以跨专业会诊(ITC)和重新评估的方式进行监测。老年住院治疗的一个关键因素是做早期出院计划,在入院后立即进行,否则可导致出院时间的延长,在患者出院前要准备并交接给 GP 及患者家属所有关于患者的信息。

此诊疗周期的重要特征如下。

- 每次住院后期都可以作为下一次住院的前期。
- 出院计划在入院后立即开始进行。

与老年医学相比,大多数医学专业在如何与老年人交流或如何管理老年人方面有不同

表 28.1　为老年患者建立流动门诊专家服务

流动门诊服务的类型	适应证
步态和跌倒门诊	经常性跌倒、骨折、步态和移动性问题
记忆门诊	认知下降、不稳定驾驶
营养咨询	营养不良、肠内营养、肌少症
术前评估	大手术前评估
失禁门诊	复发性尿路感染、尿失禁问题
老年精神病咨询	焦虑、恐惧跌倒、抑郁、药物治疗或药物成瘾
多重用药门诊	药物相关的不良事件、跌倒、认知问题

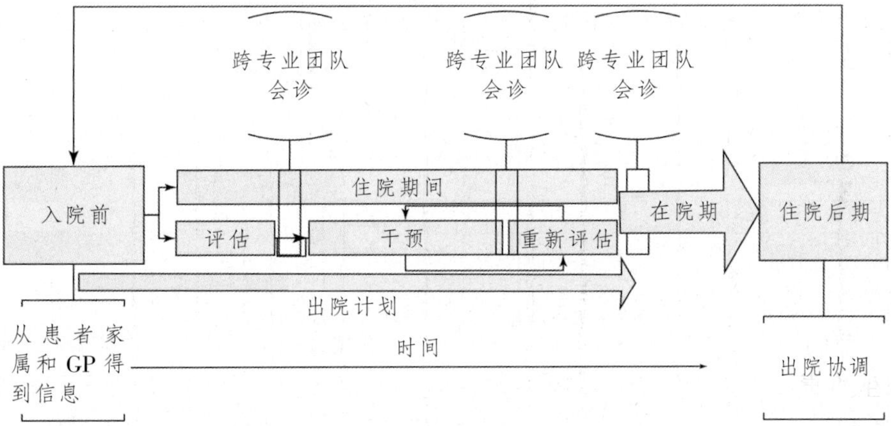

图 28.1　理想的老年住院患者的诊疗过程。

的意见和看法，这可能导致错误理解患者的需求。

28.3　社会照护

社会支持在欧洲国家之间差别很大，有老年培训能力或老年病学知识的社会顾问数量差别也很大。这种服务的一个问题是，他们为个人提供优质的服务咨询，然而这些服务往往并不在一个系统中，且只关注单一主题（如财务咨询、居住环境）。以下主题对于居家老年人通常很重要。

- 家庭护理患者门诊的组织和付费。
- 财务咨询（如填写税单、保险等问题）。
- 长期护理设施的付费。
- 法律方面的支持。
- 行动不便的情况下协助移动。

- 减少护理人员负担的措施。

28.4 综合诊疗

对于老年病医生来说，最重要的任务之一是监测和处理用于照护患者的各种专科系统的表格。如图 28.2 所示，在大多数情况下，老年病医生的角色是跨专业的。在患者功能过渡和(或)疾病进展期，多位参与者会照顾他们的需求。根据患者的功能情况和意愿整合并传达出相应的信息是相当重要的，以免过度治疗和治疗不足。从这个意义上说，老年病医生作为患者的代言人，需要有良好的素质和专业的知识。他们需要与初级保健医生沟通，知道社区护士提供哪些护理，并且还应该与患者家属沟通信息。他们积极从事机构化照护工作(急性和长期)，必须与保险公司交涉。最后，老年病医生需要熟知所在地区的社会医疗护理体系，以有助于为患者组织理想的社会解决方案(Di Pollina，2017)。

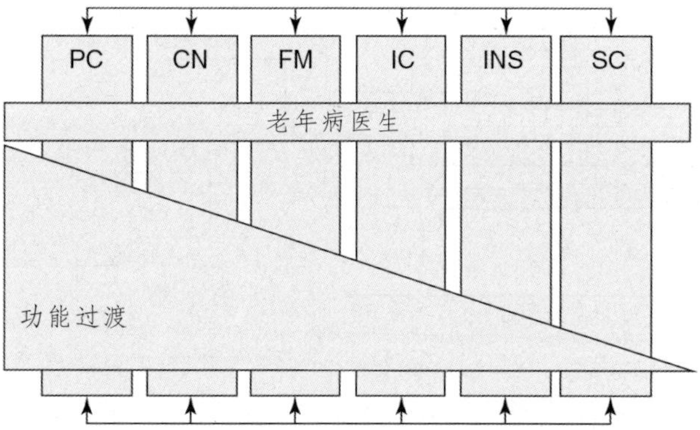

图 28.2 老年病医生在某个医疗系统中的综合作用。PC，初级保健；CN，社区护理；FM，家庭成员；IC，机构化照护；INS，保险公司；SC，社会照护。

28.5 照护者负担

已知许多老年人的配偶和子女特别关注影响护理者的照护者负担问题 (Adelman 等，2014)。很多照护者是与患者生活在同一家庭中的受教育程度较低的女性，他们通常会花很多时间与护理对象接触，这可能导致抑郁、社会孤立和潜在的经济问题，导致患者和照护者都感到愧疚。患者不想变得依赖而感到内疚，照护者却不主张让患者过自己的生活。此外，许多传统规则增加了照护者在来自不同文化且现在作为第二代移民的家庭成员中的负担。对照护者压力的评估应该是每个老年患者病史的一部分，因为这是恰当的建议(如专业家庭护理)和制订应对策略的基础，简单的测试可通过袖珍卡的形式进行(Graessel 等，2014)。由于照护者的压力，被护理者也会受到影响，因此检查患者是否有老年人虐待的体征是很重要的，例如：

- 在上臂和(或)不易触碰到的部位的瘀伤。
- 无法解释的灼伤。
- 生殖器瘀伤。

28.6 诊疗的过渡和连续性

随着老龄化、器官退化的累进可能导致器官衰竭,功能完好者会缓慢过渡到可逆的功能减退至最终的功能依赖。因此,每个国家的医学诊疗工作都应该基于老年人的功能状况并据此进行调整。最初可以提供很多流动性诊疗。一旦患者出现功能缺陷,诊疗模式会转向机构(如医院、康复机构),最后转向长期护理或临终关怀(图 28.3)。对于每个过渡阶段,诊疗模式必须适合患者。在理想情况下,每位患者都应制订一份自己的诊疗计划,其中包括生物学、社会、医疗和功能以及个人愿望。老年医学要经历从治愈到护理的不断转变,即患者先是在医院中治疗,然后去康复机构。因此,评估、诊断和治疗必须认真适应这种转变。最后,在每个阶段,一份精心制订的生活意愿或高级诊疗计划将有助于指导医疗诊断和(或)治疗。迄今为止,许多长期护理机构的医疗护理是由入院前照顾患者的初级保健医生提供。从老年人的角度来看,这种模式并不理想,原因如下:①不同的医生在医学诊断和治疗方面可能会有显著差异,这会增加向急救医院转诊带来的不必要风险;②护理人员可能难以接触到责任医生。在过去的几年中,一些长期护理机构开始雇用老年医学专家作为全职工作人员,他们为一定数量的入住者提供医疗诊治,并且可用于开发和实施优质诊疗标准(Buurman 等,2016;Nyweide 和 Bynum,2016)。

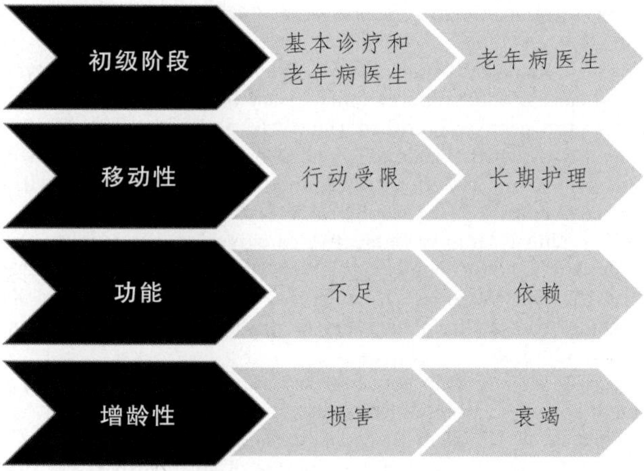

图 28.3 随着时间推移的生物学、功能和诊疗过渡变化的模式。

28.7 老年患者诊疗中的社会和环境因素

老年患者经常遇到社会隔离和经济窘况，这些情况会影响居住环境、营养和活动能力。这些问题都是公认的抑郁症和自我忽视的危险因素(Hand 等,2014)。因此，良好的社会关怀只能基于特定的社会经济情况。有助于提高老年人社会经济地位的因素如下。

- 家庭、伴侣情况或婚姻状况。
- 经济状况。
- 受教育情况和工作经验。
- 个人心理创伤(负面生活事件)及应对策略。
- 患者和外部资源。

与良好诊疗质量相关的其他重要因素是对老年人的积极态度，让他们感觉到其问题被认真对待。从环境角度来看，老年人经常会受困于行动能力问题，从而限制了接受医疗照护。城市和农村地区的公共交通是提供高质量保健服务的关键因素，居住在一个年龄友好的社区可显著提高生活满意度和心理健康情况。

(张继红 赵振营 译)

参考文献

Adelman RD, Tmanova LL, Delgado D, Dion S, Lachs MS. Caregiver burden: a clinical review. JAMA. 2014;311(10):1052–60.

Buurman BM, Parlevliet JL, Allore HG, Blok W, van Deelen BA, Moll van Charante EP, de Haan RJ, de Rooij SE. Comprehensive geriatric assessment and transitional care in acutely hospitalized patients: the transitional care bridge randomized clinical trial. JAMA Intern Med. 2016;176(3):302–9.

Di Pollina L, Guessous I, Petoud V, Combescure C, Buchs B, Schaller P, Kossovsky M, Gaspoz JM (2017) Integrated care at home reduces unnecessary hospitalizations of community-dwelling frail older adults: a prospective controlled trial. BMC geriatrics 17 (1):53.

Ekdahl AW, Wirehn AB, Alwin J, Jaarsma T, Unosson M, Husberg M, Eckerblad J, Milberg A, Krevers B, Carlsson P. Costs and effects of an ambulatory geriatric unit (THE AGe-FIT Study): a randomized controlled trial. J Am Med Dir Assoc. 2015;16(6):497–503.

Graessel E, Berth H, Lichte T, Grau H. Subjective caregiver burden: validity of the 10-item short version of the Burden Scale for Family Caregivers BSFC-s. BMC Geriatr. 2014;14:23.

Hand C, McColl MA, Birtwhistle R, Kotecha JA, Batchelor D, Barber KH. Social isolation in older adults who are frequent users of primary care services. Can Fam Physician. 2014;60(6):e322–e324-329.

Nyweide DJ, Bynum JP. Relationship between continuity of ambulatory care and risk of emergency department episodes among older adults. Ann Emerg Med. 2016.

Segelman M, Szydlowski J, Kinosian B, McNabney M, Raziano DB, Eng C, van Reenen C, Temkin-Greener H. Hospitalizations in the program of all-inclusive care for the elderly. J Am Geriatr Soc. 2014;62(2):320–4.

初级和社区护理　第 29 章

Anne Wissendorff Ekdahl

摘　要

社区和初级护理对老年人的照护在欧洲国家之间存在很大差异，但大多数国家都推崇“居家养老”的概念，这意味着大多数老年人不住在照护机构中。越来越多的老年人独自生活。家属在护理老年人方面仍然发挥着重要作用，但在欧洲范围内却存在很大差异，将来也可能如此。护理有复杂需求的老年人需要相应的复杂团队才能提供足够和优质的护理，这意味着在初级和社区护理中必须有老年医学专家来诊断、治疗和全面随访患有常见老年病的患者，如痴呆。

在初级和社区护理中特别设计的程序应能主动护理老年人，因为许多老年人没有主动地寻求护理的原因之一是认知能力下降。

学习目标

完成本章学习，读者将能够：

- 了解欧洲初级和社区护理机构的概述；
- 知道初级和社区护理中的老年患者情况；
- 了解专业团队护理衰弱的老年人的工作方式；
- 明确需要诊断老年痴呆和对部分老年人主动护理；
- 了解如何启动晚期护理计划。

29.1　欧洲老年人的初级和社区护理

和世界其他地区一样，欧洲人口正在老龄化，从生活在大家庭中的农业社会向城市社会过渡，许多人独自生活在城市社会中。2015 年欧盟(EU)28 个成员国中最常见的家庭类型是单身独居(33.4%)(Eurostat,2016)。

近几十年来,随着许多国家的政府对“居家养老”的概念推广,老年人在照护机构生活逐渐被家庭支持(家庭帮助服务)取代(Lundsgaard,2005)。这种从机构生活到家庭生活的转变,即使对于最严重的疾病也存在民众和政府的意愿驱动，也是机构生活的高成本造成的(Eenoo 等,2016;Genet 等,2012)。例如,在瑞典王国(简称瑞典),如果没有痴呆的诊断,几乎不可能转移到机构生活,从而无法寻求帮助。因此,对于独居、高龄老人(>90 岁)、日常生活活动(ADL)需要帮助或感觉不安全等情况也不容易进入机构生活,所以近年来虽然老年人数量较多,但照护机构的床位使用数量在逐年下降(Eurostat,2016)。

在大多数欧盟国家，非正规护理人员承担了大量的护理需求，平均估计占总数的 60%(Genet 等,2012),但各国之间存在很大差异。在一些国家,特别是北欧国家,非正式护理部分远低于 60%,因为在这些国家,家庭没有法律责任;而是地方机构的责任。而像保加利亚共和国(简称保加利亚)和罗马尼亚,所有责任都在家庭。但在大多数欧洲国家,是用家庭护理和专业护理组合的方式。在一些国家中，集团协议提供用于成人照护的休假 (Francesca 和 Prechal,1998)。

在大多数国家中，初级保健提供者首先与患者接触，并负责指导患者的医疗保健过程(Kringos 等,2013)。在许多国家中,初级保健具有“守门员”的作用,这意味着如果不需要紧急医院救护,所有医疗处置都通过初级保健完成。转诊制度是联合医疗所要求的。在大约一半的欧洲国家中,转诊制度对于就诊于所有(或大多数)专科医生都是强制执行的。初级保健是否具有“守门员”的作用会影响全面整合医疗环节(另见第 7 章)。此外,患者“徘徊”在强有力的管控系统中,即便没有用药指征,也会影响医生拒绝处方抗生素或安眠药的能力。

欧洲初级保健的护理质量在大多数国家中有最低标准,包括专业教育、临床指南和患者权利等(Kringos 等,2013)(另见第 18 章)。

当初级保健系统建立在“按需护理”的基础上时,相对年轻且要求更高的患者可能会挤占老年人和慢性病患者的护理机会。

29.2 初级和社区护理中的老年患者范围

生活在家中或养老机构中的老年患者的症状、诊断和病情有哪些?最常见的诊断是心力衰竭和与心血管系统相关的诊断。患者经常出现疲劳、疼痛、呼吸困难和口干等症状(Eckerblad 等,2015;Gurner,2012)。多药治疗是一个需要解决的特殊问题,清楚了解患者实际用药清单可能需要较长时间。

常见的听力和视力问题以及认知能力下降使沟通变得耗时且困难。初级和社区护理人员稳定有利于良好的沟通,这点非常重要。遗憾的是,认知能力下降往往容易被忽视而被漏诊(Ekdahl 等,2015;Lang 等,2017),这使适当的护理计划和后续安排变得困难。将来初级保健医生必须比现在更多地考虑诊断痴呆,特别是对多次以不同部位症状就医,而没有找到合理解释的老年患者。但孤独、抑郁和焦虑也是常见情况，并且经常与认知能力下降同时存在。因此，在有疑似这些情况时需要积极主动的诊治，并组织初级和社区护理，以便在不同护理组织间交流。

在初级和社区护理中有情况复杂的患者，无疑需要包括社会护理在内的跨专业团队，所有成员都应该朝着同一个目标努力，包括患者及其家属作为设定照护目标的重要参与者。由于认知能力下降通常存在（不仅仅是因为痴呆），团队除了掌握常见老年人躯体疾病的专业技能外，还必须具备对疑似痴呆患者给予适当检查的能力。此外，处理多重用药的药理学技能非常必要。老年医学团队普通成员的建议，请参阅表 29.1。

当衰弱老年人引起初级和（或）社区护理的关注时，应该进行本书其他章节描述的老年综合评估（CGA）（另见第 26 章）。具体内容和资料在不同情况下会有所不同，但如有可能，必须涵盖医疗、生理功能、心理和社会需求，并使用经团队成员调整和接受的经过验证的标准化检查表作为评估工具。

对于老年患者需要耗时的团队工作，因此必须安排足够的时间进行团队会议。不仅是团队会议，还要有做“柔性工作”的时间，例如教育、安慰、适应老年患者及其家属的新生活状况等，这是“常规”医疗处置（如体检、实验室检查和其他调查、治疗和药物处方）的补充。

表 29.1 关于团队成员在老年人初级和社区护理中的作用和主要任务的建议

团队成员	主要任务
医生（老年病学医生）[a]	所有疾病及其预后概述。负责转介其他专科医生以及目前未参与患者护理的团队成员
护士	其是负责护理过程的主要人员和团队中所有专业人员的“中心”。应该进行家访
物理治疗师	除了治疗特定疾病外，物理治疗师在预防跌倒和提供培训建议方面起着非常重要的作用
职业治疗师	评估功能状态（包括认知能力下降者），进行协助
临床药剂师	直接与医生、其他卫生专业人员和患者一起工作，以确保所处方的药物有助于达到最佳疗效
营养师	发现营养问题并评估患者营养状况。制订饮食计划并为患者提供特殊饮食调整、营养补充方面的建议
社会工作者	促进某些社会因素变化，例如家庭帮助服务或转移到机构。解决人际关系中的问题以增强老年人幸福感
心理学家	评估老年人的认知和行为功能
言语和语言治疗师	促进沟通、进食和吞咽问题的诊断和治疗
精神支持工作者	重点关注生命、希望、目的、各种社会关系
助理护士/家庭帮助服务	协助日常生活活动（ADL）和工具性日常生活活动（iADL）功能

[a] 在欧洲，老年病学医生在门诊工作中的重要性日益增加，但在本章中，医生主要是指初级保健医生。

29.3 初级和社区护理的资金

欧洲大多数国家都有完善的初级和社区护理,几乎涵盖所有公民。但是,在如何组织社区护理的资金、机构和提供服务方面存在很大差异(Genet 等,2012)。分配家庭护理责任的方式有很多种:在一些国家,卫生和社会护理是一体化的,如葡萄牙和爱尔兰,但大多数情况下并非如此,这阻碍了沟通。此外,在一些国家,政策制订是国家性的,而在另一些国家,政策制订则更为本地化,导致国家内部存在不一致(如芬兰、荷兰、瑞典)(Genet 等,2012)。

社区提供了 50%~75%的正式长期护理(WHO,2008),但各国之间存在很大差异。通常会有各种筹资机制(即以税收为基础或以保险为基础;出自国家或地区)(Genet 等,2012)。可能存在南北或东北的阶差, 北部地区可能拥有比东南部更全面的公共资助家庭照护系统(Genet 等,2012)。

29.4 老年人的初级和社区护理机构的作为

为照护老年人,医院与初级和社区护理机构之间的合作与沟通至关重要。由于大多数国家的这些机构都是通过不同来源获得报销,因此面临重大挑战(Kringos 等,2013)。

对于认知能力下降和体能受限的老年人,应该易于获得初级保健。应避免使用多功能按键式电话,因为会引起患者焦虑和弃用这样的电话(Nygard 等,2012)。应该易于接受家访,但在欧洲大部分地区并非如此,最重要的是,护理应该是全面和个性化的(Kringos 等,2013)。

为了能够提供这样的护理,建议初级保健中的部分机构应关注衰弱的老年人。这部分初级保健机构应该为需要加强照护和有时需要住院治疗的患者协调门诊和住院诊治。如果无须到医院诊治,就必须让老年人在医院外,因为在住院期间,跌倒、用药错误或意识障碍的风险会对患者造成不利影响。相关模式建议,请参阅表 29.1。

29.5 晚期治疗计划

根据最佳实践和循证依据来指导治疗很重要, 不要让衰弱的老年人接受极端形式不必要的维持生命的行为,例如对骨质疏松患者的胸外按压,这只会导致痛苦和延长死亡过程。同样,严重痴呆患者不宜行人工营养和管饲,因为不会带来有意义的生命延长(Brody 等,2011)。必须承认治疗的局限性和疗效发生变化的可能,即今天看来适当的措施可能在明天却是不适合的。

至于心肺复苏的问题,在紧急事件发生之前与患者讨论是有价值的。医生通常不确定患者的价值观和偏好,家属可能会感到压力和不安,并且不愿放弃旨在维持生命的治疗,即使不再可能治愈。为改善老年人在初级和社区护理中的晚期治疗计划(ACP),提出以下问题非常有用:

- 你对自己的疾病或发生的状况有何了解？

这对于引出 ACP 的讨论可能是一个很好的问题。人们还可以提出更直接的问题：

- 你有晚期治疗计划吗？你明白我在说什么吗？

如果回答是肯定的，请进一步详细讨论，如果回答是否定，自然会引出后续问题：

- 如果我们需要对你的治疗做出决定而你自己无法表达，你希望我与谁谈你的治疗？

这自然引出关于替代决策者(SDM)的讨论(You 等，2014)。

医生应发挥积极作用指导患者根据自己的最佳利益做出决定，因为在处理老年患者的初级和社区护理时，常有心智能力受损而难于做出决定的情况。要平衡好引导和拒绝的尺度，必须始终关注有尊严的治疗，并尽可能遵从老年人的意愿。

在欧洲不同的国家，撤销或停止治疗、安乐死和辅助死亡的章程有所不同。最重要的是要理解安乐死不该替代良好的姑息治疗。

(周存霞 史桂玲 译)

参考文献

Brody H, Hermer LD, Scott LD, Grumbles LL, Kutac JE, McCammon SD. Artificial nutrition and hydration: the evolution of ethics, evidence, and policy. J Gen Intern Med. 2011;26(9):1053–8.

Eckerblad J, Theander K, Ekdahl AW, Unosson M, Wirehn A, Milberg A, et al. Symptom burden in community-dwelling older people with multimorbidity: a cross-sectional study. BMC Geriatr. 2015;15(1):1.

Eenoo LV, Declercq A, Onder G, Finne-Soveri H, Garms-Homolová V, Jónsson PV, et al. Substantial between-country differences in organising community care for older people in Europe—a review. Eur J Pub Health. 2016;26(2):213–9.

Ekdahl AW, Odzakovic E, Hellström I. Living unnoticed: cognitive impairment in older people with multimorbidity. J Nutr Health Aging. 2015:1–5.

Eurostat. Household composition statistics. 2016a. http://ec.europa.eu/eurostat/statistics-explained/index.php/Household_composition_statistics.

Eurostat. Long-term care beds in nursing and residential care facilities, 2008 and 2014 (per 100 000 inhabitants).png". 2016b. http://ec.europa.eu/eurostat/statistics-explained/index.php/File:Long-term_care_beds_in_nursing_and_residential_care_facilities,_2008_and_2014_(per_100_000_inhabitants).png. Assessed 16 Feb 2017.

Francesca B, Prechal S. Care in Europe Joint report of the 'Gender and Employment' and the 'Gender and Law' Groups of Experts. Equal opportunities for women and men and matters regarding families and children. Brussels: European Commission; 1998.

Genet N, Boerma W, Kroneman M, Hutchinson A, Saltman RB. Home care across Europe- current structure and future challenges. WHO European Observatory on Health Systems and Policies; 2012.

Gurner U. Kvalitativ uppföljning av multisjuka äldre i ordninärt boende. Sveriges Kommuner och Landsting. Rapport. 2012. http://webbutik.skl.se/sv/artiklar/battre-liv-for-sjuka-aldre-en-kvalitativ-uppfoljning.html

Kringos D, Boerma W, Bourgueil Y, Cartier T, Dedeu T, Hasvold T, et al. The strength of primary care in Europe: an international comparative study. Br J Gen Pract. 2013;63(616):e742–e50.

Lang L, Clifford A, Wei L, Zhang D, Leung D, Augustine G, et al. Prevalence and determinants of undetected dementia in the community: a systematic literature review and a meta-analysis. BMJ Open. 2017;7(2):e011146.

Lundsgaard J. Consumer direction and choice in long-term care for older persons, including payments for informal care: how can it help improve care outcomes, employment and fiscal sustainability? OECD health working papers, No 20. Paris: OECD Publishing; 2005.

Nygård L, Pantzar M, Uppgard B, Kottorp A. Detection of activity limitations in older adults with MCI or Alzheimer's disease through evaluation of perceived difficulty in use of everyday technology: a replication study. Aging Ment Health. 2012;16(3):361–71.

Organization WH. The solid facts: home care in Europe. Milan: Università Commerciale Luigi Bocconi; 2008. ISBN:978-92-890-4281-9

You JJ, Dodek P, Lamontagne F, Downar J, Sinuff T, Jiang X, et al. What really matters in end-of-life discussions? Perspectives of patients in hospital with serious illness and their families. Can Med Assoc J. 2014;186(18):E679–87.

紧急救护　　第 30 章

Simon Conroy, *Christian Nickel*, *Simon P. Mooijaart*

摘　要

老年人日益成为紧急救护的主要受众；这是一个全球性问题。老年个体有较大差异，没有任何简单的推算法能够描述对紧急救护需求的反应。然而，通过风险分层，例如，除传统的危险分层手段（如分诊或按生命体征）之外，用衰弱程度可有助于将老年人分成几个群组，据此用某些宽泛的原则是可以指导临床诊治的。老年综合评估（CGA）是一个有效循证支持的多方面评估体系，用于指导有衰弱危象老年人的评估和管理。所有保健和社会照护系统的全部临床医生都要能够按需应用 CGA 的原则。对紧急和严重问题（例如谵妄）的初步评估和关注适合紧急救护状态。紧急救护情况下快速进行 CGA 有赖于出院服务系统有力的早期支持，这可以改善患者和服务结果。临床反应需要得到系统流程的支持，以稳定的领导和共同的愿望为支撑，该方法将管理、信息和风险分担综合在一起。

学习目标

完成本章学习，读者将能够：

- 理解对有紧急救护需求的老年人进行风险分层的重要性；
- 老年综合评估体系适用于紧急救护状态；
- 感受到整个欧洲的不同医疗保健系统可能要求为老年患者提供不同的救护机构。

30.1　引言：对老年人的紧急救护

在经济合作与发展组织（OECD）国家，紧急救护与老年人照护的联系日益密切。然而，整个欧洲的救护模式有所不同，例如，考虑全科医生的存在和使用状况，住在养老院的老年患者的比例以及家庭的可利用状态，还是能满足救护和膳食所需的。这些因素都要求围绕急重症老年患者设置不同的组织机构，并可能影响到急诊科(ED)或医院就诊的老年患者的临床特征。在交错的医疗保健系统中也存在共性。接受ED就诊的老年患者与年轻患者不同，他们比年轻患者病情更严重，有可能在ED中停留更长时间，并且更可能住院治疗(Biber等，2013)，据报道，90天后死亡率约为10%，脏器功能下降达20%(Provencher等，2015)。

30.2 老年人和急诊救护的介绍

与出现单一问题的患者不同，老年人通常出现一系列问题，不仅仅是医疗方面的，需要进行处理以实现有效的管理计划。无法描述每种可能的情况，所以我们提供一个框架，描述总体原则，用于评估老年人时可能有益。有4个要点需要考虑：

- 非特异性表现；
- 多种合并症；
- 功能衰退和体内平衡改变；
- 差异化挑战。

身体衰弱的老年人通常会有非特异性表现。这意味着书中介绍的诊断线索可能不存在(另见第5章)。例如，一名发热且收缩压为110mmHg(1mmHg=0.133kPa)的85岁男性可能已是低血压状态。如果没有正确识别，可能会漏诊脓毒症。不要将缺乏特异性解释为不严重或不紧急，要识别非特异性表现(如行动不便、跌倒、不活动、谵妄等)，并将其作为一种提示来触动诊断的直觉，以着眼于诊断的客观表现。

衰弱计分之类的风险分层工具可用于将老年人划分为不同的群组，对他们可以采用不同形式的干预措施(另见第4章)。这些干预措施可以分两种情况应用：第一种，在非常衰弱的老年患者中，诊治重点可以从治疗疾病和改善长期预后转向更加姑息的治疗，侧重于改善和保持生活质量；第二种，在其他患者中，用预防措施可能有助于降低不良后果(如功能或认知能力下降或死亡率增加)的风险。CGA可以提供系统地评估个体患者状况和定制预防措施的方法。

虽然没有完美的筛查工具可用于紧急救护状态，但临床衰弱量表(CFS)具有良好的预测性，更重要是在于其快速(<1min)且易于使用(表30.1)。通过患者本人或主要知情人对发生紧急救护之前2周的情况进行衰弱状态评分可增加关于预后和给予服务的可能结果的重要信息(改编自Wallis等，2015)(另见第4章)。

最近，在一项对75岁及以上患者的回顾性研究中显示，用CFS测量的衰弱与住院病死率独立相关(Romero-Ortuno等，2016)。这些数据表明，衰弱程度有助于预测75岁及以上患者的住院死亡率，而与潜在的混杂因素无关。如果在其他情况下重复这些有希望的结果，用

表 30.1 CFS 评估

CFS 等级	住院时间(天)	再入院率	住院患者死亡率	诊疗意向	就诊转向	出院后支持
1	4	4%	2%	可逆情况	普通内科治疗	自我照护
2	5	7%	2%			预防(例如跌倒,
3	7	11%	2%			记忆诊所就诊)
4	8	13%	3%			
5	10	15%	4%			
6	12	15%	6%			
7	13	14%	11%	姑息治疗	考虑转诊到	救护过渡期
8	12	10%	24%	>有效治	老年病科	
9	10	13%	31%	疗		

异常生命体征与衰弱的组合可有助于针对早期实施以患者为中心的干预。但是,评估衰弱是复杂的,而且对其定义缺乏共识。此外,这些衰弱评估对指导临床救护不够精准。衰弱的分类实质上可能会有差异,具体取决于使用哪种衰弱评估工具。

30.3 干预

一项强有力的证据表明,有紧急救护需求的老年人将受益于救护他们的全方位措施,而不是针对特定临床表现状况制订的流程或方案,这种全方位措施常体现在 CGA(另见第 26 章)中,目的是为最需要帮助的人提供专科诊治,但这不可能针对所有患者,而且在一些卫生服务机构没有老年病专家。因此,需要强化培训能 24 小时周期全程运行的通用急救服务。CGA 提供了一套有效的规范,以确保评估的全面性,从而更可能提出成功的管理计划;CGA 包含 5 个方面:①医疗,是否有一个有效的初步诊断,以及一个需要引起关注的现存的重要合并症列表。②心理,是否评估过存在谵妄、痴呆或抑郁/焦虑。这些将对患者的诊治产生很大影响。③具备的功能,你可能对此有所判断,但你将如何让患者"临床上稳定地转出"。如果这个人不能自己往返卫生间,那么"身体健康"是没有意义的。④社会情况,有什么支持?回家前还需要些什么?知道如何获得帮助自己的资源吗?⑤环境,家庭环境是否有利于进行照护,或还需要去适应? 是否知道如何为跌倒过的人进行居家危害评述?

典型的对衰弱者(CGA)服务机构将由具备照顾体弱老年人专业知识的医生组成。通常包括但不限于有老年病医生、物理治疗师和(或)职业治疗师,以及能提供病例管理功能的护理专家。然而,并非在所有医疗保健的设置中 1 天 24 小时、1 周 7 天都有这样的专家在,特别是在较小的医院中,组织的成本效益不好。比特殊作用更重要的是团队的能力,无论是哪个专业,都应提供相称的、有把握的评估和持续改进的管理。随着衰弱的服务机构逐渐成熟,角色分工边界将变得模糊,例如,有急诊医生们在急诊科验证诊断要素,或者单一专科的治疗师负责身体和环境评估,而不是做双重(重复)评估。

30.4 衰弱老年人临床管理中的优先顺序

一般医疗救护原则同样适用于衰弱的老年人,排除了威胁生命的状况(例如气道受损),包括患者稳定性的评估(例如用早期预警分数)、及时诊断等。通常情况下,老年综合征(如跌倒或谵妄)的非特异性表现可能导致诊断不确定性(Nemec 等,2010)。沟通障碍需要护理人员和家属的参与。包括多重疾病在内的共存问题使评估和管理变得复杂。问题列表会很有帮助,除了常规诊断外,还应包括 CGA 确定的相关问题范围。通过规范的快速沟通支持的协调团队合作实现此目标最有效,例如围绕列出行动和进展的标记板进行频繁的简短讨论。由于时间和地点的限制或者由于紧急医疗(如用于感染性休克)或复苏的重要性,在紧急救护环境中进行 CGA 可能具有挑战性,但即便如此,CGA 的基本要素还是必需的,例如活动能力、认知和患者生命结束时的愿望等因素对临床管理有重要影响(另见第 26 章)。决策倾向应该由价值观而非标准来控制(例如标准的肌钙蛋白通路以排除心脏病)。价值观逐渐形成以个人和家庭为中心的救护概念,将医疗保健定义为"从业者、患者及其家属(在适当的时候)建立伙伴关系, 以确保决策尊重患者的要求和需要以及患者获得他们做出决定并参与自己照顾所需的教育和支持"。

不要满足于单一的系统诊断,通常会面临很多问题,这些问题经常相互交杂并影响优先处理顺序。列出主要诊断并按紧急程度进行分层,将有助于优先考虑马上需要解决的问题,以及可以等待几个小时但不应该忘记的问题。多种合并症经常伴随多重用物,使用紧急救护事件性质来辨别是否存在不良药物事件或是否能减药。

衰弱的老年人常伴有功能障碍,发生急重疾病时常延迟表达,可能就是天生的少言或者救援路径不畅又或是被照护者忽视, 这意味着急性事件的影响已经开始在身体功能方面表现出来,这可能会因强制卧床休息而加剧。通常需要一段时间的康复,这应该越来越多地在家中进行而不是在机构中。衰弱的老年人会改变稳态机制,这意味着他们的储备受损,使他们更易损于很轻微的伤害,但也会改变他们的反应,例如改变对药物的反应,故而在给予新的药物治疗时,切记"小量起,慢增量"。

最需要的人常是获得他们所需要的服务最少的,这可能是由于内在因素,如认知或感觉障碍;或外在因素,如缺乏适应老龄的服务或更广泛的社会经济因素。

老年患者的急重症代表了患者生命中非常衰弱的时期,需要住院进行特殊救护。必须认识到为了获得最佳结果,救护工作的连续性非常重要。在到达医院之前,患者可能已经很衰弱, 因此收集有关当前的诊疗计划信息将为紧急情况下的直接救治提供有价值的信息。同样,一旦患者情况稳定并且可以出院,无论是回家还是去疗养机构,出院管理对于确保有效延续已启动的诊疗计划非常重要。有效的出院服务的早期支持关键环节如图 30.1 所示。

- 进行了清楚沟通的整体临床管理计划
- 监督和审查(或无)违反计划的进程
- 强有力的管理和信息共享
- 快速对接出院的早期支持

图 30.1　出院计划一览。

(周存霞　张惠娟　译)

参考文献

Biber R, Bail HJ, Sieber C, Weis P, Christ M, Singler K. Correlation between age, emergency department length of stay and hospital admission rate in emergency department patients aged >/=70 years. Gerontology. 2013;59(1):17–22.

Nemec M, Koller M, Nickel C. Patients presenting to the emergency department with non-specific complaints: the Basel non-specific complaints (BANC) study. Acad Emerg Med. 2010;17(3):284–92.

Provencher V, Sirois M-J, Ouellet M-C, Camden S, Neveu X, Allain-Boulé N, et al. Decline in activities of daily living after a visit to a Canadian emergency department for minor injuries in independent older adults: are frail older adults with cognitive impairment at greater risk? J Am Geriatr Soc. 2015;63(5):860–8.

Romero-Ortuno R, Wallis S, Biram R, Keevil V. Clinical frailty adds to acute illness severity in predicting mortality in hospitalized older adults: an observational study. Eur J Intern Med. 2016;35:24–34.

Wallis SJ, Wall J, Biram RW, Romero-Ortuno R. Association of the clinical frailty scale with hospital outcomes. QJM. 2015;108(12):943–9.

住院和门诊康复护理　第 31 章

Finbarr C. Martin

摘　要

康复是指预防、保留和恢复对人的幸福感至关重要的功能丧失，功能水平是健康老龄化的核心。尽管个体之间变化很大，年龄相关的变化是不可避免的。其他疾病(包括急性和长期疾病以及损伤)是常见的。这些因素共同决定了个体的固有能力。其如何影响功能水平取决于环境挑战和促成因素以及个人与它们的相互影响。术语“失能”涵盖了能力的变化范围和能力。随着欧洲人口老龄化，老年人所占失能比例越来越高。

康复是大多数老年患者临床治疗的一部分。目标和技术在不同的环境中有所不同，但原则保持不变。通常由多学科团队进行的多维度评估可以实现个性化的目标设定和治疗计划。运动和其他形式的训练是干预措施的共同特征。关于如何最好地组织和提供康复的证据正在快速增加。对老年病医生而言(对基层医疗和其他专家也是如此)，必须理解康复在老年患者治疗中的地位。

学习目标

完成本章学习，读者将能够：

- 了解用于老年人的功能、失能和健康的模式；
- 理解老龄化、急性和长期疾病对生命历程的联合影响；
- 知道多维度、多学科方法的含义；
- 明白在许多社区和医院临床工作中康复的临床疗效证据越来越多。

31.1　康复的内涵

据世界卫生组织(WHO)估计,全世界超过十亿人存在某种形式的失能,约占总人口中的 15%。由于人口老龄化和慢性健康问题的增加,失能率正在上升。当 WHO 发布“WHO 2014—2021 年全球失能行动计划,世界失能报告”时,就提示它既是人权问题也是公共卫生问题,因为失能与社会经济条件不利以及健康状况不良有关。

有报道 2015 年欧洲 1/4 的成年人口(16 岁以上)因健康问题会有 6 个月或更长时间的某些或严重的长期常规活动受限(http://ec.europa.eu/eurostat)。这些活动包括工作、家务或参加休闲活动。失能率高有下述趋势:

- 女性高于男性;
- 老年人高于年轻人;
- 贫困人群高出社区约 2 倍。

WHO 的“国际功能、失能和健康分类(ICF)框架”(http://www.who.int/classifications/icf/en)可以最好地理解失能。这有助于在不同学科之间建立一个共享的理念和语言,更好地阐明干预的重点以及分工的需要,从而有助于多学科协作的临床工作。该模式促成了一种整体方法,因为它提供了个人特征与人们生活的物质和社会环境之间的相互作用的理解(另见第 3 章)。

在这个模式中,身体(包括器官)的结构和功能受到增龄和疾病的影响,后两者都与个体的固有能力相关,涉及力量和活动性、活力、认知、情绪、营养状况、视力和听力等方面。功能水平是固有能力、环境和它们之间相互作用的产物。固有能力通常从中年开始下降,但其峰值及其下降速度在个体之间差异很大。一些能力的损失几乎没有显现,但是当储备丢失时,无论是急剧的还是逐渐丧失,功能能力就会受到影响。这如何影响个人的日常生活取决于外界如何影响他们。

31.1.1　老年人康复

在几种情况下康复有重要作用:

- 确定危机发生前的能力或功能损失状况, 以便通过基于社区的临床治疗和社会干预这两方面增进康复;
- 预防或尽量减少疾病或创伤急性期的功能丧失,并协助之后的功能恢复;
- 支持能力和功能降低了的个体,以减缓进一步恶化,并增强自主或参与自己生活中全面实际的帮助、应用辅助器具和利用环境的活动。

欧洲各国在这些活动中初级诊疗、医疗专家、社区服务和医院的作用各不相同:

- 只在有完善的初级诊疗的国家才能先期识别早期功能下降的个体, 这可以促使进行更详细的评估,利于实现恢复性治疗;

- 一些国家的老年病医生很少,或者老年病医生起的作用有限;
- 老年病医生、内科医生和神经科医生对脑卒中诊治的责任不同,尽管老年病医生是脑卒中有效康复的主导者;
- 创伤康复可能由医疗康复专家、老年病医生或整形外科服务部门指导;
- 医院病床的数量差别很大:例如,德国的人口数量比英国多2倍多,这意味着一些国家更可能在医院提供恢复或康复服务,而在其他国家则更多是在社区环境中。
- 基于社区的服务可能是在养老院,但在一些国家中,越来越多地为患者在家中提供康复服务。

31.2 需要康复的群体

康复治疗是大多数老年患者临床治疗的一部分, 即使在生命快结束时也极少有方法可以用来增强患者功能或自主性,它可以是姑息治疗的有效组成部分,因此,一个广泛的康复概念是必要的:它不仅仅是恢复充分的体能!

31.2.1 社区居民

许多老年人通过改变他们的活动或他们如何做这些活动的方法来适应固有能力的下降,这可能会有帮助,但也可能掩盖潜在的可治疗的转变。年龄歧视的推定可能导致老年人本身和(或)他们的家人降低了期望。因此,在失能之前检测功能下降是很重要的。取得这样的发现可以通过:①发现病例,即当患者出于其他原因或正在寻求具体帮助时,抓住治疗的机会来停止、减缓、逆转储备能力的丧失;②在高风险年龄人群中进行筛查。

无论用哪种方式,随着做规范的CGA进行的简单评估或提问,可以确定能力的丧失、对其成因的解释,以及治疗的可能性和期望。实例如下。

- 与同龄人相比,活动强度低或步行速度慢都是随后发生功能丧失的先兆。
- 视力受损,导致跌倒风险增加或体力活动减少。
- 认知能力下降,导致饮食不良、社会孤立或抑郁。

31.2.2 住院患者

对于患有急重症或受伤的老年人,无论患者是住院还是接受"家庭医疗"的治疗,患者的功能水平都会迅速降低。对于年龄较大的患者,无论因何住院,因为体力活动和营养减少以及自主性丧失,所以住院本身总是与功能下降相关(Covinsky等,2011)。急性事件本身也可能导致固有能力(强度、认知等)的急剧下降,但这可能是与长期疾病相关的逐渐下降所累加的,衰弱个体(特别是在患病时)能力更容易急剧下降。

患有脑卒中或脆性骨折的患者要特别关注, 由于两者都是频繁的和潜在的极易造成失能的事件。

31.3 如何组织和提供康复治疗

31.3.1 一般原则

任何康复计划的内容均旨在解决多维评估中发现的特殊损伤和功能障碍。对于社区中的老年患者或住院患者,无论新病情如何,都要进行 CGA,并且通常需要涉及多方面干预。

训练通常是康复计划的一部分。这意味着要重复执行明确定义的任务,该任务可能没有任何直接的功能意义。实例如下。

- 逐步增加阻力锻炼,为提高肌肉强度和力量。
- 增加步行距离,每天重复几次,为增加耐力。
- 单脚/双脚和睁眼/不睁眼站立,为改善平衡。
- 认知练习,为提高机敏性和持续注意力。

治疗师使用的具体技术细节不在本章的叙述范围。训练将伴随功能性活动进行。有证据表明,这些好处是互补的。

31.3.2 目标设定

确定目标是以患者为中心的成功康复的核心。只有基于对所提供的治疗方案的可能获益、风险和负担的坦诚沟通,与患者商定目标才有意义,这些还会随着时间的推移而改变,例如,在急性疾病之后,目标随着患者恢复(或不恢复)功能水平而变化。在考虑康复的时机和选择时,内容包括如下。

- 患者的恐惧、期望、信念和优先事项是什么,短期和长期?
- 患者目前的情绪和认知状态如何?
- 患者是否达到了生理稳定状态?
- 患者目前参加主动锻炼的能力限度?
- 患者可能在家中参加更多的活动或更快地康复吗?这将受到患者的态度以及可为其所用的社会支持的影响。

31.3.3 多学科团队

如果你用 WHO 的 ICF 模式来理解失能,很明显,康复的目的可能是减轻疾病的影响、重建固有的生理或心理能力,通过学习做不同的事以克服活动受限,改变环境,或提供人力、机械甚至计算机辅助,因此,这需要一个拥有多种技能的团队。多学科的团队合作是康复的基石。在老年医学服务方面,通常包括医生、护士、物理治疗师和职业治疗师作为核心成员,并视需要增设其他学科,包括言语治疗、临床心理学、社会工作、营养学、药学、足科和矫形学科(另见第 27 章)。患者和其家属往往也是团队成员,但他们的角色和责任需要谨慎地讨论。在一些国家,医生提供大部分康复治疗,但在另一些国家,物理治疗师和其他治疗师具有更多的自主性。

对不同患者的投入不同，且对同一患者在不同时期的投入也会不同。对患者需求的整体评价意味着这些需求没有哪一项居首要地位。另一方面，团队需要协调，这往往由经验丰富的医生、具有病例管理技能的护士或最广泛掌握康复疗法的治疗师来完成。团队中有效的沟通是一个关键的成功因素，关键在于团队成员必须对其共同努力的总体目标有相同的理解，而每个成员也可能有具体的目标需要努力，以促进这些目标的实现。团队会议通常是需要的，并通过共享临床记录来加强交流，如果能基于网络或其他电子共享系统沟通就更容易实现。会议的频率取决于研究内容，也许每天都有急症病房的问题，或者每周在社区康复机构中，康复机构的患者病情变化较慢(另见第27章)。

31.4 特定状态下的康复

31.4.1 社区设置

社区项目通常是短期的，如上所述通过筛选或发现病例的方法提示出须做康复的患者，但也可能是医院住院的患者转为康复。对于许多患者，干预方法是通用的，例如力量和平衡训练，以推迟活动失能，但运动项目根据目标不同而有所不同，从心肺适能(耐力)、强度和力量为增强日常生活活动(ADL)能力，强度和平衡为防止跌倒，通过有监督的渐进康复方法可以减少对跌倒的恐惧，并解决信心问题。

有些人需要将康复部分纳入针对其病情的长期治疗方法中，例如帕金森病。除了最佳的药物治疗外，康复干预措施需要根据个人的需求和优先事项的变化进行调整。目标包括预防跌倒和伤害，用补充制剂避免蛋白质–能量营养不良，通过采用治疗建议和改变食物和饮料的选择预防吸入性肺炎，为发音障碍者使用语音或辅助设备以保持口头沟通，用社会激励和各种措施促进睡眠以减少抑郁的风险。在初级或社区健康设置中解决这些问题通常需要从相关的专业引入专家，随着疾病的进展这将变得越来越重要。

31.4.2 急性疾病后的康复

针对住院患者的康复干预措施可以针对不同的目标：

- 通过诊断和快速治疗急性疾病，使患者固有能力丧失的时间和程度最小化。
- 通过减少临床环境中不必要的障碍(例如医院病房设计和常规程序)，使功能水平最大化，尽管固有能力降低了。
- 通过优化营养和早期运动训练，预防或最小化瘦体重(特别是肌肉)的丢失。
- 在有能力时促进独立活动，必要时通过支持性照护维持平衡。
- 通常通过某种训练项目来重建疾病急性期后的固有能力。
- 通过减少环境和家庭障碍[如陡的台阶和(或)提供辅助设备]，使功能恢复最大化。

这些干预措施的细节以及它们之间的平衡将在具有不同问题的个体间和任何一个人在

疾病恢复过程中有很大变化,这就是老年康复的临床科学。表 31.1 显示了这种情况如何应用于最常涉及重大康复的病情中。这证明当某些病情可能存在特殊的挑战时,患者的需求却存在很强的相似性,尽管他们处于不同的疾病状况。这说明了老年医学的一般原则:关注功能和综合征,而不是疾病。老年病康复的标志是其基于对患者全面的综合评估,而不是基于疾病治疗方案。表 31.2 显示了年轻人和老年人康复的一些差异。

从急性疾病中恢复的老年患者在病房的康复通常将特定训练与诸如步行上厕所等功能性活动相结合,这些对患者更有意义,因此要鼓励他们参与,但在他们恢复先前掌握的协调的认知和神经肌肉活动方式时也是有效的。为此,通常每次以相同的方式重复那些活动。某些康复项目不太可能使患有抑郁症、极度衰弱或痴呆的患者受益,一定要现实地考虑这些因素。

表 31.1　康复的一般方法,以及老年人常见急性疾病所需干预措施的一些例子

为最大限度地恢复进行干预		疾病状况			
		急重症,如脓毒症	COPD 加重	髋部骨折	脑卒中
急性期	普遍的	防跌倒和功能减退 预防脱水、谵妄;矫正维生素/矿物质		预防制动的并发症	
	具体的	快速诊断和治疗	优化氧合、气道和治疗感染	快速手术以减少疼痛和制动 对矫形老年患者住院治疗	取决于神经受损情况:范围、定位、处理吞咽困难、语言交流
急性期后恢复期	增强固有能力	逆转功能减退的力量、平衡和耐力锻炼 优化蛋白质/热量摄入		用药和力量、平衡锻炼解决跌倒风险、肌少症和骨骼健康问题	规范化专科脑卒中康复,促进神经功能恢复
	功能最大化	加强环境和社会促成因素,减少阻碍,促进自信心,应用辅助设备,帮助照护者			

表 31.2　老年和年轻患者的康复差异

	年轻患者	老年患者
功能变化的时间	单一事件,突然发生	经常是逐渐的损失,有波动
功能减退的原因	事故或不常见的疾病	常有多种因素,最后失代偿
损伤范围	相同病情的患者通常相似	更多变量反映了一系列衰弱和多重疾病
期望	受打击后意向恢复“正常”	怀疑未来前景,有时就忍受
精神/体质资源	通常良好	经常衰弱伴或不伴有认知障碍
服务人员的态度和他们的优选倾向	通常患者都相似	随患者的个体情况不同差异较大,另有代际差别

患者参与康复干预的能力不同，这可能会限制有益效果并且还可能增加患者康复体验的负担。医生有责任识别并帮助患者克服参加康复活动的疾病状态，包括未解决的谵妄、抑郁、疼痛、贫血、脱水和生理不稳定，为此可能需要修改或推迟实施干预。

焦虑、对受伤的恐惧以及患者对其恢复前景的担忧也对疾病的康复有碍。在此阶段，患者优先要做的事情可能与医疗保健专业人员或患者家属有所不同。在这种情况下，适应病情的护理和积极康复支持是很重要的。这种适应具有挑战性，特别是对护士而言。例如，可以通过鼓励患者在水槽处清洗而不是由护士在床上被动擦洗，或者帮助患者穿衣而不是替他们穿好。但这会使患者反复经历失败，从而降低信心，可能起到反作用。因此，与患者达成可实现的短期目标是很重要的。

31.4.3 脆性骨折

髋部骨折是大多数国家最常见的骨科创伤，并且在未来几十年全球范围内会增加数倍。患者第一个月死亡率高达10%，只有1/3或更少的患者恢复到骨折前的活动能力。早期手术和术后运动可有助于功能恢复，但患者中衰弱和痴呆的发生率高是康复的限制因素，而最佳的康复方法仍在研究中。包括从患者入院时一起工作的老年病专家的协作临床团队可以改善一些结果(Prestmo 等，2015)。当然，阻力和平衡训练可减少随后的功能下降。

近端肱骨骨折是致残性的，很少有患者能完全恢复功能性运动，手术效果更好，但很少推荐用于老年患者，不过这可能会有改变。其他常见的骨折是椎骨和骨盆骨折：两者都会疼痛，可能对生活质量产生持久的负面影响。一旦疼痛得到控制，这些患者的康复方法(另见第21章)与急性疾病后的功能减退患者相似。

31.5 康复有效性的证据

临床医生和患者及其家属，对于可能取得的改善功能能力的潜力变得更加乐观，即使对高龄老人也如此，并且有越来越多的证据支持如此。对于状态稳定但功能较差的社区老年人，2009年Cochrane评价包括121项试验和6700名接受了渐进性阻抗运动的参与者(高强度，2~3次/周)，分析显示，从椅子上起身、走路的速度，以及日常活动(如洗澡或准备饭菜)都有一个小的但有意义的改善，患有骨关节炎的患者疼痛减轻了。随后对强调有氧、阻抗和灵活性训练活动干预的研究表明，患者自我报告的健康状况有所改善，并降低了意外失能的风险(Pahor 等，2014)。

运动项目也被证明可以增强健康老年人的认知功能。对22项试验进行的系统综述显示，轻度认知功能障碍患者的认知功能(执行功能、注意力和延迟回忆)得以改善，但对已确诊痴呆患者的影响尚无定论。然而，一项为期一年的强化运动项目改善了阿尔茨海默病患者的身体功能，没有任何明显的不良反应。心理社会团体康复重点是要改善患者同伴支持和社会融合，这不仅可以改善社会心理功能和生活质量，还可以提高生存率(Pitkala 等，2009)。

对体弱的居家患者进行的一项重要研究表明，高强度、渐进式阻抗训练和营养补充相结合可以提高肌肉力量、步速和爬楼梯能力。

即使在患有急性疾病的短期住院治疗中，也有证据表明，与标准的疾病导向医疗护理相比，老年综合评估(包括定制干预措施)可促成更好的功能改善结局(并降低死亡率)(Baztan等，2009；Ellis 等，2011)。这种方法将包括一些康复措施，但也有证据表明对这些患者的短期锻炼计划(尽管只是适度的)有益(Bachmann 等，2010)。对住院患者的矫形外科护理包括注重早期康复，这种方法比传统的整形外科治疗显示出适度的益处，尽管最衰弱人群的获益可能较少。

有大量证据表明，专科脑卒中病房治疗对死亡率和功能恢复的益处。虽然解释为受到解除了复杂干预中个别部分的固有困难的影响，但一个重要方面是早期和多学科的康复。

基于社区的急性康复治疗显示出短期功能性获益和护理机构入住率降低。康复计划的研究显示，从心力衰竭和慢性阻塞性肺病(COPD)恶化中恢复而取得功能性获益的主要涉及老年人。

总之，多方面的多学科方法对于治疗病情稳定的功能不良个体以及患有急重症或受伤的老年人有益的证据越来越多。这种方法包含了康复原则，并通过具体的练习和其他干预措施得到了加强。

(周存霞　孙秀颖　译)

参考文献

Bachmann S, Finger C, Huss A, Egger M, Stuck AE, Clough-Gorr AM. Inpatient rehabilitation specifically designed for geriatric patients: systematic review and meta-analysis of randomised controlled trials. BMJ. 2010;340:c1718.

Baztán JJ, Suárez-García FM, López-Arrieta J, Rodriguez-Manas L, Rodriguez-Artalejo F. Effectiveness of acute geriatric units on functional decline, living at home, and case fatality among older patients admitted to hospital for acute medical disorders: meta-analysis. BMJ. 2009;338:b50.

Covinsky KE, Pierluissi E, Johnston CB. Hospitalization-associated disability. JAMA. 2011;306:1782–93.

Ellis G, Whitehead MA, O'Neill D, Langhorne P, Robinson D. Comprehensive geriatric assessment for older adults admitted to hospital. Cochrane Database Syst Rev. 2011;(7). Art. No.: CD006211.

Pahor M, Guralnik JM, Ambrosius WT, Blair S, Bonds DE, Church TS, LIFE study investigators, et al. Effect of structured physical activity on prevention of major mobility disability in older adults: the LIFE study randomized clinical trial. JAMA. 2014;311(23):2387–96.

Pitkala KH, Routasalo P, Kautiainen H, Tilvis RS. Effects of psychosocial group rehabilitation on health, use of health care services, and mortality of older persons suffering from loneliness: a randomized, controlled trial. J Gerontol A Biol Sci Med Sci. 2009;64(7):792–800.

Prestmo A, Hagen G, Sletvold O, Helbostad JL, Thingstad P, Taraldsen K, et al. Comprehensive geriatric care for patients with hip fractures: a prospective, randomised, controlled trial. Lancet. 2015;385(9978):1623–33.

推荐阅读

其他参考资料可以在线查询 https://doi.org/10.1007/978-3-319-61997-2_31.

机构和非机构长期护理　第 32 章

Adam Gordon

摘　要

良好的长期护理是通过良好的慢性疾病管理、选择性实施老年综合评估、以人与人际关系为本的护理以及为健康和幸福感的整体模式而形成的。以患者为中心的医疗服务被定义为给予患者对管理决策的发言权、选择权和控制权。独立性越差的患者越难做到。由于社会因素和基于政策的考虑将随着时间而变化,因此不同国家的长期护理会有所不同。无论国家间差异如何,长期护理的需求都受到各国类似护理要求的影响。护理机构诊断的常见疾病是脑卒中和痴呆,常见表现是大便失禁和夜间躁动。

学习目标

完成本章学习,读者将能够:

- 了解慢性疾病的管理,老年综合评估的实施以及在长期护理环境中以人与人际关系为中心的护理原则如何促成良好的护理;
- 在长期护理的背景下确立以患者为中心的护理是要给患者表达、选择和控制管理决策的权利;
- 描述患者自己和其他国家形成长期护理的保健和社会关怀政策相关的考虑因素;
- 描述各国接受长期护理者在长期护理机构确定的影响接受长期护理的疾病和常见表现的共性。

与人口老龄化相关的衰弱和依赖性增加的结果是越来越多的老年人需要在医院之外接受长期护理。要长期护理的老年人数量以及要为他们提供的设置各国情况不同,但是实际上不能自理和有多重疾病的老年患者在急症医院之外接受治疗的人数都远多于在急症医院内接受治疗的人数。

32.1 长期护理的总体原则

在急症医院外护理的患者与那些在急症医院护理的患者要求有所不同。这是由形成慢性疾病有效管理的原则所决定的。在临床层面,这通常包括有效的病案管理,有技能熟练的专业人员定期依照规定的治疗目标审查临床进展,而在此范畴内,许多组织架构因素也对有效的护理起作用。这些已经在“护理屋”模式中进行了总结(见图 32.1)。构造慢性疾病管理的临床治疗、服务设计、教育准备和资源规划的一个关键概念是必须具有预见性和主动性。如果团队被动等待患者或者到患者有所表现时将不可避免地出现严重的不适。

这些原则对所有慢性疾病都能很好地起作用,但在疑难和多重疾病的患者中会有些复杂。老年综合评估(CGA)的概念促成了良好的护理(Welsh 等,2013)。内容包括如下。

- 初步综合评估,涵盖医疗、心理、功能、社会和环境方面。
- 多学科团队(MDT)有足够的专家意见来支持上述评估,这通常至少包括医生、护士、物理治疗师和职业治疗师(社会工作者取决于设置所需),可以根据需要纳入更广范围的专家(精神科医生、矫形师、言语治疗师、营养师、牙医、足科医生、听力学家、验光师)。
- 建立包括所有上述内容的问题清单,建立满足 SMART(特定、可衡量、可实现、现实、时间分隔)的治疗目标。

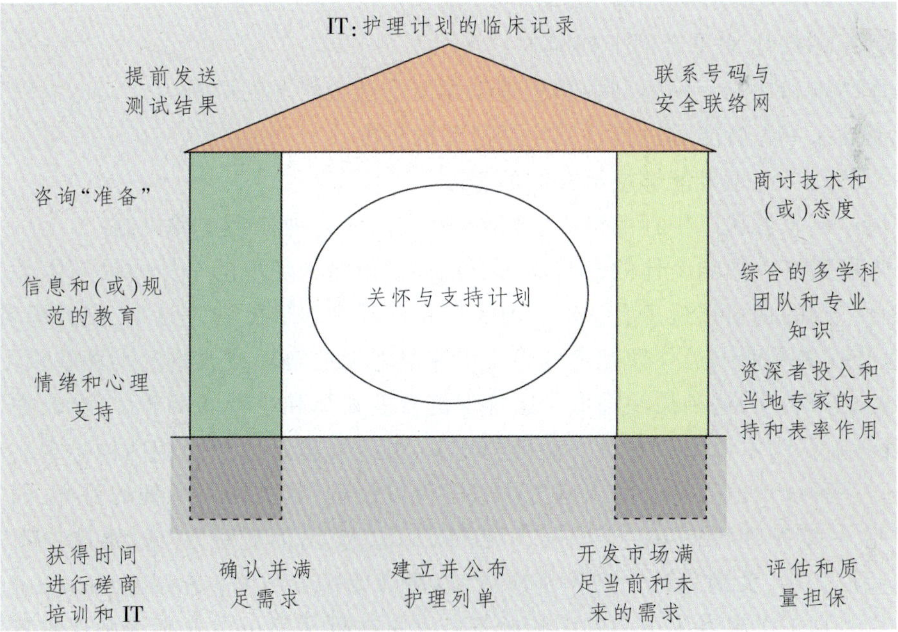

图 32.1 国家卫生服务中心护理屋模型,转载自 Eaton 等(2015)。

- MDT 定期复审,同时考虑治疗目标。

由于长期护理受急危和恶化病情的影响较小,而且更多的是支持健康和幸福感,所以采取整体的保健方案是很重要的。在这种情况下,一个重要的概念框架是世界卫生组织功能、失能和健康国际分类(简称 ICF)(WHO,2001)。这与国际疾病分类(ICD-10)相辅相成,但其主要焦点不在于应用诊断,而是考虑患者如何与周围环境相互影响以便能尽量得到满意的生活(图 32.2)。

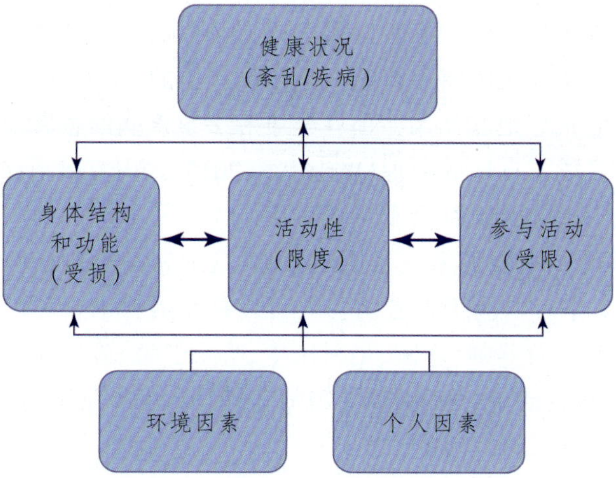

图 32.2 ICF 的示意图。

ICF 鼓励 MDT 考虑患者的下列因素。

- 身体结构和功能——解剖学和生理学如何受健康状况的影响。
- 活动性——患者能够进行日常生活活动的程度。
- 参与活动——患者能够接触社会的程度。
- 环境——患者赖以生存的世界,包括家庭在内的各种社会支持机制。
- 个人因素——影响个体的参与需求及他们如何融入环境的个性或信仰体系。

以这种广阔的视角接近患者,鼓励 MDT 制订广泛和包容的管理计划,提升患者幸福感。传统上,医疗保健专业人员往往把注意力集中在患者无法解决或改进的功能缺损上。然而,越来越多的证据表明,这种关注降低了医疗保健专业人员和患者的期望。例如,在某些文化中,有一种考量认为术语"衰弱"具有消极的含义,以至于患者被禁止使用标志为衰弱特定的咨询服务。一种以价值为基础的保健方法日渐得以鼓励,其关注可实现的目标,而非不能实现的。因此,长期护理状态中的衰弱服务可能被标志为"增加复原力"或"维持功能"。

在这些模式中,关键是认识到护理应该"以患者为中心"(The Health Foundation,2014)。关于什么代表真正以患者为中心的医疗服务有大量文献,但可以概括为确保患者对其护理可以"表达、选择和控制"。随着患者变得更加衰弱,特别是当他们认知受损时,这变得更具挑战性。当患者很少能表达,结果使共享决策变得更加困难时,就更倾向于采取传统的家长式医疗咨询模式。给一名 25 岁的 1 型糖尿病患者做出医疗决定所需的技能和资源与支持一位患有偏瘫和急性血管性痴呆伴失语的 88 岁患者所需的技能和资源完全不同。一个复杂的特征是老年患者经常依赖于社交圈帮助他们的护理——无论是非正规且无偿的途径，还是正规并有偿的途径。如果不考虑这对他们护理所依赖的社交圈的影响,就不能做出关系到患者幸福感的决定。这引出了“以关系为中心的护理”的理念,即一种以患者为中心的护理强化模式,就是在制订决策时要考虑并询问患者的社交圈(Nolan 等,2006)。不同的立法具有不同的法律和道德框架,以保护个人的权利,并指导医疗保健专业人员用好这些复杂的决策,照护老年人的从业者必须精通他们就职的国家的这些法律规定。

32.2　长期护理的设置

给予老年人的护理是一个渐进的过程——从在患者家中护理,到在机构环境中的 24 小时专业护理。各国之间所用确切术语有所不同,例如,有 8 种不同的术语描述了与护理机构的国际定义相匹配的设置(Sanford 等,2015)。

此外，不同的保健服务机构在各自环境中对患者进行护理的信心和能力受到许多因素的影响,这些因素往往与健康无直接关系。来自跨国研究的证据表明,随时可用且关系亲近的大家庭网是患者能在自己家中接受治疗的重要决定因素，而国家或保险支付的长期护理的现实可用性却会增加患者早期活动受限的可能性。

护理范围类别如下。

- 家庭护理:这包括对日常生活活动的支持,通常由不具备特定医疗保健资质的人员提供。在一些国家中,把“社会关怀”(不需要常规的医疗保健学科,如护理、物理治疗和医学的投入)与“医疗保健”进行简单的区分,目前尚不清楚这些区分是否有益,而且它们更多地受到如何得到护理资助和护理人员组织的驱动,而不是出于患者特殊需求的考虑。

- 中间护理:这是一个包容性术语,用于包括基于急症医院之外的护理,具有时间限制并专注于特定护理要求。它包括在患者的家中以及非急症机构中对短时发作的疾病进行较强支持。它通常涉及常规的医疗保健行业以及护理助理。其包括如下。

  —“进阶”中间护理:短期康复、复原或医疗干预,作为患者通常的长期护理需求的升级,通过 MDT 在家中或在疗养院等长期护理机构中诊视患者。这种方式的特点是通过在离家较近的地方提供较强的医疗帮助来避免入住急症医院。

  —“降阶”中间护理:短期康复、复原或恢复期护理,作为入住急症医院治疗后的降级。这可以用于不同康复目标的广泛的适应证,例如,从髋部骨折过渡到更一般的康复期,即衰弱加重的患者从与急性病相关的恶化发作中恢复。

- 家庭医院:这是一种特殊形式的中间护理,可以在家中短期内提供高水平的医疗和护理服务。此外,其特点是可避免住院。家庭医院治疗包括但不限于静脉内用药、肠内和肠外营养以及复杂的伤口护理(包括在患者家中用真空负压疗法)。

• “额外护理”：这是描述一种长期护理状态，居民得到护理团队的额外支持，同时还保持一定程度的独立生活，退休农场和村庄生活，监护人辅助的和“庇护的”住宿都遵循这个宽泛的模式，尽管护理的基本原理大不相同。这些护理团队虽然设在额外护理机构内，但通常不是每天24小时可用的，即使可用，它的员工配比也不足以让居民经常受到监护，特别是在晚上。

• 机构护理：护理机构越来越多地被用作涵盖这些设置的术语。然而，国际上对护理机构的定义范畴是从护理院和住宅到社区医院的各种组织。形成这些机构的统一特征是，护理人员可以每天24小时监护居民。在更密集的光谱监视器终端，将有经充分培训的护士每天24小时现场值守。虽然各国长期接受机构照料的人员的类型和数量不同，但共同的主旨形成了对这种高强度护理的需要。由于脑卒中而增加了功能性依赖，以及在更晚期痴呆患者中增加监管的需求是重要的“护理机构特征性诊断”。尿便或只有大便失禁、夜间躁动和游走是特殊的综合征，经常由此引发转诊。

大多数国家都有证据表明，随着时间的推移，患者家中更好的实用护理、短时强化中间护理服务以及基于计算机的遥控和远程医疗干预措施会让更多的依赖他人的患者能住在家中。这导致了对长期护理部门的依赖程度不断提高，对在那些机构中的工作人员的工作强度和能力都提出了更高的要求。在大多数医疗保健经济体中，招聘和培训足够数量且技能足以从事长期护理工作的人员是一项挑战。随着不同的健康和社会关怀经济体的社会结构和经济挑战的变化，长期护理的形式可能会随着时间的推移而不断变化。正因为如此，国际上对如何组织这种护理存在差别可能将是一个持久的现象。

（周存霞 吴红 译）

参考文献

Eaton S, Roberts S, Turner B. Delivering person centred care in long term conditions. BMJ. 2015;350:h181.

Nolan M, Davies S, Brown J. Transitions in care homes: towards relationship-centred care using the ‘Senses Framework’. Qual Ageing Older Adults. 2006;7:5–14.

Sanford AM, Orrell M, Tolson D, et al. An international definition for ‘nursing home’. JAMDA. 2015;16(3):181–4.

The Health Foundation. Person-centred care made simple. 2014. http://www.health.org.uk/sites/health/files/PersonCentredCareMadeSimple.pdf. Accessed 3 Mar 2017.

Welsh TJ, Gordon AL, Gladman JR. Comprehensive geriatric assessment - a guide for the non-specialist. Int J Clin Pract. 2013;68(3):290–3.

World Health Organization. International classification of functioning, disability and health. Geneva: WHO; 2001.

姑息治疗与临终关怀　第33章

Annette Hylen Ranhoff

摘　要

姑息治疗的目的是减轻患有不治之症的重病患者在生命最后阶段所承受的痛苦，并为他们的亲人提供帮助。

姑息治疗应由专业治疗团队完成。而在判断老年患者或多发病患者是否适合接受姑息治疗、确定治疗的目标，以及姑息治疗是否能够满足患者及其家属的需求等方面，老年综合评估(CGA)可提供最佳的基础。

有必要进行系统评估并监测常见症状，如疼痛、恶心、呼吸困难、谵妄和躁动等；与患者和家属保持密切的沟通并制订预先治疗计划，可提高照护质量。

良好的照护是姑息治疗的基石，需与医生密切合作。

在临终关怀阶段，营养、静脉输液和服用药物等无法控制症状，均应放弃。四种药物可以皮下注射减轻临终关怀阶段遇到的大多数症状。

学习目标

完成本章学习，读者将能够：

- 掌握姑息治疗和临终关怀的一般原则，以及可为患有严重和复杂疾病的老年人提供哪些帮助；
- 了解姑息治疗既可以单独进行，又可以与更有疗效的治疗联合开展；
- 掌握老年人疼痛、恶心、焦虑和谵妄等症状的简单而有效的治疗方法；
- 了解在姑息治疗的不同阶段与患者及其家属进行密切沟通的重要性。

33.1 老年人姑息治疗和临终关怀

姑息治疗是一种跨学科的治疗模式，其重点在于减轻患者的痛苦并为患者及其照护者提供可能的最佳生活质量。鉴于人至老年阶段慢性病性质和持续的特点，老年患者治疗策略多不同于年轻患者(Goldstein 和 Morrison，2005)。大多数老年人晚年并非死于癌症，而是死于与老年相关的慢性疾病和急性事件。心力衰竭、痴呆、慢性下呼吸道疾病和肺炎通常是造成老年人死亡的主要原因(Tinetti 等，2012)。在生命的最后阶段，老年人发生跌倒、水肿和谵妄等症状的概率远高于年轻人。由于复杂的健康状况及多种疾病和损伤的存在，上述症状的病理生理学机制可能很难解释清楚。存在多种疾病加上认知障碍，老年人经常同时服用多种药物，这也会使治疗变得更加复杂。与患者和其家属的密切沟通是姑息治疗获得良好效果的首要条件。

在临终关怀阶段，缓解患者的症状、让患者有尊严地离开这个世界，是姑息治疗的重点。治疗既可针对疾病本身(即心力衰竭的治疗或肿瘤靶向治疗)，又可旨在取得一般意义上的疗效，但通常都是两者兼有(图 33.1)。

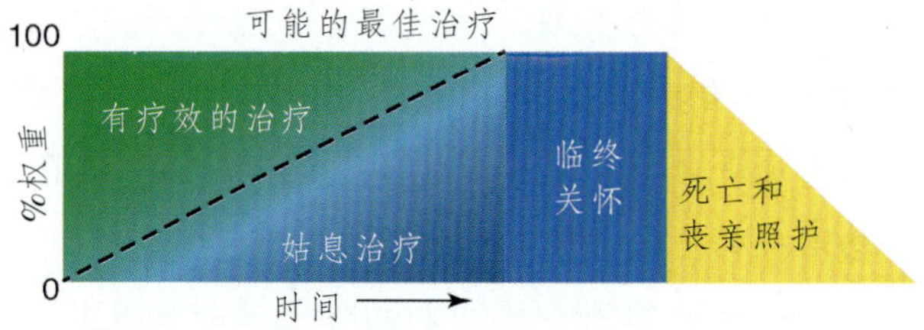

图 33.1 对于终末期疾病的老年人随时间推移而采用的治疗方案权重。

33.2 姑息治疗的定义(出自 WHO)

姑息治疗是一种改善面临致命疾病的患者及其家属的生活质量的治疗方法。它通过早期识别、准确评估、治疗疼痛和其他疾病，以预防和减轻患者及其家属身体、社会心理和精神方面的问题。

关注患者的痛苦，不仅要关注生理上的痛苦，而且要解决生理痛苦之外的困扰。姑息治疗通过团队努力，为患者及其照护者提供支持，其中包括解决具体的需求和提供丧亲辅导。姑息治疗是提供一个支持系统，可以帮助患者尽量积极地生活，直至故去。

33.3 姑息治疗的安置

在欧洲，老年人临终时段和离世所处的场所各异。在生命的最后阶段，老年人最常住在医院和护理院(NH),有些人也会一直住在自己家中。虽然有专门开展姑息治疗的诊所和护理院,如临终安养院,但很少有老年人死在这些地方。许多住在护理院的老年人并没有得到最好的姑息治疗和临终关怀,而在医院,相较于姑息治疗,以治疗疾病为目的治疗占绝大多数。在理想情况下,无论身处何处,老年人都应有得到姑息治疗的机会。不过,从提高照护质量角度来看,将老年人转至医院或护理院可能更好。

将老年人转至医院的理由:

- 在 NH 或家中发生无法缓解的疼痛或其他不适;
- 进行诊断性检查意在对症治疗;
- 只有在医院才能通过某些治疗来改善患者的不适,如开展侵入性治疗或修复髋部骨折;

将老年人转至 NH 或老人院的理由:

- 患者需要 24 小时照护,而家中无法实现。

33.4 姑息治疗和临终关怀的指征

估计老年人或多发病患者的预期寿命或死亡时间不太容易,这方面不存在什么客观标准,主要依靠临床判断。显然,要注意观察并治疗令患者痛苦的症状,但何时转入姑息治疗,这通常应由治疗团队与患者及其家属密切沟通后才能决定。姑息治疗的指征如下(WHO):

- 不可治愈的进展性疾病,如晚期痴呆;
- 持续加重且无法忍受的功能障碍(无法独立生活);
- 患者意愿。

33.5 老年综合评估(CGA)

对于病情复杂、体质虚弱和存在生理功能障碍的老年患者,CGA 是确定其是否适于接受姑息治疗、确定治疗目标和能否满足患者本人及家属需求的最佳基础。这些评估需要护士、医生和其他相关人员(社会工作者、理疗师、职业治疗师、营养师和药剂师)开展多学科的通力合作才能完成。若患者希望有特定人员参与现有问题的讨论也是可以的(另见第 25 章)。

33.6 症状的评估与监测

推荐使用如埃德蒙顿症状评估系统(ESAS)这类经验证有效的工具进行症状评估和监测(Bruera 等,1991)。痴呆患者的疼痛和其他症状的评估可能比较困难;一些疼痛视觉评分工具,如晚期痴呆的疼痛评估(PAINAD)、沟通能力受限的老年人疼痛评估清单(PACSLAC)、交流障碍患者的疼痛评估工具(NOPAIN)、Abbey 疼痛量表和 DOLOPLUS2 疼痛量表等,可以提供帮助。

与患者及其家属沟通的要点(Morrison 等,2004)

- 确立医疗监护的目标

  —基于 CGA 和患者意愿。
- 沟通坏信息

  —确定患者及其家属知道的内容。

  —提供真实信息。
- 终止治疗

  —讨论与医疗监护目标相关的治疗,并转向姑息治疗。
- 晚期治疗计划(Houben 等,2014)

  —让患者制订自己的晚期治疗计划,使之成为医疗保健专业人员的指导文件,便于将来患者本人不再能够制订和(或)表达自己的保健选择意向时,供专业保健人员参照使用。

  —晚期治疗计划的主要内容包括:指定全权代理人(通常是近亲)和制订一份未来保健指导意见书。

  —参与晚期治疗计划可以减轻患者及其家属的不安和焦虑情绪, 从而改善临终关怀时的状况。
- 精神关怀

  —精神因素可以成为患者对待疾病的态度及是否能以稳定、平和的心态面对疾病的关键因素。

  —个体在寻求生命中及与他人交往中的意义和目的的人生体验中, 精神是基本要素。

  —严重的慢性疾病和不治之症可能给患者带来精神上的痛苦。

  —应该通过与患者沟通来了解患者的精神需求,并尽量给予满足。患者最重要的精神需求包括:信仰、陪伴、参与和控制、胜任工作、感受大自然,以及有一个正向的前景。

33.7 规范化治疗路径

规范化治疗路径, 如利物浦护理路径 (LCP)(https://www.gov.uk/government/uploads/system/uploads/attachment_data/file/212450/Liverpool_Care_Path), 可用于老年人的姑息治疗, 也可用于改善组织(医疗照护服务机构)的姑息治疗效果。员工接受充分的培训并提供足够支持后, 利物浦临终患者护理路径可成为非癌症老年人照护机构开展老年人临终关怀的实用工具。此外,居家老人姑息治疗的评估工具(RAI–姑息治疗,www.interrai.org/palliative-care.html)也是一个包含干预措施的结构化评估工具。

33.8 护理

良好的护理应与医疗相结合，是姑息治疗的基石：

- 与老年患者及其家属、医生和跨学科团队的其他成员保持良好的沟通；
- 评估和监测症状；
- 良好的卫生状况；
- 口腔护理：保持口腔黏膜与嘴唇的清洁和湿润；
- 舒适的布置有利于患者休息和缓解疼痛；
- 系统地预防压疮；
- 充足的营养和水分；
- 消除不适：预防和治疗便秘、尿潴留。

33.9 药物治疗

- 许多药物，如降胆固醇药物、抗高血压药物、痴呆药物、骨质疏松药物和用于治疗内分泌异常的药物（如甲状腺素和糖尿病药物）等可以停止使用，因为它们不会减轻患者的痛苦。
- 作为应急手段，在某些情况下抗感染药物可用于缓解症状（如皮肤感染所致疼痛）和延长寿命（肺炎）。临终时若下呼吸道分泌物过多，格隆溴铵和吗啡可以缓解症状。
- 在临终关怀中，一般应继续使用镇痛药物和其他用于缓解症状的药物，但通常采用其他给药方式，如贴剂或皮下注射方式。

33.10 氧疗

借助面罩或鼻导管进行吸氧治疗，有时可以减少因缺氧和窒息感而引起的谵妄症状，但这往往会弊大于利，产生更多的不适（如干燥气道、溃疡和噪声）。停止氧疗可能会引起呼吸困难，不过可用吗啡来解决。

33.11 营养和水

- 停止饮食是自然死亡过程的一部分。
- 当不再需要延长生命时，营养补充剂、鼻饲、肠外营养和静脉输液应停止。
- 患者可以自己进食和饮水时，如患者有需要，应当为其提供食物和水。
- 口腔护理对预防不适是非常重要的。
- 终末期患者通常不会感到口渴。
- 静脉输液可延长患者的死亡过程，增加分泌物过多和肺水肿的风险。

33.12 临终阶段的药物治疗

经授权改编自 Kjell Kruger 的《护理院医药手册》(挪威语)。

适应证	药物	剂量	最大剂量/24h
疼痛、呼吸困难	吗啡(阿片类)	2.5~10mg 或 1/6 日剂量 口服:皮下注射=3:1 需要时服用,直至每 60 分钟用药一次	取决于疗效,极少超过 400mg
焦虑、不安、惊厥	咪达唑仑 (苯二氮䓬类)	1~2.5mg 必要时可重复给药,直至每 30 分钟用药一次(滴定至有效剂量)	取决于疗效,极少超过 20mg
恶心、躁动、亢奋性精神错乱	氟哌啶醇 (抗精神病药)	0.5~2mg×2(恶心) 0.5~2mg×2~4 (躁动、亢奋性精神错乱)	10mg
气道分泌物过多,腹痛	格隆溴铵 (抗胆碱能神经药)	起始剂量:0.4mg 若有效,2 小时后 0.2mg×4	1.8mg (极少用)

所有药物都可皮下给药。

33.13 晚期痴呆患者的姑息治疗

痴呆可导致长期进行性失能,是一种威胁生命的疾病。患者不仅会逐渐失去认知能力,还会失去基本的身体功能,特别是正确的吞咽功能和抗感染能力,这些并发症是晚期痴呆患者最常见的死亡原因。晚期痴呆患者适用姑息治疗的一般原则,但痴呆患者的姑息治疗需求往往得不到解决:

- 诸如疼痛等症状未得到有效治疗;
- 患者常在痴呆基础上可能合并未被识别的谵妄;
- 由于认知障碍和沟通困难,患者的意愿可能难以被知晓。

随着疾病的进展,大多数痴呆患者是伴有多重疾病及复杂而具有挑战性问题的老年人:攻击行为、情绪不安、失禁、妄想和幻觉、活动减少及喂养困难等。

由于病情发展是渐进的,所以,困难在于确定何时患者进入终末期并给予姑息治疗或临终关怀。

满足痴呆患者姑息治疗需求的原则(van der Steen 等,2014):

- 姑息治疗的一般原则应该适用;借助工具系统监测患者的症状;

- 以患者为中心的护理、沟通和共享决策（患者和家属）；
- 确定治疗目标和晚期治疗计划；最好在患者严重失能之前完成，但要与患者家属和护理人员保持持续密切的沟通。

（张骏　孙丹　译）

参考文献

Bruera E, Kuehn N, Miller MJ, Selmser P, Macmillan K. The Edmonton Symptom Assessment System (ESAS): a simple method for the assessment of palliative care patients. J Palliat Care. 1991;7:6–9.

Goldstein NE, Morrison RS. The intersection between geriatrics and palliative care: a call for a new research agenda. J Am Geriatr Soc. 2005;53:1593–8.

Houben CH, Spruit MA, Groenen MT, Wouters EF, Janssen DJ. Efficacy of advance care planning: a systematic review and meta-analysis. J Am Med Dir Assoc. 2014;15:477–89.

Lindqvist O, Lundquist G, Dickman A, Bükki J, Lunder U, Hagelin CL, Rasmussen BH, Sauter S, Tishelman C, Fürst CJ, OPCARE9. Four essential drugs needed for quality care of the dying: a Delphi-study based international expert consensus opinion. J Palliat Med. 2013;16:38–43.

Morrison RS, Meier DE. Clinical practice. Palliative care. N Engl J Med. 2004;350:2582–90.

Tinetti ME, McAvay GJ, Murphy TE, Gross CP, Lin H, Allore HG. Contribution of individual diseases to death in older adults with multiple diseases. J Am Geriatr Soc. 2012;60:1448–56.

van der Steen JT, Radbruch L, Hertogh CM, de Boer ME, Hughes JC, Larkin P, Francke AL, Jünger S, Gove D, Firth P, Koopmans RT, Volicer L, European Association for Palliative Care (EAPC). White paper defining optimal palliative care in older people with dementia: a Delphi study and recommendations from the European Association for Palliative Care. Palliat Med. 2014;28:197–209.

第 8 部分

关注社会中老年人的易损性

在照顾老年人方面的伦理和法律问题

第 34 章

Thomas Frühwald

摘 要

伦理学是老年医学的一个基本组成部分。伦理问题在医学的各个领域都很重要,但在老年医学中尤为重要。老年医学主要关注的是高龄老人临终健康治疗问题,他们通常都是衰弱的——身体和认知功能有进一步恶化的高风险,因此会逐渐依赖帮助和照护。

当相关患者具有完整的决策能力时,做医疗干预的决策较容易。而当面对存在多重疾病并常伴有认知受损的高龄老人时,这种决策就变得更加复杂和困难。

伦理学是关于系统地询问权利的问题。这个过程逻辑上应该是规范的,而问题可能没有答案。它涉及质询有无偏见和行为方式,意味着解释术语、反映事实、制定定义、帮助反映问题。良好的道德标准始于良好的事实和证据,而不是毫无根据的假设。

学习目标

完成本章学习,读者将能够:

- 了解当今生命伦理学的基本原则;
- 思考在照护易损的老年患者时存在的伦理问题;
- 在临床实践中容易更好地处理伦理问题。

34.1 伦理学的含义

伦理学是一门哲学。一般来说,它研究应该决定人类行为的善意和态度的问题,是关于社会的个体之间相互作用产生的问题。伦理学使用哲学方式试图表达与他人共同生活中公正和有意义的行动的基本原则。道德规范总是在与其他人一起行动或做出决定时生效。伦理原则和辩护不应该依赖于外部权威或惯例,它们应该合理地普遍适用,并且它们应该取得比道德更高级别的位置。道德规范不是交换毫无根据的论点,而是关注一般规则和指导方针以及个别案例中的问题。伦理学要求在人类框架中能容纳其他观点(Loewy,1996)。

伦理学不是个体的个人道德。一个人拥有的道德观可以源自信仰、文化、传统、个人经历和良知,但对于具有不同传统和经历的人来说是不同的。伦理学试图找到不同世界观、信仰和文化的共同点,并尽可能提出一个可以表达不同的个人道德观念的框架。伦理应该质疑偏见和陈规,要求确切的定义,它应该有助于符合逻辑地反映问题,以系统、规范的方式提出问题。在如今的多元化社会中,伦理应该不受信仰和意识形态前提的影响(Pauer-Studer,2003)。

良好的伦理需要一些先决条件:首先,它需要良好的知识基础和确切的事实。在医学中,这意味着医生们不持续拓展自己的知识、不更新其专业领域最新发展就不足以胜任自己的专业,也不可能从伦理学角度正确行事。良好的伦理始于确切的事实,而不是毫无根据的假设(Loewy,2007)。

另一方面要切记的是,专业和伦理上良好的医疗行为不会"脱离实际"。医生的行为框架由机构(医院、医疗保健系统)以及社会决定,在一个不遵循伦理原则的机构中难于以合乎伦理的方式行事。在不公正的社会中也难以建立公正、合乎伦理的医疗保健体系(Loewy 和 Loewy,2004)。

34.2 在老年医学中考虑伦理的重要性

为什么特别在老年医学中伦理方面的考虑具有如此高的重要性呢?尤其是当伦理涉及寻求公正、有示范意义、正确评判、公道的基本原则时——简言之,是在做善行时。有以下几方面要解释。

- 老年医学面对的是老年、高龄的患者,他们经常需要帮助和照护,因为他们有较高的丧失体力、认知、情感和社交功能的风险。我们的社会和医疗保健系统往往没有充分顾及这些易损、衰弱患者的状况。
- 老年医学的特点还在于要面对达到生命终点的人,这个医学范畴内不要绝对抵触死亡,死亡不一定是失败的象征。在许多方面,姑息治疗和老年医学之间是相融的。
- 老年科的患者要被照护不仅是一段有限的时间,而且通常在整个生命的最后阶段不是住在自己首选的环境中,例如护理院。

伦理是老年行为的基本组成部分。在考虑衰弱和失去自主权并要依赖他人的帮助和照顾的风险时尤其如此。

关于老年医学中伦理问题的讨论围绕两个主要方面:一方面是自主权,一个人决定自己命运的权利，实施自己的意愿，即使要顾及社会设定的某些限制。对于老年患者而言，经常出现的问题是他（她）是否具有理解和判断情况的能力以及是否具有足够的独立决策能力。另一方面是善行，有义务善待他人，帮助他人减少痛苦。这可能近似于家长制（即由一个人做事和决定），与自主权原则是有矛盾的。

即使面对可能导致认知能力逐渐丧失的认知障碍（痴呆）的情况，老年人的幼儿化是不当的且不符合伦理的（另见第 3 章和第 7 章）。但是在痴呆的早期至晚期阶段之间，认知功能障碍存在长时间不确定的个体化进展。有了这种诊断并不必然意味着患者就没有能力理解事物和独立地做选择和决定。

34.3　生物医学伦理学原则

现在的生物医学伦理学由 Beauchamp 和 Childress 提出的四个关键考量因素指导，用以帮助在医疗实践中关注日常决策，它们是被称为“原则主义”的伦理学体系基础，指导着我们多元化社会中的医学决策，它们为反映生物医学中的伦理问题提供了基本的分析框架（Beauchamp 和 Childress，2012）。

这四个指导原则如下所述。

1. 有益：这一原则意味着常人有义务做好事，为他人的利益行事，对医生来说，这意味着有责任做让患者最大获益的事。它要求权衡医疗干预的预期获益与其潜在的危害，这种判断总是必须在决策过程中进行。

2. 不伤害：要求避免伤害和伤及他人。这意味着有义务尊重个体患者保持其精神和身体完好的权利。

3. 自主权：就他（她）个人的存在主义观点和概念而言，要求尊重个人的自我决定权。这隐含在做决策的知情同意规则中，按照该规则应向患者提供该医疗行为的预期获益和风险的明确信息。该原则还意味着医生有责任帮助患者保持对他（她）自己医疗的控制。

4. 公平：这一原则有助于避免因无关条件而受到歧视，以保证获取资源的公平性。这也意味着选择患者的标准应尽可能客观、透明和可重复。这一原则的核心是反对使用任何年龄加权方法，这种方法对老年人的获益价值较低。这将构成不公平的歧视、年龄歧视。仅根据年龄标准分配资源是缺乏职业道德的，仅因为他（她）年老而拒绝给予治疗既不符合伦理，也是非法的（Doyal 和 Wilsher，1994）。

这四个原则之间可能会出现制衡和冲突，这往往无法消除，人们必须能够以建设性的方式接受它们（Borasio，2006）。

遵循有益和不伤害原则，权衡对个体患者医疗干预的预期获益和潜在危害是至关重要的。在考虑干预方法时，根本问题是用这种方法后患者的生活质量将有多大程度的改善。必须考虑并与每个人讨论这个关键问题，从而履行他（她）的自主权。

在这方面，“能做什么”和“应该做什么”不是相同的问题。患者要有尊严的死亡的权利也必须得到尊重。自主权原则使决策中的知情同意成为强制性的。应向患者提供一项计划措施预期获益和风险的清晰、易于理解的信息。公平原则意味着选择患者的标准尽可能客观和透明,并且获得的医疗服务是公平公正的。对于公平原则而言,还需要考虑一名患者的相关决定也可能影响其他患者和参与者(Levine 等,2011)。

司法原则要求无偏见地、平等地分配有限的资源。应该规划医疗干预方法,提供的诊疗唯一目的是改善个体患者的生活质量和(或)降低他(她)的死亡风险"不受保险赔偿因素影响,并且没有来自行业、管理人员、咨询医生或其他方面的不适当的偏见或影响"(Cameron 等,2004)。

34.4 关于老年患者护理中的伦理问题和争议

当需要做一项决定或一项行动的结果不确定或有争议的情况下要判别这个决定或行动的好坏或对错就会出现伦理问题。为了有效地将这种不确定性或分歧转化为现实的行动方案,应该启用一个程序,使道德判断变得清晰并且可以表达(Steinkamp 和 Gordinj,2010)。

回答一个伦理问题——伦理问题的解决,不仅是某一种行为,而且是基于特定学科和事实的解释和辩护。因此,开始一个伦理案例讨论的问题首先应该针对特定情况下的行动方针。

伦理问题应该引出应该做什么的问题,而不是可以做什么。

帮老年患者决定医学诊断和治疗的干预可能会带来一些特殊的伦理学挑战。

这些是在老年患者日常医疗、护理和康复护理中出现的具有伦理学启示的一般性问题示例。如何以规范的、一贯的方式处理它们,伴随如下的问题要给出实用的建议。

- 我们的治疗、康复、护理工作有哪些好处?它们有什么意义?
- 实际上谁在照顾患者?总是患者自己吗?在某些情况下,他不是患者,而成为亲属、机构或社会了吗?
- 患者的意愿有时与其利益相反,如何处理这种情况?
- 如何确定不(不再)能进行沟通的患者的意愿,如在晚期痴呆、昏迷状态?
- 医生执行治疗性干预的责任是什么?哪些不是?如何着手限制或停止积极治疗?
- 在医疗干预中,做一切可以做的事情往往较容易,而较难证明不做所有可做的事情是正确的,如何解决这个问题?
- 即使在临终情况下,病因性治疗合理吗?这可能有多么严重的损害?
- 患者有能力了解现状和临床困境吗?他(她)可以在可能的选项之间做出合适的选择吗?

这些是医生几乎每天都要面对的具体情况,并且必须做出决定。如果相关患者年老、体弱和认知受损,这可能变得特别困难。

涉及伦理决策的具体临床主题的其他范例如下。

- 有创治疗的强化或降阶。
- 从病因治疗到姑息治疗的过渡——何时才是正确的时刻?

• 疾病终末期患者的感染或其他并发症治疗，例如痴呆晚期。

• 心肺复苏——在哪些患者中不用做？如何终止它？

• 人工营养——当它不再有适应证、不再有意义时，它是被视同其他该终止的治疗吗？有地方放置经皮内镜下胃造口(PEG)管吗？

• 虐待患者——特别是虐待年老、体弱、功能受损、依赖、易损的患者。如何识别各种形式的虐待？如何干预？

34.5　老年医学中的决策

当处于经常出现在日常老年医学临床经历中的决策状态时，参考上述伦理原则可能会有所帮助。Marckmann 和 in der Schmitten 从他们那里得出三个合法的先决条件来决定启动治疗性干预(Marckmann 和 in der Schmitten，2010)：

1. 患者应该从干预中的获益多于伤害；

2. 必须给予患者知情同意书；

3. 干预措施必须遵照最先进的医疗标准。

只要不符合这三个条件之一，就应放弃这个治疗性干预。这样的拒绝治疗是基于个体的伦理学争论，需要一个可靠的判断，即该医疗干预无用、无益并且患者可能缺乏同意的能力。

其可有助于区分个体受益和常规疗效：一项干预在理论上可能是有效的，但对个别患者却没有用或无效。但这只对这个个体在决定支持或反对这项特定医疗干预时才具有相关性和必要性。

对一项干预措施的有效性评估依赖于来自临床试验和临床指南和(或)基于这些的专家共识建议来做证据。最后，医生个人的专业知识也具有相关性。

是否存在医学适应证是启动一项治疗性干预事前要考虑的关键先决条件。没有疗效，就是不存在适应证，尤其是对于生命的最后阶段的患者(奥地利生物伦理委员会，2011)。

医疗无效意味着停止给不能从中获益风险高的患者用这项治疗程序是恰当的，或是预期的结果不会改善患者的生活质量。认清这种情况是具有挑战性的(Hawkins 等，2014)。

定义医疗无效仍存在争议，尽管 Schneiderman 提议，如果经验数据显示以一个定性为有意义且可靠的方式得出该治疗使患者受益的机会不到 1%，那么医生就应该认为治疗是无效的(Schneiderman 等，1990)。但他也承认，很难准确估计预期获益——尚缺乏关于构成有价值结果的阈值的共识(Schneiderman 等，1996)。

34.6　老年患者的独立性和(或)自主性

仅仅延长生命并不是一个评价医疗干预有积极效果的标准。“有活力的预期寿命”指的是功能健康状态的寿命，这是一个提示健康和病态的不同维度的术语，是死亡以外另一种视角，有活力的预期寿命的终结不是死亡，而是功能独立性和自主性的丧失。它们成为生活质量主观和客观评价的重要因素。但是,在衰弱、多重疾病、可能有认知障碍的老年人(老年患者)的生命末期,自主性如何呢?在老年医学中,自主性越来越不被认为是做决策的唯一决定因素,它往往有些不切实际(Rehbock,2002)。

尤其是对接近生命终结的老年病患者可能要经历双重自主性的侵扰：一方面是认知障碍(痴呆);另一方面是伴有持续的活动受限的功能独立性丧失,例如,在护理院有其规章制度限制隐私,限制老年人的家长式意愿,个人的自主性原则被机构的有利原则渐渐破坏。Atul Gawande 在他对老龄化、衰弱和生命末期的反思中写道:“……我们的老年只剩下一种被约束和被监督的制度性的存在,一种医学上设计出来应对各种难题的答案,一种为安全设计的生活,但没有任何他们想要的东西……”

日常老年医学的现实证明,如果没有以充分的咨询、同理心、个人亲自到场和援助的形式进行优化护理,就会有逐渐陷入某种“自主论”的危险,依赖于不再有能力的人的自主决定,而主要会冒损害患者的风险。另一个危险就是形成一种漠不关心的态度,只是看看自主的患者而无视后果。根据 Theda Rehbock 的说法,接受高龄老人随着本身需要的帮助逐渐增加而自主性受限,支持和照护是顺利老龄化的先决条件,而这与老年护理的基本原则——尽最大可能保持或恢复最佳独立性有所矛盾(Rehbock,2002)。

34.7 患者的意愿

当然,老年医学在大多数情况下(包括存在认知障碍时),决策是由患者主导和决定的。但必须记住,首先要讨论必须具有一个确实的医疗干预的适应证。根据 Gian Domenico Borasio 所述,在询问患者是否要接受之前,必须确认这个医疗程序的适应证问题。这可以通过以下两个问题来完成:

1. 有合理的治疗目标吗?
2. 这个目标是否真正可以实现?

只有当两个问题得到肯定回答时,医生才能对适应证进行针对个体的评估,并衡量治疗目标是否符合患者认可或设想的意愿。如果讨论的治疗性干预没有适应证,没有合理的治疗目标,则询问患者的设想意愿将是无意义的,这项可能进行的具体干预与其是否具有意义、可实现的目标以及其益处是否超过潜在风险没什么关系(Borasio,2006)。

甚至在此之前,先涉及的是患者在得到医生的充分告知后是否有能力同意或不同意。如果患者具有决策能力和认知能力,则这种情况是清楚的并没有歧义。对于患有多重疾病、衰弱、可能认知障碍、高龄且接近其生命末期的患者来说,这比较困难。

34.8 个体情境中伦理决策的实用方法

按 Erich Loewy 所述,这些都是为了提出正确的问题,而不是指望参照涉及伦理问题特定情况的一成不变的指导手册。这些问题可以通过规范、系统的方式阐述,这样可以更容易地找到一个适于个体的答案。首先应澄清两个问题:

1. 谁有权做出决定?

2. 这都涉及谁(谁在接受治疗,谁想要治疗)?

为了说明伦理决策过程,Erich Loewy 用策划一次航行来比喻:伦理学家在其中扮演旅行社的角色,他将三个问题按一个固定逻辑顺序排列(Loewy,1996):

1. 第一个问题"航行从哪里开始?"探究目前的情况。这个"现状"根本就是一个医学问题:医生、护士及治疗师必须告知有关的诊断、预后以及尚待澄清的问题。伦理咨询必须确保专家已经参与,且患者及其亲属已获得充分告知。如果团队中在临床问题上存在分歧,即使是最好的伦理学家也无法提供帮助。

2. 第二个问题"想去哪里?"是"往哪去"的问题,询问期望的目标、目的地。它不是纯粹的医学问题。医生告知预后,说出最好的情况是什么,最可能的过程是什么。除此之外,这个问题主要是带有个人特征:患者的价值观、个人史、抱负、目标,愿望决定答案。

3. 第三个问题"我们如何到达期望的目的地?"是关于实现目标的手段,这是一个技术问题,如"我们应该放置 PEG(经皮内镜下胃造口术)管吗?",在知道要去哪里之前,这常会错误地成为第一个问题。

连接以上三点——事实、目标、实现手段——现在应该比较容易了。

在老年医学中,经常要处理由于认知功能障碍而导致决策能力受到质疑的患者。完成知情同意的能力经常只是个缓进的事,这足以解决讨论中的问题。从伦理学观点来看,在提供了充分的适应当时情况、被解决的问题和患者的认知能力的信息之后,应该有获得知情同意的可能。即便因为认知功能障碍使决策能力受质疑,患者接受一项决策的前提应有:

- 充分的认识;
- 充足的反思时间;
- 真实性;
- 不存在外部压力或强迫,例如社会压力。

可以接受一项决策的条件有:

- 患者必须了解事实;
- 他(她)必须了解这项治疗性干预的替代选择;
- 他(她)必须能够清楚地表达其首选方案;
- 他(她)知道决定的后果;
- 他(她)必须能够解释并宣布其符合他(她)的价值观,无论医生是否想要分享。

在没有决策能力的情况下,例如,在较晚期的认知障碍中,可以帮助考虑患者的可能意愿,这可以在与患者亲属或患者预先设定的代理人的交流中阐明。

这也是书面的患者预先指示的作用。在极少数情况下无法获得这样的指示,就可以帮助体现出患者肯定不想要经历的:疼痛、饥饿和口渴、冷漠、孤立等(Loewy,1996)。

34.9 生命终末期问题

接近死亡可以看作是老年患者一个特有的情况。死亡是一种清楚、确定的不可逆状态，而在此之前的阶段，生命终末期是一个以死亡告终的过程，在生物学上和时序上，用医疗干预手段延长的生命时段成为更模糊的概念(奥地利生物伦理委员会，2011)。缺乏一个明确的定义和这个状态的诊断意味着没有确切依据支持生命终末期应用医疗干预，这成了在延长生命或延长死亡上走钢丝，常常导致医学上可采取的措施与患者个人利益之间的冲突。在这种情况下，常无法应用基于循证医学事实的经典医学决策模式，因为没有这样的经验事实可用。决策常常被失败或法律责任的恐惧所主导。死亡似乎更不像一个自然事件，而是一个医学上决定和推进的过程。可以想象会有患者与医生的道德观的冲突、经济约束、医疗承诺和患者期望的矛盾(奥地利生物伦理委员会，2011)。

在生命的最后，也许在临终过程中，医生可能遇到患者或亲属要求主动协助他(她)的死亡。在这种情况下，必须考虑到，在这种要求的背后是希望患者不必继续在目前的状态下生活。和缓医疗可以在很大程度上改善患者认为无法忍受的状况。主动协助临终过程是和缓医疗的一项关键工作，在大多数欧洲国家中，当患者主动要求安乐死时，医生的责任会触及伦理和法律上的极限。

在自愿安乐死中，死亡过程是根据有完全决定能力的终末期患者的正式请求，由医生给予致命剂量的药物主动诱导的。医生辅助自杀(PAS)或"医生助死"是不同于安乐死的：假如患者符合一定的严格标准，医生可以为他们提供能结束其生命的药物，但医生不能执行用药，患者还需要自己服药，这在比利时、芬兰、德国、卢森堡、荷兰和瑞士不是非法的(Emanuel，2016)。

首先，安乐死和PAS涉及癌症患者，但目前正在讨论是否在"难以忍受的痛苦"的情况下接受这些行为是合法的，因为这些病况不会立即终止，比如抑郁或阿尔茨海默病。

老年医学中有些必须做出决定和采取行动的典型的为难情况：例如，人在接近死亡和有保证最佳生活质量的责任，又不考虑剩余生命的长度的两难之间。另一个这样的矛盾状况是一方面要促进个人自主和独立，另一方面又通过亲切关怀的家长式行为获得保护、帮助和照顾，而老人们自己却对此无能为力(Morrison和Meier，2003)。

一份预先指示，也称为生前预嘱、个人指示、预先医疗保健指示、医疗指示或预先决定，是一份法律文书，在其中一个人指明如果他因为疾病或失去行为能力不再能为自己做决定时，应该为其健康采取什么行动。它会列举在未来的情况下对某些医疗干预，即使可以延长寿命也应该放弃。它提供了维护一个人的自主权和自我决定权的可能性。在大多数欧洲国家中，它具有法律地位，在一些国家，它具有"法律上的说服力"，而不是具有约束力的法律文书。

预先指示给出治疗说明之外的另一种可能性是由患者正式指定医疗保健代理人，具有委托书的人在患者自己无法做到时代表他们做出决定。人们经常被鼓励完成这两份文件,以便为患者的治疗提供全面的指导。

预先指示和指定医疗保健代理人是预先治疗计划的基石，这一过程使个人能够制订其未来医疗保健的计划。参加制订预先治疗计划已被证明可以减轻患者及其家庭的压力和焦虑,并改善临终关怀(Gillick,2004;Coors 等,2015)。

(姜民　于飞　译)

参考文献

Austrian Bioethics Commission. Recommendations for the terminology of medical decisions in end-of-life Situations. 2011. http://archiv.bundeskanzleramt.at/DocView.axd?CobId=46713. Accessed 28 Feb 2017.
Beauchamp TL, Childress JF. Principles of biomedical ethics. 7th ed. New York: Oxford University Press; 2012.
Borasio GD. Lecture at the 66th Annual German Jurist's Conference, Sep 20th, 2006, Stuttgart.
Cameron AA, et al. Ethical issues for invasive cardiologists: society for cardiovascular angiography and interventions. Catheter Cardiovasc Interv. 2004;61:157–62.
Coors M, Jox RJ, in der Schmitten J. Advance care planning. Kohlhammer; 2015.
Doyal L, Wilsher D. Withholding and withdrawing life sustaining treatment from elderly people: towards formal guidelines. BMJ. 1994;308:1689–92.
Emanuel EJ, et al. Attitudes and practices of euthanasia and physician-assisted suicide in the United States, Canada, and Europe. JAMA. 2016;3016(1):79–90.
Gawande A. Being mortal – illness, medicine and what matters in the end. New York: Metropolitan Books, Henry Holt & Co; 2014.
Gillick M. Advance care planning. NEJM. 2004;350(1):7–8.
Hawkins BM, et al. High-risk percutaneous coronary intervention in the era of public reporting – clinical and ethical considerations in the care of the elderly patient with critical left main disease and shock. Circulation. 2014;129:258–65.
Levine GN et al.. ACCF/AHA/SCAI guideline for percutaneous coronary intervention. Catheter Cardiovasc Interv. 2011.
Loewy EH. Textbook of health care ethics. New York: Plenum Press; 1996.
Loewy EH. Ethics and evidence-based medicine: is there a conflict?. Med Int Med. 2007. http://www.medscape.com/viewarticle/559977_2. Accessed 7 Jan 2015).
Loewy EH, Loewy-Springer R. Textbook of healthcare ethics. 2nd ed. Dordrecht: Kluwer Academic Publishers; 2004.
Marckmann G, in der Schmitten J. Begrenzung lebenserhaltender Maßnahmen – eine Handreichung für die Praxis auf der Grundlage der aktuellen Gesetzgebung. Dtsch Med Wochenschr. 2010;145:570–4.
Morrison RS, Meier DE. Geriatric palliative care. Oxford: Oxford University Press; 2003.
Pauer-Studer H. Einführung in die Ethik. Wien: Facultas; 2003.
Rehbock T. Autonomie, Fürsorge, Paternalismus – zur Kritik medizin-ethischer Grundbegriffe. Z. Ethik Med. 2002;3:131–50.
SAMW (Schweizerische Akademie der Medizinischen Wissenschaften). Medizin-ethische Richtlinien Betreuung von Patientinnen und Patienten am Lebensende. (2004, update 2012). http://www.samw.ch/de/Ethik/Richtlinien/Aktuell-gueltige-Richtlinien.html. Accessed 15 Jan 2015).
Schneiderman LJ, et al. Medical futility: its meaning and ethical implications. Ann Intern Med. 1990;112:949–54.
Schneiderman LJ, et al. Medical futility: response to critiques. Ann Intern Med. 1996;125:669–74.
Steinkamp N, Gordinj B. Ethik in Klinik – Ein Arbeitsbuch. Munich: Luchterhand; 2010.

虐待老年人　　第 35 章

Gianfranco Salvioli, *Chiara Mussi*

摘　要

虐待老年人(身体虐待、性虐待、财务虐待或精神虐待)、怠慢老年人和老年人自我忽视是重要的公共卫生问题,有时因对这一"老年医学重大问题"在临床医生的教育中疏于关注,而对此现象甄别不足或忽视。识别虐待或怀疑虐待老年人,需要仔细评估照护者与老人的关系,以确定危险因素和警示征兆的存在。大约95%的老年人与配偶、子女、兄弟姐妹或其他亲属、或有偿照护者一起生活;这些人通常是潜在的施虐者。尽管一些虐待老年人(AOP)的案例具有犯罪性质,但虐待常有狡辩余地,将虐待与正常的人际关系紧张进行区分比较困难。采取适当的防范干预措施旨在保护最容易受到伤害的高风险老年人。

学习目标

完成本章学习,读者将能够:

- 对老年人的虐待问题保持警惕;
- 定义不同类型的虐待行为;
- 发现患者受虐待的迹象,并识别可能的施虐者;
- 制订可能的虐待预防策略。

35.1　虐待老年人的情形和类型

AOP定义为:"发生于任何存在信任预期关系中的,给老年人造成伤害或痛苦的单次或反复行为或应有作为的缺失。"AOP的类型有:身体虐待、精神和(或)情感虐待、性虐待和财务虐待;也可以表现为有意或无意地弃之不顾;甚至老年人的自我忽视。在世界上的许多地方,AOP 并未得到充分的认识和应对。AOP 是"老年顽症",类似跌倒和衰弱,也是重要的公共卫生和社会问题的表现,它可能导致老年人过早死亡或健康状况恶化。AOP 是多因素相关问题,可能会影响来自不同背景的老年人,并涉及形形色色的潜在施虐者,其中包括照护者、成年子女和伴侣等。

导致虐待行为的误判和漏报的因素包括:受害方和施虐方的否认、临床医生报告的惰性、医疗服务提供者的怀疑以及临床医生对虐待迹象的无意识(Lachs 和 Pillemer,2015)。

AOP 类型包括如下。

- **身体虐待**:这是一类最容易识别的虐待(但也最常被忽视);它是故意对老年人使用暴力(击打、脚踢、推搡、拍打、灼烧等),导致老年人疼痛、受伤或身体损害。常见的指征是身体多处瘀伤、骨折和烧伤。
- **精神或情感虐待**:这种虐待容易被忽视,施虐者以造成老年人精神痛苦或不安的方式对待老年人(如对老年人大喊大叫或语言威胁、羞辱和嘲讽、习惯性指责老年人或迁怒于老年人、忽视老年人的存在、在朋友和各类活动中孤立老年人、恐吓威胁老年人等)。
- **性虐待**:任何违背老年人需求的性行为;通过诱骗、操纵或胁迫老年人进行不情愿的性接触可能给老年人造成伤害;有时受害者无法表达自己是否同意。
- **财务剥夺**:这类虐待非常常见,表现为护理人员或亲属未经授权使用老年人的资金或财产(例如,未经老年人许可取走老年人的养老金、使老年人的财务状况发生突然改变、在老年人的签名卡上添加姓名等)。
- **怠慢老年人**:未履行看护义务;反复剥夺老年人日常生活活动(ADL)所需的帮助和辅佐用药;报告的 AOP 案例中有一半是怠慢老人;根据某些现象,如不知道或否认老年人支付其照护所需的费用,表现为无知或是有意而为。还有异常体重减轻、营养不良、脱水、未得到治疗的身体疾病(如压疮)、卫生极差的生活条件(污垢、虫子、污浊的床上用品和衣服、蓬头垢面而不洗澡、与时令不合的衣服或被褥)、不安全的生活条件(没有供热设施或自来水、电线排布不当、其他火灾隐患)、将老人带到公共场所遗弃。
- **自我忽视**:可能是最常见的非财务类型的老年人虐待,也是一个通常没有报道的日益突出的问题。它与老年人日常生活活动能力和日常生活工具辅助活动(IADL)的能力下降有关。住在长期护理机构者,自我照护能力缺失(如饮食、如厕、移动),由怠慢引起发病和死亡的风险增加。

35.1.1 安置环境与危险因素

AOP 在某种程度上取决于环境因素:财务和精神虐待与家庭安置状况有关,而身体虐待和怠慢常发生于护理机构。AOP 发生率最高的是女性和 80 岁以上的老年人。在大约 90%的案例中,施虐者是家庭成员(通常是配偶或成年子女)。发生 AOP 的危险因素可以根据受害者或施虐者来分类; 源于受害者甚或施虐者的依赖性和照护者的压力是虐待案例的共性特征。许多老年人或者因为存在认知障碍而无法意识到或记住所遭受的侵害,或者因为害怕被赶出家门或牵连家庭成员而不愿意报告所遭到的虐待或怠慢。现已经确定了几个有助于判断 AOP 的危险因素(表 35.1)和警示信号;但存在这些危险因素并不意味着一定发生虐待。

当两者关系更趋情绪化而非理性时,处理好来自照护者的挑战在 AOP 中发挥着重要作用:照护者责任清单(http://www.aafp.org/afp/2000/1215/p2613.html)有助于识别有施虐倾向的照护者;尤其是缺少足够的社会支持时,照护者的个性会增加 AOP 或怠慢的发生率。

表 35.1 AOP 的危险因素(Wang 等,2015)

相关因素
1. 老年人:年龄>80 岁、认知障碍、行为问题、精神疾病或心理问题、功能依赖(日常生活活动需要帮助)、身体健康状况不佳或衰弱(脑卒中或髋部骨折史)、不当或过度用药、药物滥用、收入低或福利差、创伤或有虐待史、种族(非白种人发生虐待事件的风险较高)、社交孤立、与照护者或亲属的关系不佳
2. 施虐者:照护者的负担或压力、精神疾病或心理问题
3. 人际关系:有人际关系不良或紧张的家庭不和睦
4. 环境:较低的社会支持度,与他人同住(财务虐待除外)

35.2 发生率与认知度

现有数据仅反映部分发达国家的情况;虐待老人的发生率占这些国家老年人口的 5%~10%,年发生率为 4%。在 ABUEL 研究(欧洲老年人的虐待和健康状况)中,精神虐待的发生率为 19.4%,身体虐待的发生率为 2.7%,性虐待的发生率为 0.7%,财务虐待的发生率为 3.8%,伤害事件的发生率为 0.7%(https://social.un.org/ageing-working-group/documents/ElderAbuseNGQEWG2012.pdf)。

为了评估 AOP,一些常见问题有助于筛查虐待类型

例如:

1.家里曾经有人伤害过你吗?

2.有人在未经你允许的情况下与你发生过身体接触吗?

3.有人让你做过你不想做的事情吗?

4.有人在未取得你的同意的情况下拿走了你的东西吗?

5.有人曾经骂过或威胁过你吗?

6.你是否签署过任何你不理解的文件?

7.家里是否有人让你害怕?

8.你经常是独自一人吗?

9.当你在照护自己过程中需要他人帮助时,是否有人没有提供帮助?

任何肯定的回答都必须进行详细而深入的了解,以便弄清虐待是何时发生、施虐者是谁以及患者的感受和应对方式。

EASI(虐待老年人可疑指数)是一个由 6 个问题组成的调查问卷,用于判断是否存在虐待;如对这些问题中的任何一个回答为“是”,则应认为存在“虐待”并要做好随访(详见简表)(https://www. mcgill.ca/familymed/research-grad/research/projects/elder)。

老年综合评估(CGA)是一个多学科多维度诊断流程,可以帮助确定并预防 AOP(另见第 26 章);CGA 有助于发现身体虐待和心理虐待的迹象(http://www.cgakit.com/elder-abuse)。然而这种老年医学校正手段并未用于临床实践,尤其在初级保健机构更是如此;年龄歧视,即根据年龄对个人或群体抱有成见并传播不良影响,这很常见并可能成为 AOP 的前奏。对于健康相关工作人员,在智能手机上可应用如下重要文件:http://www.centeronelderabuse.org/368elderabuseca.asp。

35.3　如何预防虐待老年人的发生

最重要的挑战是预防 AOP 的发生;这要求全球多方面参与达成保护老年人权利和尊严的目标。为了预防 AOP,应该告知老年人(尤其是失能或有认知障碍的老年人)可能的虐待事件;护士应报告疑似虐待、怠慢事件,利用设备监视老年人与照护者之间关系的质量(Dong,2015)。

为老年人提供的服务项目有助于防止虐待和怠慢的发生;但尚无足够可信的证据来评估曝光 AOP 干预措施对虐待的发生或再次发生所产生的影响;而结合评估护理人员的焦虑和抑郁情绪可以对虐待事件的发生倾向产生正面的影响。教育介入能够改进照护人员的认知和心态,但不确定这种手段是否可以减少虐待的发生(Baker 等,2016)。不太充分的证据表示建议在全体老年人中进行虐待情况的筛查(Wang 等,2015)。在评估老年人的能力之后,医生应该给予患者有关虐待问题的教育;当地保护机构(法律机构等)的行动是必要的。在怀疑有虐待老人的情况时,可采取以下的干预措施(Wang 等,2015)。

POA 是权利代理人;对于无能力的老年人,某人作为其权利代理人必须经过授权。实质的问题似乎是提高家庭照护者的意识、效能,以便让他们认清自己的需求并进一步努力挖掘和获取更多资源:欧洲国家都推荐安装 InformCare Web 网络平台(Barbabella 等,2016)。

在某些情况下,如果家庭成员担心看护机构的护理人员对老年人照顾不周或有施虐行为,可以使用隐藏的摄像机或录音设备使老年人(尤其是在护理院里)得以监控;英国照护质量委员会发布的新指南和意大利某些地区的法律有助于改善老年患者的安全状况,虽然它可能会侵犯其他人,包括入住该机构的其他人、机构员工、患者家属及来访的专业人员的个人隐私。

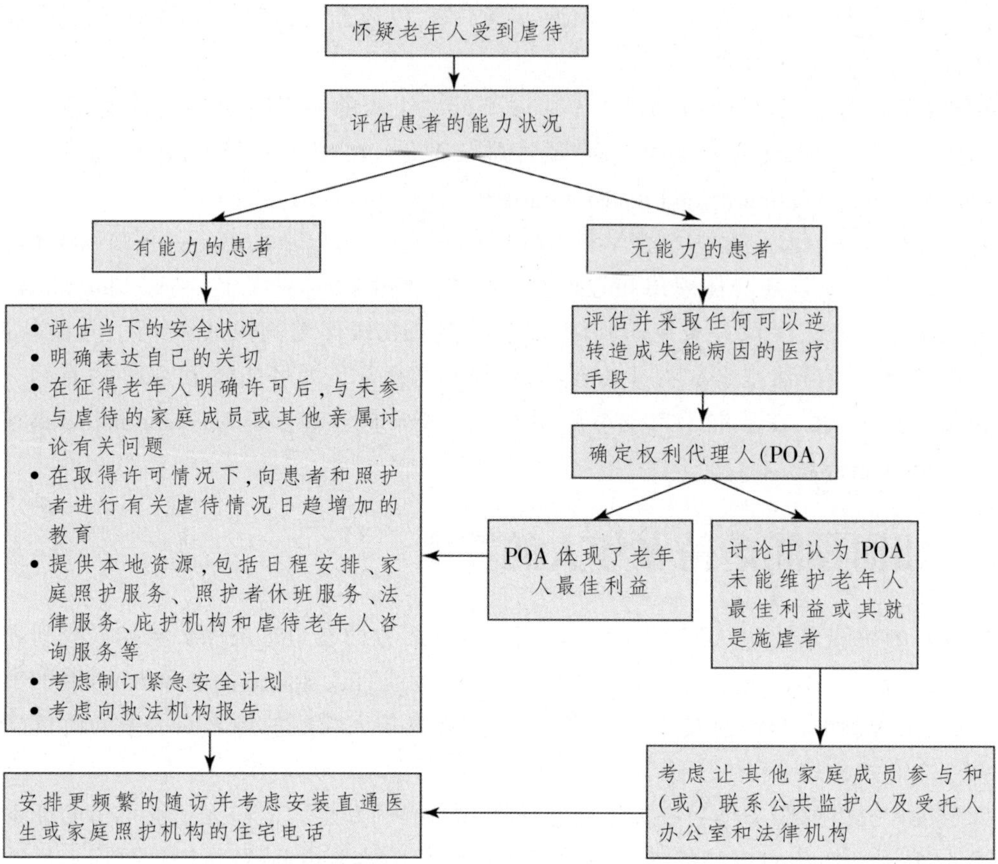

（张骏 孙丹 译）

参考文献

Baker PRA, Francis DP, Hairi NN, Othman S, Choo W. Interventions for preventing abuse in the elderly. Cochrane Database Syst Rev. 2016; Issue 8.

Barbabella F, Poli A, Andréasson F, Salzmann B, Papa R, Hanson E, et al. A web-based psychosocial intervention for family caregivers of older people: results from a mixed-methods study in three European countries. JMIR Res Protoc. 2016;5:e196.

Dong XQ. Elder abuse: systematic review and implications for practice. J Am Geriatr Soc. 2015;63:1214–38.

Lachs MS, Pillemer KA. Elder abuse. N Engl J Med. 2015;373:1947–56.

Wang XM, Brisbin S, Loo T, Straus S. Elder abuse: an approach to identification, assessment and intervention. CMAJ. 2015;187:575–81.

缩略语

英文缩写	中文名称	英文名称
AA	氨基酸	Amino acids
ABUEL	欧洲老年人虐待与健康	ABUse and health among Elderly in Europe
ACEI	血管紧张素转换酶抑制剂	Angiotensin converting enzyme Inhibitor
AChEI	胆碱酯酶抑制剂	Acetylcholinesterase inhibitors
ACP	晚期治疗计划	Advanced care planning
AD	阿尔茨海默病	Alzheimer's disease
ADE	药物不良事件	Adverse drug events
ADH	抗利尿激素	Antidiuretic hormone
ADL	日常生活活动	Activities of daily living
ADR	药物不良反应	Adverse drug reactions
AF	心房颤动	Atrial fibrillation
AMD	年龄相关性黄斑变性	Age-related macular degeneration
AOP	虐待老年人	Abuse of older persons
ARB	血管紧张素受体阻滞剂	Angiotensin Release Blocker
ARF	急性肾衰竭	Acute renal failure
ARHL	老龄化相关性听力损失	Aging-related hearing loss
AS	主动脉瓣狭窄	Aortic stenosis
ASA	乙酰水杨酸(阿司匹林)	Acetylsalicylic acid
ASCVD	冠状动脉粥样硬化性心血管疾病	Atherosclerotic cardiovascular disease
ATN	急性肾小管坏死	Acute tubular necrosis
AV	房室的	Atrioventricular
AVP	精氨酸加压素	Arginine vasopressin
BCE	骨胶原当量	Bone collagen equivalents
BIA	生物阻抗法	Bioimpedanciometry
BMD	骨密度	Bone mineral density
BMI	体重指数	Body mass index
BP	血压	Blood pressure
BPH	良性前列腺增生	Benign prostatic hyperplasia
BUN	血清尿素氮	Blood urea nitrogen
BW	体重	Body weight
CAD	冠心病	Coronary artery disease
CAL	计算机辅助学习	Computer-aided learning

CAM	意识评估法	Confusion Assessment Method
CAP	社区获得性肺炎	Community-acquired pneumonia
CCB	钙通道阻滞剂	Calcium channel blocker
CDSS	卡尔加里精神分裂症的抑郁量表	Calgary depression scale for schizophrenia
CFS	临床衰弱量表	Clinical Frailty Scale
CGA	老年综合评估	Comprehensive geriatric assessment
CHD	冠心病	Coronary heart disease
CHF	充血性心力衰竭	Congestive heart failure
CHS	心血管健康研究	Cardiovascular Health Study
CI	置信区间	Confidence interval
CIRS	累积患病率量表	Cumulative Illness Rating Scale
CIRS-CI	累积患病率量表-共病指数	Cumulative Illness Rating Scale-Comorbidity Index
CKD	慢性肾脏疾病	Chronic kidney diseases
CN	社区护理	Community nursing
CNS	中枢神经系统	Central nervous system
COPD	慢性阻塞性肺疾病	Chronic obstructive pulmonary disease
CPT Ⅱ	肉碱 O-棕榈酰转移酶 2	Carnitine O-palmitoyltransferase 2
Cr	肌酐	Creatinine
CRP	C-反应蛋白	C-reactive protein
CSDD	Cornell 痴呆抑郁量表	Cornell Scale for Depression in Dementia
CTX	β 骨原交联	Beta CrossLaps
CVD	心血管疾病	Cardiovascular disease
DDI	药物间相互作用	Drug-drug interactions
DDisI	药物-疾病相互作用	Drug-disease interactions
DFLE	无残疾期望寿命	Disability-free life expectancy
DGEM	德国营养医学会	Deutsche Gesellschaft fur Ernahrungsmedizin
DNA	脱氧核糖核酸	Deoxyribonucleic acid
DPP-4	二肽基肽酶-4	Dipeptidyl-peptidase-4
DRG	诊断相关分组	Diagnosis related groups
DRIP	谵妄,活动受限,感染和炎症,心因性多尿	Delirium, Restricted mobility, Infection and Inflammation, Psychogenic polyuria
DRP	药物相关问题	Drug-related problems
DSM-5	精神疾病诊断及统计手册,第 5 版	Diagnostic and Statistical Manual of Mental Disorders, Fifth Edition
DXA	双能 X 线吸收法	Dual energy X-ray absorptiometry
EAA	必需氨基酸	Essential amino acid
EASI	虐待老年人可疑指数	Elder Abuse Suspicion Index

EBM	循证医学	Evidence-based medicine
EC	欧共体	European community
ECFVD	细胞外液量不足	Extracellular fluid volume deficit
ECFVE	细胞外液量过多	Extracellular fluid volume excess
ECG	心电图	Electrocardiography
ECV	细胞外液体积	Extracellular volume
ED	急诊科	Emergency department
EEG	脑电图	Electroencephalography
EF	射血分数	Ejection fraction
EFS	埃德蒙顿衰弱量表	Edmonton Frailty Scale
EGFR	估算的肾小球滤过率	Estimated glomerular filtration rate
EIP AHA	欧盟积极创新伙伴关系和健康老龄化	EU Innovation Partnership on Active and Healthy Ageing
ENT	耳鼻喉	Ear nose throat
EPUAP	欧洲压疮咨询小组	European Pressure Ulcer Advisory Panel
ER	延长或持久释放	Extended or sustained release
ERS	运动参考方案	Exercise referral schemes
ESAS	埃德蒙顿症状评估系统	Edmonton Symptom Assessment System
ESPEN	欧洲临床营养和代谢学会	European Society for Clinical Nutrition and Metabolism
ESRD	终末期肾病	End-stage renal disease
ESS	诶克斯顿史密斯量表	Exton Smith Scale
EU	欧盟	European Union
EU15	15 成员欧盟	15-Member European Union
EUGMS	欧盟老年医学协会	European Union Geriatric Medicine Society
FENa	钠排泄分数	Fractional excretion of sodium
FEuea	尿素排泄分数	Fractional excretion of urea
FI	衰弱指数	Frailty Index
FLS	骨折联络服务	Fracture liaison service
FM	家庭成员	Family members
FOAM	免费、开放的“医学教育”	Free, open-access “Meducation”
FTO	脂肪量和肥胖相关	Fat mass and obesity-associated
FTS	衰弱特征量表	Frailty Trait Scale
GDP	国内生产总值	Gross domestic product
GDS	老年抑郁量表	Geriatric Depression Scale
GDS	老年抑郁筛查量表	Geriatric Depression Screening Scale
GEMU	老年评估及管理单元	Geriatric Evaluation and Management Units
GFR	肾小球滤过率	Glomerular filtration rate

GFST	杰伦托波尔衰弱筛选工具	Gerontopole Frailty Screening Tool
GH	生长激素	Growth hormone
GLP-1	胰高血糖素样肽-1	Glucagon-like peptide-1
GnRH	促性腺激素释放激素	Gonadotropin-releasing hormone
GP	全科医生	General practitioner
HCP	医疗保健专业人员	Healthcare professionals
HF	心力衰竭	Heart failure
HHIE	老年人听力障碍清单	Hearing Handicap Inventory for the Elderly
HMB	β-羟基-β-甲基丁酸	β-Hydroxy β-methylbutyric acid
HR	风险比较大	Hazard ratio
HR	心率	Heart rate
HRR	静息心率	Heart rate at rest
HTA	健康技术评估	Health technology assessment
HYVET	高龄老人高血压研究	Hypertension in the Very Elderly Trial
IA	关节内	Intra-articular
IAD	失禁相关性皮炎	Incontinence-associated dermatitis
IADL	仪器测量的日常生活活动	Instrumental activities of daily living
IANA	国际营养与衰老学会	International Academy on Nutrition and Aging
IASP	国际疼痛研究协会	International Association for the Study of Pain
IC	机构车	Institutional car
ICD	国际疾病分类	International Classification of Diseases
ICD	国际疾病及相关健康问题统计学分类	International Statistical Classification of Diseases and Related Health Problems
ICF	国际功能、残疾和健康分类	International Classification of Functioning, Disability and Health
IGT	糖耐量受损	Impaired glucose tolerance
IL	白介素	Interleukins
IMO	单胺氧化酶抑制剂	Inhibitors of monoamine oxidase
IMP	不适当药物处方	Inappropriate medication prescription
INR	国际标准化比率	International normalized ratio
INS	保险公司	Insurance companies
IR	速释型	Immediate release
ISAR	老人危险识别	Identification of seniors at risk
ITC	跨专业会诊	Interprofessional conferences
IU	国际单位	International units
IV	静脉	Intravenous
KDIGO	肾脏疾病：改善全球预后	Kidney Disease: Improving Global Outcomes
LCP	利物浦护理路径	Liverpool Care Pathway

LDL	低密度脂蛋白	Low density lipid
LE	预期寿命	Life expectancy
LHH	获益和伤害的可能性	Likelihood of being helped versus being harmed
LOS	住院时间	Length of stay
LUSQ	莱斯特泌尿系统症状问卷	Leicester Urinary Symptom Questionnaire
LV	左心室	Left ventricle
LVEF	左室射血分数	Left ventricular ejection fraction
M3G	吗啡-3-葡糖苷酸	Morphine-3-glucuronide
M6G	吗啡-6-葡糖苷酸	Morphine-6-glucuronide
MADRS	Montogery 和 Asberg 抑郁量表	Montgomery and Asberg depression scale
MAI	药物适当指数	Medication Appropriateness Index
MAO-B	单胺氧化酶抑制剂-B	Monoamino oxydase inhibitor-B
MCI	轻度认知障碍	Mild cognitive impairment
MDT	多学科团队	Multidisciplinary team
MET	代谢当量	Metabolic equivalents
MI	二尖瓣反流	Mitral insufficiency
Mini-GEM	微型老年医学电子学习模块	Mini Geriatric E-Learning Modules
MMSE	简易精神状态检查	Mini-mental state examination
MNA	简易营养评估	Mini-Nutritional Assessment
MNA-SF	简易营养评估(简表)	Mini-Nutritional Assessment (Short Form)
MoCA	蒙特利尔认知评估	Montreal Cognitive Assessmen
MOS SF	体格检查结论研究简表	Short Form Medical Outcome Study
MPI	多维度预后指数	Multidimensional Prognostic Index
MRI	磁共振成像	Magnetic resonance imaging
MUST	营养不良通用筛查工具	Malnutrition Universal Screening Tool
NA	不适用	Not applicable
NCD	神经认知混乱	Neurocognitive disorder
NH	护理院	Nursing homes
NIA-AA	国家增龄性阿尔茨海默病协会	National Institute on Aging-Alzheimer's Association
NICE	国家卫生与护理优化研究所	National Institute for Health and Care Excellence
NINCDS-ADRDA	国家神经学、交流障碍和卒中研究所以及阿尔茨海默病及相关疾病协会	National Institute of Neurological and Communicative Disorders and Stroke and the Alzheimer's Disease and Related Disorders
NMDA	N-甲基-D-天冬氨酸	N-Methyl-D-aspartate
NNH	导致伤害的数量	Number needed to harm
NNT	需要治疗的数量	Number needed to treat

NOAC	非维生素K拮抗剂口服抗凝药	Non-vitamin K antagonist oral anticoagulants
NOPAIN	交流障碍患者的疼痛评估工具	Non-Communicative Patient's Pain Assessment Instrument
NPUAP	国家压疮咨询小组	National Pressure Ulcer Advisory Panel
NRS	营养风险筛查	Nutritional Risk Screening
NSAID	非甾体抗炎药	Non-steroidal anti-inflammatory drug
NSTEMI	非ST段抬高心肌梗死	Non-ST Elevation Myocardial Infarction
NT-pro-BNP	氨基末端B型钠尿肽前体	N-terminal pro B-type natriuretic peptide
NTX	氨基末端肽	N-terminal telopeptide
NYHA	纽约心脏学会	New York Heart Association
OAB	膀胱过度活动症	Overactive bladder
OECD	经济合作与发展	Economic Co-operation and Development
OGTT	口服葡萄糖耐量试验	Oral glucose tolerance test
OH	直立性低血压	Orthostatic hypotension
ONS	口服营养补充剂	Oral nutritional supplements
OR	优势比	Odds ratio
OSCE	观察性结构化临床检查	Observed Structured Clinical Examinations
OT/SLT	职业疗法/言语治疗	Occupational Therapy/Speech Language Therapy
PACE	包括所有服务的老人照护程序	Program for all-inclusive care for the elderly
PACSLAC	沟通能力受限的老年人疼痛评估清单	Pain Assessment Checklist for Seniors with Limited Ability to Communicate
PAD	外周血管疾病	Peripheral artery disease
PAINAD	晚期痴呆的疼痛评估	Pain Assessment in Advanced Dementia
PAS	医生辅助自杀	Physician Assisted Suicide
PC	初级治疗	Primary care
PCAG	原发性闭角型青光眼	Primary closed angle glaucoma
PCI	经皮介入治疗	Percutaneous intervention
PD	帕金森病	Parkinson's disease
PDF	便携式文档格式	Portable document format
PEG	经皮内镜下胃造口	Percutaneous endoscopic gastrostomy
PET	正电子发射断层扫描	Positron emission tomography
PIP	潜在不适当处方	Potentially inappropriate prescribing
POA	权利代理人	Power of attorney
POAG	原发性开角型青光眼	Primary open angle glaucoma
POGOe	老年人在线教育门户网站	Portal of Geriatrics Online Education
PPI	质子泵抑制剂	Proton pump inhibitor
PTH	甲状旁腺激素	Parathyroid hormone

QUADAS	诊断准确性研究的质量评估	Quality assessment of diagnostic accuracy studies
RAAS	肾素-血管紧张素-醛固酮系统	Renin-angiotensin- aldosterone system
RAI-Palliative Care	姑息治疗住院医师评估工具	Resident Assessment Instrument for Palliative Care
RANKL	NF-κB 配体受体激活剂	Receptor activator of NF-kB ligand
RCT	随机对照试验	Randomized controlled trials
RE-AIM	范围,效能,采用,实施和维持	Reach, efficacy, adoption, implementation and maintenance
RLS	不宁腿综合征	Restless legs syndrome
ROS	活性氧	Reactive oxygen species
RPE	主观劳累分级	Rating of perceived exertion
RR	相对风险	Relative risk
SAMW	瑞士医学科学院	Schweizerische Akademie der Medizinischen Wissenschaften
SARC-F	力量、辅助行走、从椅子站起、爬楼梯及跌倒	Strength, assistance walking, rise from a chair, climb stairs, and falls
SC	社会关怀	Social care
SCI	主观认知损害	Subjective cognitive impairment
SD	标准差	Standard deviation
SDM	替代决策者	Substitute decision maker
SGLT-2	钠/葡萄糖转运蛋白	Sodium/glucose cotransporter
SHARE	欧洲健康、老龄和退休调查	Survey of Health, Aging and Retirement in Europe
SIGN	苏格兰校际指南网络	Scottish Intercollegiate Guidelines Network
SLICE	老年人社区服务学习	Service learning in communities of elders
SMART	特定,可衡量,可实现,现实,限时	Specific, Measurable, Achievable, Realistic, Time-delimited
SNRI	选择性 5-羟色胺去甲肾上腺素再摄取抑制剂	Selective serotonin norepinephrine reuptake inhibitor
SPMSQ	简易便携式精神状态问卷	Short Portable Mental Status Questionnaire
SPPB	简易体能状况量表	Short physical performance battery
SSRI	选择性 5-羟色胺再摄取抑制剂	Selective serotonin reuptake inhibitor
SSS	病态窦房结综合征	Sick sinus syndrome
START	警示医生正确治疗的筛选工具	Screening Tool to Alert doctors to Right Treatment
STEMI	ST 段抬高心肌梗死	ST Elevation Myocardial Infarction
STIKO	永久疫苗接种委员会	Standige Impfkommission

STOPP	老年人处方筛查工具	Screening Tool of Older Persons' Prescriptions
SUI	压力性尿失禁	Stress urinary incontinence
TAVI	经导管主动脉瓣置换术	Transcatheter aortic valve implantation
Tdap	破伤风-白喉-无细胞百日咳	Tetanus-diphtheria-acellular pertussis
TEL	技术强化学习	Technology-enhanced learning
TENS	经皮电神经刺激	Transcutaneous Electrical Nerve Stimulation
TIA	一过性脑缺血发作	Transient ischemic attack
TMP/SMX	甲氧苄啶/磺胺甲基异恶唑	Trimethoprim/sulphamethoxazole
TNF-α	肿瘤坏死因子-α	Tumor necrosis factor-α
TOT	尿道下悬吊术	Transobturator tape
TSH	促甲状腺激素	Thyroid-stimulating hormone
TUG	计时行走试验	Timed Up and Go Test
TUG-DT	双重任务计时行走试验	Dual-Task Timed Up and Go Test
TUGi	想象计时行走试验	Imagined Timed Up and Go Test
TUGr	实时计时行走试验	Real (actual) Timed Up and Go Test
TURP	经尿道前列腺切除术	Transurethral resection of the prostate
TVT	无张力阴道悬吊术	Tension-free vaginal tape
TZD	噻唑烷二酮类	Thiazolidinediones
UDI	泌尿生殖量表	Urogenital Distress Inventory
UEMS	欧洲医学专业联盟	Union of European Medical Specialties
UI	尿失禁	Urinary incontinence
USPSTF	美国预防服务工作组	US Preventive Service Task Force
UTI	尿路感染	Urinary tract infection
UUI	急迫性尿失禁	Urinary urge incontinence
VFA	椎骨骨折评估	Vertebral fracture assessment
VKA	维生素K拮抗剂	Vitamin K antagonist
WHO	世界卫生组织	World Health Organization
YEL-AND	黄热病疫苗相关的嗜神经疾病	Yellow fever vaccine-associated neurotropic disease
YEL-AVD	黄热病疫苗相关的嗜内脏疾病	Yellow fever vaccine-associated viscerotropic disease
YLD	伤残生存年	Years Lived with Disability

索　引

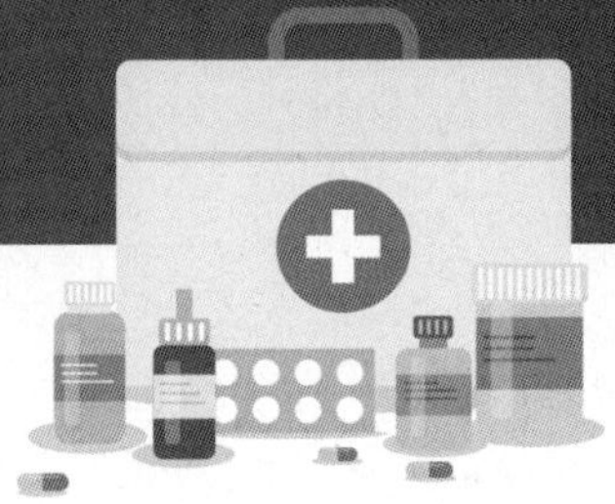